Johannes Stubert, Bernd Gerber, Angrit Stachs, Steffi Hartmann, Toralf Reimer

Gutartige Erkrankungen der Brust

Johannes Stubert, Bernd Gerber, Angrit Stachs,
Steffi Hartmann, Toralf Reimer

Gutartige Erkrankungen der Brust

Ein Leitfaden für die Praxis

DE GRUYTER

ISBN: 978-3-11-060981-3
e-ISBN (PDF): 978-3-11-061110-6
e-ISBN (EPUB): 978-3-11-060984-4

Library of Congress Control Number: 2019948375

Bibliografische Information der Deutschen Nationalbibliothek
Die Deutsche Nationalbibliothek verzeichnet diese Publikation in der Deutschen Nationalbiblio-
graphie; detaillierte bibliografische Daten sind im Internet über http://dnb.d-nb.de abrufbar.

© 2020 Walter de Gruyter GmbH, Berlin/Boston
Einbandabbildung: Kokouu / E+ / Getty Images
Satz/Datenkonvertierung: L42 AG, Berlin
Druck und Bindung: CPI Books GmbH, Leck

www.degruyter.com

Vorwort

Die Vorstellung von Patientinnen und Patienten mit gutartigen Erkrankungen der Brust ist ein fester Bestandteil jeder praktisch tätigen Ärztin und jedes praktisch tätigen Arztes auf dem Gebiet der Senelogie. Die Senelogie umfasst ein weites Spektrum an Erkrankungen, deren Diagnostik und Therapie oftmals große Herausforderungen mit sich bringen. Trotz der hohen praktischen Relevanz gibt zu vielen dieser Krankheitsbilder nur wenig wissenschaftlich fundierte Literatur. Eine aktuelle praxisorientierte und umfassende Darstellung zur Diagnostik und Therapie gutartiger Erkrankungen der Brust liegt nach Kenntnis der Autoren im deutschsprachigen Raum nicht vor.

Dies steht im deutlichen Gegensatz zu den zahlreichen Fragen, die sich immer wieder im Umgang mit benignen Mammaerkrankungen ergeben, so zum Beispiel:

- Welche Bedeutung haben die unterschiedlichen benignen proliferativen Läsionen und wie sieht das optimale Management aus?
- Wie ist die Evidenz hinsichtlich therapeutischer Optionen bei Mastodynie?
- Wann sollte eine abszedierende Mastitis puerperalis operativ behandelt werden?
- Welche diagnostischen Maßnahmen erfordert eine mamilläre Sekretion?

Neben diesen häufigen Krankheitsbildern gibt es eine Reihe seltener Veränderungen, deren Therapie auch dem Spezialisten nicht in jedem Fall unmittelbar gegenwärtig sein dürfte. Beispielhaft seien hier die granulomatöse Mastitis oder die Aktinomykose genannt. Auch die differenzialdiagnostische Abklärung einer Gynäkomastie lässt sich hier einordnen.

Für diese und viele weitere Fragestellungen soll das vorliegende Buch ein hilfreicher Wegweiser sein. Es soll mittels prägnanter Abbildungen und Tabellen eine rasche Orientierung für Diagnostik und Therapie in der Sprechstunde ermöglichen. Darüber hinaus haben wir versucht, komplexe pathophysiologische Sachverhalte in verständlicher und praxisrelevanter Form wiederzugeben. Neben der Darlegung der aktuellen wissenschaftlichen Evidenz fließen in die Handlungsempfehlungen nicht zuletzt die persönlichen Erfahrungen der Autoren ein, die alle langjährig an der Rostocker Universitätsfrauenklinik auf dem Gebiet der Senelogie tätig sind.

Wir wünschen uns eine positive Aufnahme des Buches und hoffen, damit eine Lücke in der deutschsprachigen Fachliteratur schließen zu können.

Johannes Stubert
Rostock, im Sommer 2019

https://doi.org/10.1515/9783110611106-201

Inhalt

Autorenverzeichnis

Prof. Dr. Bernd Gerber
Klinikum Südstadt Rostock
Universitätsfrauenklinik und Poliklinik
Südring 81
18059 Rostock
E-Mail: bernd.gerber@kliniksued-rostock.de
Kapitel 5, 6, 7.6

Dr. Steffi Hartmann
Klinikum Südstadt Rostock
Universitätsfrauenklinik und Poliklinik
Südring 81
18059 Rostock
E-Mail: steffi.hartmann@kliniksued-rostock.de
Kapitel 2.2, 2.3

PD Dr. Angrit Stachs
Klinikum Südstadt Rostock
Universitätsfrauenklinik undPoliklinik
Südring 81
18059 Rostock
E-Mail: angrit.stachs@kliniksued-rostock.de
Kapitel 3

Prof. Dr. Toralf Reimer
Universitätsfrauenklinik und Poliklinik
Südring 81
18059 Rostock
E-Mail: toralf.reimer@kliniksued-rostock.de
Kapitel 2.4, 2.5, 2.6

PD Dr. Johannes Stubert
Klinikum Südstadt Rostock
Universitätsfrauenklinik und Poliklinik
Südring 81
18059 Rostock
E-Mail: johannes.stubert@kliniksued-rostock.de
Kapitel 1, 2, 4, 7.1–7.5

Verzeichnis der Abkürzungen

ACE	Angiotensin Converting Enzym
ACR	American-College-of-Radiology
ADH	Atypische Duktale Hyperplasie
AGEs	Advanced Glycation End Products
ANDI	Aberrations of Normal Development and Involution
ASAT	Aspartat-Aminotransferase
BI-RADS	Breast Imaging – Reporting and Data System
BMI	Body-Mass-Index
BRCA-Gen	Breast Cancer gene, Brustkrebsgen
CCC	Columnar Cell Change
CCH	Columnar Cell Hyperplasia
cMRT	cranio-MRT
CRP	C-reaktives Protein
CT	Computertomografie
CUP	Cancer of Unknown Primary
d	lat. dies = Tag
DCIS	Duktales Carcinoma In Situ
DEGUM	Deutsche Gesellschaft für Ultraschall in der Medizin e. V.
EFBs	Epitheloidartige Fibroblasten
EGF	Epidermaler Wachstumsfaktor
FEA	Flache Epitheliale Atypie
FDA	Food and Drug Administration
FSH	Follikelstimulierendes Hormon
γ-GT	Gammaglutamyltransferase
GCDFP	Gross Cystic Disease Fluid Protein
GnRH	Gonadotropin-Releasing-Hormon
hCG	humanes Choriongonadotropin
HE-Färbung	Hämatoxylin-Eosin-Färbung
HIV	Humanes Immundefizienz-Virus
i. d. R.	in der Regel
IGF	Insulin like Growth Faktor
i. R. d.	im Rahmen des/der
IU	International Unit
KM	Kontrastmittel
LCIS	Lobuläres Carcinoma In Situ
LH	Luteinisierendes Hormon
MAK	Mamillen-Areola-Komplex
MRSA	Methicillin-Resistenter Staphylococcus Aureus
MRT	Magnetresonanztomografie
NSAR	Nichtsteroidale Antiphlogistika
OR	Odds Ratio
PASH	Pseudoangiomatöse Stromahyperplasie
PET	Positronenemissionstomografie
p. o.	per os, peroral, zur oralen Einnahme
PPI	Protonenpumpenhemmer
PVP	Polyvinylpyrrolidon, Povidon
RANKL	Receptor Activator of NF-κB Ligand

https://doi.org/10.1515/9783110611106-202

RR	Relatives Risiko
SERM	Selektive Estrogen-Rezeptor-Modulatoren
SHBG	Sex Hormone Binding Globulin
sp.	lat. species, Spezies
SSRI	Selektive Serotonin-Wiederaufnahmehemmer
SSW	Schwangerschaftswoche
TDLU	Terminale Duktulo-Lobuläre Einheit
tgl.	täglich
THC	Δ9-Tetrahydrocannabinol
TSH	Thyreoidea-stimulierendes Hormon
UDH	Usual Ductal Hyperplasia
V. a.	Verdacht auf
VAS	Visuelle Analogskala
WHO	World Health Organization
Z. n.	Zustand nach

1 Mastopathien

Johannes Stubert

1.1 Der Mastopathische Formenkreis

1.1.1 Definition

Der mastopathische Formenkreis umfasst ein Spektrum pathologisch-anatomischer Veränderungen der Brust, die sowohl atroph-regressive als auch proliferative Veränderungen beinhalten und vom Idealbild der Drüsenanatomie abweichen. Die historische Einteilung nach Prechtel [1] unterscheidet diesbezüglich drei prognostisch differente Typen:

– Grad I: nicht proliferierende Mastopathie,
– Grad II: proliferierende Mastopathie,
– Grad III: proliferierende Mastopathie mit Atypien.

Aufgrund nosologischer Heterogenität der in dieser Klassifizierung zusammengefassten Veränderungen wurde die Graduierung nach Prechtel zugunsten der Angabe der jeweils histopathologisch vorliegenden Einzelveränderungen verlassen [2]. Trotz zunehmender Präzision erschwert diese Komplexität der Befundbeschreibung die Interpretation durch den Nicht-Pathologen. Ein Teil der histologischen Befunde kann mit typischen klinischen Symptomen sowie bildgebenden Befunden einhergehen. Wie Sektionsuntersuchungen zeigen, finden sich mastopathische Veränderungen auch bei fehlendem klinischen Korrelat. Ebenso erlaubt der palpatorische Befund eines knotigen Drüsenkörpers entgegen der klinischen Praxis keinen Rückschluss auf das Vorliegen histologischer mastopathischer Veränderungen. Gleiches gilt auch für „mastopathietypische" sonomorphologische oder mammografische Bilder. Darüber hinaus sollte dem Kliniker bewusst sein, dass diesen Veränderungen auch physiologische alters- und zyklusabhängige Veränderungen der Brustdrüse zugrunde liegen. Somit bleibt die Abgrenzung der mastopathischen Veränderungen gegenüber den Normvarianten unscharf. Vor diesem Hintergrund wurde mittels der von Hughes, Mansel und Webster entwickelten Klassifikation versucht, über einen Zwischenschritt der „Variationen der normalen Entwicklung und Involution" (*aberrations of normal development and involution*, ANDI) der Brustdrüse eine Verbindung zwischen Normalbefund und krankhaftem Zustand herzustellen [3]. Das zweidimensionale Raster ermöglicht sehr anschaulich eine qualitative und quantitative Einordnung der dem mastopathischen Formenkreis zugehörigen Veränderungen. Dabei besteht die Möglichkeit, eine Reihe klinischer Symptome sowie histologischer Befunde zwanglos gegenüber eindeutig abnormen Veränderungen abzugrenzen. Eine unbegründete Pathologisierung dieser im weiteren Sinne mastopathischen Befunde lässt sich somit vermeiden. Durch die korrekte Einschätzung der klinischen, bildgebenden und

https://doi.org/10.1515/9783110611106-001

histologischen Befunde ist es möglich, unnötige diagnostische und therapeutische Interventionen zu unterlassen (s. Tab. 1.1).

Tab. 1.1: ANDI-Klassifikation der Brustveränderungen (modifiziert nach [3]).

Stadium	Normaler Befund	Abweichung	Erkrankung
Frühe fertile Phase (15–25 Jahre)	– Entwicklung der Lobuli – Entwicklung des Stromas – Brustwarzenwachstum (Eversion)	– Fibroadenom – Adoleszente Hypertrophie – Retrahierte Mamillen	– Riesenfibroadenom – Gigantomastie – Retroareoläre Abszedierung/Milchgangsfistel
Reife fertile Phase (25–40 Jahre)	– Zyklusabhängige Veränderungen der Brust	– Zyklusabhängige Mastodynie Knotige Brust	– Schwere Mastodynie mit Beeinträchtigung der Lebensqualität
Involutionsphase (35–55 Jahre)	– Läppcheninvolution	– Makrozysten – Sklerosierende Läsionen	
	– Ganginvolution (Gangdilatation, periduktale Sklerosierung)	– Duktektasie – Retrahierte Mamillen	– Periduktale Mastitis/Abszedierung
	– Epitheliale Regeneration	– Einfache duktale Hyperplasie	– Duktale Hyperplasie mit Atypien

ANDI = aberrations of normal development and involution.

1.1.2 Häufigkeit

Untersuchungen im Rahmen von Autopsiestudien zeigen, dass die Prävalenz mastopathischer Veränderungen sehr hoch ist. Der Häufigkeitsgipfel fällt in das 3. und 4. Lebensjahrzehnt. Eine fibrozystische Mastopathie lässt sich bei Frauen ab dem 31. Lebensjahr in rund 50 % nachweisen. Klinisch symptomatische Makrozysten finden sich in rund 7 %. Sklerosierende Adenosen und radiäre Narben finden sich in 10–30 %. Einfache duktale Hyperplasien stellen die häufigste Veränderung dar und sind bei über 35-Jährigen in cirka 60 % nachweisbar [4],[5].

1.1.3 Pathologie und Pathophysiologie

1.1.3.1 Physiologie der Brustentwicklung und Involution
Mit Einsetzen der endokrinen Ovarialfunktion kommt es unter dem Einfluss der zunehmenden gonadalen Steroidhormonproduktion zur geschlechtsspezifischen Entwicklung der weiblichen Brustdrüse. Die proliferative Vermehrung der Drüsenläpp-

chen, die Entwicklung des Milchgangsystems und die Zunahme des umgebenden Binde- und Fettgewebes resultieren in der charakteristischen Größenzunahme der Brust. Sowohl Östrogen als auch Progesteron sind für die reguläre Entwicklung der Drüsenläppchen notwendig. Die tubuloalveolären Endstücke setzen sich aus luminalem Drüsenepithel und basalem Myoepithel zusammen. Diese werden von einer gemeinsamen Basalmembran umgeben. In Verbindung mit dem angrenzenden extraalveolären Milchgangsegment bilden sie die terminale duktulo-lobuläre Einheit (*terminal ductal lobular unit*, TDLU). Die TDLU wird von einem lockeren intralobulären Mantelbindegewebe umgeben, das mononukleäre Zellen enthält, in funktioneller Verbindung mit der TDLU steht und sich deutlich vom dichteren interlobulären fibrösen Stroma (Stützgewebe) abgrenzt [4]. Die Regeneration des epithelialen Gewebes erfolgt aus zwischenliegenden Progenitorzellen, wobei sich die Stadien der Differenzierung immunhistochemisch charakterisieren lassen. Epitheliales und stromales Kompartiment unterliegen zyklischen Veränderungen. Die mitotische Aktivität wird nachhaltig durch die Interaktion von Östrogen und Progesteron moduliert und erreicht ein Maximum in der mittleren Lutealphase (Zyklustag 25). Mit einer Verschiebung von 3 Tagen folgt eine Zunahme der Apoptoserate, deren Maximum mit Zyklustag 28, also unmittelbar vor Einsetzen der Menstruation, erreicht wird [6]. Die Reifung der Läppchen, die durch zunehmende Größe und Komplexität gekennzeichnet ist, scheint eine ausreichende Progesteronwirkung vorauszusetzen. Sowohl Östrogen als auch Progesteron wirken primär durch parakrine Effekte über Mitglieder der EGF-Familie, das Glykoprotein RANKL und das Signalprotein Wnt-4 [7].

Mit Eintreten einer Schwangerschaft kommt es zu einer weiteren Größenzunahme des Drüsengewebes und vornehmlich ab der zweiten Schwangerschaftshälfte zu einer funktionellen Differenzierung in eine apokrine und merokrine Drüse. Neben Prolaktin ist eine Vielzahl weiterer endokriner Substanzen in diesen Prozess der Laktogenese involviert. Im Rahmen der Postlaktationsinvolution kommt es zu einem Untergang der sekretorischen Drüsenepithelien und zu einer Regeneration durch unreife Läppchen.

Mit zunehmendem Alter nehmen die zyklischen Veränderungen des Brustdrüsengewebes ab, wobei eine relativ stärkere Abnahme der Apoptose- im Vergleich zur Mitoserate zu beobachten ist. Mit dem Übergang in die postmenopausale Involution kommt es zu einer deutlichen Rückbildung von Drüsenparenchym und intralobulärem Bindegewebe. Das interlobuläre Stroma wird verstärkt durch Fettgewebe ersetzt. Dieser Prozess setzt bereits prämenopausal mit durchschnittlich 35 Jahren ein, sodass die Prozesse der Involution mit denen der zyklischen Veränderungen über einen langen Zeitraum parallel ablaufen. Diese Überschneidung scheint für die Ausbildung mastopathischer Veränderungen bedeutsam zu sein [8]. Vermutet wird, dass ein hormonelles Ungleichgewicht mit relativem Progesteronmangel und Überwiegen östrogener Stimulation ursächlich für die Entwicklung benigner proliferativer Mammaläsionen ist und zu hyperplastischen bzw. sekretorischen Veränderungen führt. Unterstützt wird diese Hypothese durch die Beobachtung, dass die Veränderungen des mastopathischen Formenkreises unter hormoneller Ersatztherapie häufiger, unter Tamoxifengabe hingegen seltener beobachtet werden [9].

Es ist davon auszugehen, dass der Entstehung der verschiedenen mastopathischen Läsionen aufgrund der häufig zu beobachtenden Koinzidenz der einzelnen histopathologischen Veränderungen die gleichen pathophysiologischen Mechanismen zugrunde liegen.

1.1.3.2 Fibrozystische Mastopathie

Mammazysten werden gemäß ihrer Größe in Mikrozysten (bis 2 mm) und Makrozysten (ab 3 mm) eingeteilt und entstehen aus einer Erweiterung der TDLU. Durch umgebende Fibrosierung resultiert das Vollbild der fibrozystischen Mastopathie. Das die Zysten auskleidende Epithel kann in der Höhe von kubisch bis abgeflacht variieren. Typisch ist das Vorliegen einer apokrinen Metaplasie, d. h. einer Differenzierung des Drüsenepithels ähnlich dem Bild einer apokrinen Schweißdrüse [4].

> **Definition der apokrinen Metaplasie:** Hierbei handelt es sich um die Umwandlung des alveolären Drüsenepithels in Epithelzellen mit granulärem, stark eosinophilem oder schaumig-kleinvakuoligem Zytoplasma mit hyperchromatischen Kernen und prominenten Nukleoli.

Für die bis heute nicht eindeutig geklärte Pathogenese der zystischen Veränderungen existieren verschiedene *Entstehungshypothesen* [10]:
– **Flüssigkeitsretention** (Transsudation) durch Abflussbehinderung infolge fibrotischer Gangobstruktion,
– **Sekretion** aus apokrin-metaplastischen Epithelien,
– **Flüssigkeitseinstrom** infolge des höheren kolloidosmotischen Drucks der Zystenflüssigkeit.

Durch Kombination dieser Faktoren erklärt sich auch die Größenzunahme einzelner Zysten (sog. Tensionszysten) mit dem Bild spannungsbedingter regressiver Veränderungen der Zystenwand (Eptihelabflachung bzw. -atrophie, Fibrosierung) und der Möglichkeit der druckbedingten Ruptur, infolge deren sekundäre Entzündungsreaktionen auftreten können.

Der Zysteninhalt kann in Viskosität und Farbe stark variieren. Letztere zeigt ein Spektrum von weiß bzw. gelb über braun, grau bis blau-grün. Die Färbung ist diagnostisch irrelevant und resultiert aus chromophoren Abbauprodukten des Hämoglobins, Cholesterols oder Lipofuszinkomplexen [10]. Die Zusammensetzung des Zysteninhalts ist komplex und umfasst unter anderem Steroidhormone und Wachstumsfaktoren. Ein diagnostisch relevantes Protein, das in der Zystenflüssigkeit, aber auch im Zellplasma apokrin-metaplastischer Zellen nachweisbar ist, ist GCDFP(*gross cystic disease fluid protein*)-15 [11].

Anhand der Zusammensetzung der Zystenflüssigkeit lassen sich zwei Typen unterscheiden (s. Tab. 1.2), denen sich zwei prototypische Modelle der Pathogenese zuordnen lassen [10].

Tab. 1.2: Differenzierung der Mammazysten nach der Zusammensetzung des Zysteninhalts [10].

Typ-I-Zyste	Typ-II-Zyste
Sekretorische Zyste	Transudative Zyste
Metabolisch aktives Epithel	Metabolisch gering aktives Epithel
Apokrine Metaplasie	Abgeflachtes Epithel
Hohe Kaliumkonzentration	Hohe Natriumkonzentration
Zysteninhalt different zum Plasma	Zysteninhalt ähnelt Plasmazusammensetzung
GCDFP-15	Albumin

GCDFP = gross cyctic disease fluid protein.

Apokrine Metaplasien ließen sich allerdings auch in Typ-II-Zysten nachweisen. Die Typisierung erlaubt keine Aussage hinsichtlich eines Malignitätsrisikos [12]. Es bleibt festzustellen, dass die Differenzierung weder pathogenetisch apodiktisch ist, noch lässt sich hieraus eine prognostische Relevanz ableiten.

1.1.3.3 Proliferative mastopathische Veränderungen

Die nachfolgend näher charakterisierten Veränderungen lassen sich dem Spektrum benigner duktaler Epithelproliferationen zuordnen. Der histologische Nachweis kann Folge einer Abklärung suspekter bildgebender oder klinischer Befunde sein, aber ebenso symptomloser Begleitbefund sein. Zur Vermeidung falsch negativer Ergebnisse bei suspekten bildgebenden Befunden ist immer eine kritische Korrelation mit dem klinischen Bild erforderlich. Aus pathologischer Sicht ist insbesondere die Abgrenzung dieser Veränderungen gegenüber atypischen bzw. malignen Veränderungen bedeutungsvoll. Diese Differenzierung kann im Einzelfall sehr anspruchsvoll sein und die Verwendung immunhistochemischer Untersuchungen erforderlich machen.

> Das gleichzeitige Vorhandensein myoepithelialer und glandulärer Differenzierungsmuster ist ein wesentlicher Aspekt benigner proliferativer Veränderungen und kann hilfreich in der differenzial-diagnostischen Abgrenzung gegenüber malignen bzw. prämalignen Läsionen sein.

Auch wenn die nachfolgenden Veränderungen als gutartig einzustufen sind, zeigen zahlreiche Untersuchungen eine Assoziation mit einem gering erhöhten Malignitätsrisiko. Dieses betrifft auch die kontralaterale Brust (s. Kap. 1.1.5).

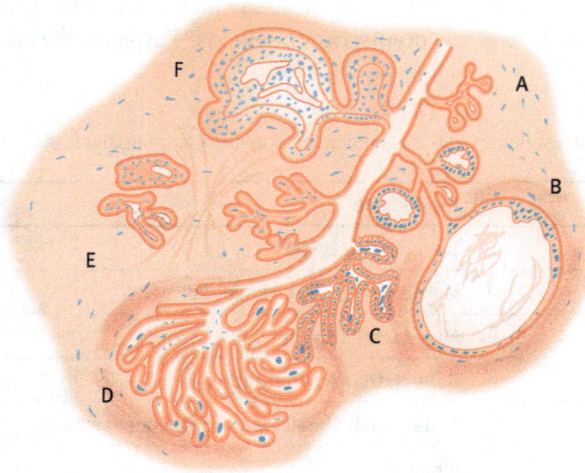

Abb. 1.1: Schematische Darstellung der histologischen Befunde bei mastopathischen Veränderungen. A = Normales Drüsengewebe; B = Fibrozystische Mastopathie. Zystische Erweiterung der TDLU mit umgebender Fibrosierung; C = Duktale Adenose. Vergrößerung der TDLU, Zylinderzellmetaplasie des Epithels, Kalkausfällungen in den Lumina. D = Sklerosierende Adenose. Epithelproliferation mit wirbel- oder büschelartigem Bild, Verdickung der Basalmembran und Vermehrung des umgebenden Stromas, Kalkausfällung in den Lumina möglich; E = Radiäre Narbe. Strahliger Kern aus fibroelastischem Gewebe, darin epitheliale Anteile; F = Einfache duktale Hyperplasie. Erweiterte Drüsenlumina sind durch proliferativ vermehrte luminale Zellen ausgefüllt, Zellgrenzen sind nicht sicher abgrenzbar. TDLU = Terminale duktulo-lobuläre Einheit.

Die charakteristischen histologischen Veränderungen der proliferativen sowie fibrozystischen mastopathischen Läsionen sind in Abb. 1.1 zusammengefasst.

Duktale Adenose (*blunt duct adenosis*, Kolumnarzellveränderungen)

Die duktale Adenose ist durch eine bereits mikroskopisch zu erkennende Vergrößerung der TDLU charakterisiert [4]. Diese ist Folge einer Zunahme der Zellgröße (Hypertrophie) sowie einer proliferativen Vermehrung der Zellzahl (Hyperplasie). Typisch ist eine abnorme Polarisierung der Zellen mit zylindrischer Differenzierung (Kolumnarzellmetaplasie), gleichförmigen Kernen und apikalen tropfenartigen Abschnürungen (apikale *snouts*) [4], [13]. Histologisch ist eine Differenzierung nicht proliferierender, einschichtiger Kolumnarzellveränderungen (*columnar cell change*, CCC) gegenüber proliferierenden, mehrschichtigen Kolumnarzellhyperplasien (*columnar cell hyperplasia*, CCH) möglich [14],[15],[16]. Diese Unterscheidung ist jedoch klinisch irrelevant, da beide Veränderungen als B2 entsprechend der Biopsat-Klassifikation für Mammastanzbiopsien (s. Kap. 3.4.3) klassifiziert werden und keine diagnostischen Konsequenzen nach sich ziehen [17]. Den Veränderungen gemein ist das Fehlen atypischer Zellen, deren Auftreten zur Einstufung als flache epitheliale Atypie (FEA) entsprechend einer B3-Läsion führt. Hierbei handelt es sich bereits um eine Neoplasie, die von der World Health Organization (WHO) als duktale intraepitheliale Neoplasie der niedrigsten Stufe (DIN 1a) klassifiziert wird [18]. Die Differenzierung erfolgt anhand zytologischer Kriterien. Eine immunhistochemische Abgrenzung ist nicht möglich. Typischerweise zeigen Kolumnarzellveränderungen weder basale, myoepitheliale noch luminale Zytokeratinmuster, exprimieren jedoch Östrogenrezeptoren [4].

Durch das Auftreten regressiver intraluminaler Kalziumphosphatausfällungen wird die duktale Adenose in der überwiegenden Zahl der Fälle durch die bioptische Abklärung mammografisch suspekter Verkalkungen diagnostiziert. Seltener liegen herdförmige Verdichtungen zugrunde.

Sklerosierende Adenose

Bei der sklerosierenden Adenose kommt es zu einer proliferativ bedingten Zunahme der lobulären Azini. Diese imponieren im Anschnitt als tubuläre Formationen und bilden in der Übersichtsmikroskopie ein wirbel- oder büschelartiges Bild mit Erhalt der Läppchenarchitektur (lobulozentrisches Bild) [4]. Die Epithelarchitektur ist wie im normalen Drüsengewebe zweischichtig und setzt sich aus luminalem Drüsenepithel und basalen Myoepithelien zusammen. Charakteristisch ist eine Verdickung der umgebenden Basalmembran. Weiterhin typisch und daher auch namensgebend ist die Vermehrung des umgebenden Stromas. Auch innerhalb der sklerosierenden Adenose treten häufig apokrine Metaplasien auf. Aufgrund begleitender Kalkabscheidungen wird die sklerosierende Adenose häufig im Rahmen der bioptischen Abklärung mammografisch suspekter Mikroverkalkungen diagnostiziert.

Einfache duktale Hyperplasie (Epitheliose, Papillomatose)

Die einfache duktale Hyperplasie (*usual ductal hyperplasia*, UDH) geht mit einer proliferativen Vermehrung luminal differenzierter Zellen der TDLU einher. Hierdurch werden die (erweiterten) Drüsenlumina mehr oder weniger ausgefüllt. Mit zunehmender Proliferation verbleiben lediglich unregelmäßig begrenzte Hohlräume (fenestrierendes Wachstum) oder es tritt eine vollständige Obliteration auf (solides Wachstum) [4],[5]. Die Zellen zeigen morphologisch ein buntes, heterogenes Bild, apokrine Metaplasien können auftreten. Häufig lassen sich die Zellgrenzen nicht erkennen, das Gesamtbild zeigt ein fließendes, dynamisches Muster. In der Immunhistochemie finden sich Zellen basaler (CK5+/14+) neben denen glandulärer Differenzierung (CK8+/18+). Die Proliferationen sind negativ für myoepitheliale Zellmarker, werden aber regulär von einer myoepithelialen Zellschicht umgeben. Die einfache duktale Hyperplasie ist eine Veränderung, die sehr häufig in Begleitung anderer proliferierender Befunde diagnostiziert wird. Da die Läsion selbst keine charakteristischen bildgebenden Befunde aufweist, erfolgt eine Einordnung als B1 oder B2 entsprechend der Korrelation zu den abklärungsbedürftigen Befunden [5]. Bedeutsam ist die einfache duktale Hyperplasie vor allem hinsichtlich der nicht immer einfachen Abgrenzung gegenüber der atypischen Hyperplasie und dem duktalen Carcinoma in situ (DCIS).

Radiäre Narbe (komplexe sklerosierende Läsion)

Radiäre Narben sind tumorähnliche Veränderungen, die einen strahligen Kern aus dichtem fibroelastischen Gewebe aufweisen. Darin finden sich epitheliale Anteile und/oder andere proliferative benigne Läsionen in Form von Epithelhyperplasien oder einer sklerosierenden Adenose [14]. Ab einer Größe von mehr als 1 cm wird der Begriff der komplexen sklerosierenden Läsion verwendet. Zentrale Verkalkungen sind möglich. Das Vorhandensein einer myoepithelialen Zellschicht sowie ein heterogenes immunhistochemisches Differenzierungsmuster mit basalen, luminalen und myoepithelialen Zellen ermöglicht die Einordnung als benigne Läsion. Begleitende maligne Veränderungen finden sich nach initial benigner Stanzbiopsie zwischen 0 und 12 % [14]. Diese höhergradige Einstufung ist als Folge einer unzureichenden Beurteilbarkeit größerer Läsionen zu interpretieren. Aufgrund dieser Assoziation erfolgt eine Klassifikation als B3 und es sollte eine vollständige Exzision durchgeführt werden. Das Risiko begleitender maligner Veränderungen ist allerdings abhängig vom Vorhandensein begleitender Risikoläsionen wie atypischen Veränderungen oder einem lobulären Carcinoma in situ. Die radiäre Narbe per se scheint nicht mit einem höheren Malignitätsrisiko assoziiert zu sein als andere benigne Epithelproliferationen [19],[20]. Aktuelle Analysen zeigen, dass eine Höherstufung der Läsion mit Nachweis eines DCIS bei radiären Narben ohne zusätzliches Risiko bei maximal 2 % liegt [21],[22],[23]. Invasive Karzinome waren in diesen Studien nicht nachweisbar.

> Bei kleinen, im Rahmen der Biopsie vollständig erfassten radiären Narben ohne atypische Veränderungen kann auf eine offene Biopsie verzichtet werden, insofern eine Korrelation zum bildgebenden Befund vorliegt [22].

1.1.4 Diagnostik

Die dem mastopathischen Formenkreis zuzuordnenden Veränderungen können sich in verschiedener Form präsentieren als:
- **klinisch-bildgebend asymptomatisch**, Begleitbefund im Rahmen anderweitig indizierter histologischer Untersuchungen (z. B. einfache duktale Hyperplasie),
- **Mastodynie** (z. B. durch große Tensionszysten, siehe auch Kap. 2),
- **Tastbefund** (z. B. Zysten, fibrozystische Mastopathie, radiäre Narbe, sklerosierende Adenose),
- **bildgebender Herdbefund** oder Architekturstörung,
- **Mikro- und Makroverkalkungen**,

– auffällige **Kontrastmittelanreicherung** in der MR-Mammografie (früher KM-Peak mit anschließendem Wash-out).

Eine weitergehende bioptische Abklärung sollte nur dann erfolgen, wenn klinisch-bildgebend eine sichere Zuordnung des Befundes als benigne nicht möglich ist. Differenzialdiagnostisch ist in erster Linie eine maligne Veränderung auszuschließen.

> Bei bioptischem Nachweis einer mastopathischen Läsion ist immer die Korrelation zwischen histologischem Befund und Bildgebung zu prüfen. Ergeben sich Diskrepanzen, ist eine weitergehende Diagnostik zwingend indiziert.

Tastbefunde sind bildgebend durch Mammasonografie und ggf. Mammografie (i. d. R. ab einem Alter von 35 Jahren) abzuklären. Ein Tastbefund ohne Korrelat in der Mammografie bzw. Mammasonografie sollte bei einer prämenopausalen Patientin kurzfristig kontrolliert werden. Hier empfiehlt sich die Wiederholung der klinischen Untersuchung während der 1. Zyklushälfte. Die spontane Remission eines knotigen Tastbefundes ist in dieser Situation nicht ungewöhnlich und erlaubt eine diagnostische Einordnung. Ergänzend kann eine MRT-Diagnostik erwogen werden. Diese sollte dann ebenfalls in der ersten Zyklushälfte zwischen dem 5. und 14. Tag durchgeführt werden. Aufgrund der hohen Rate falsch positiver Befunde ist die Indikation zurückhaltend zu stellen [24]. Rund die Hälfte suspekt eingestufter MRT-Befunde ohne Herdbefund (*non-mass lesions*) ist falsch positiv [25].

> Die Mamma-MRT-Diagnostik zeigt bei Veränderungen des mastopathischen Formenkreises eine hohe Falsch-positiv-Rate hinsichtlich maligner Veränderungen.

Persistierende Tastbefunde ohne bildgebendes Korrelat können im Einzelfall (vorrangig zur Beruhigung der Patientin) bei entsprechend eindeutiger Klinik unter palpatorischer Kontrolle fächerförmig stanzbiopsiert werden. Ein histologischer Befund der Kategorie B1/B2 ist in diesen Fällen als klinisch korrelierend einzustufen.

1.1.4.1 Sonografie

Zysten

Zysten erlauben bildgebend zumeist eine eindeutige Zuordnung und bedürfen dann auch keiner weiteren invasiven Abklärung. Komplexe bzw. komplizierte Befunde mit soliden Anteilen müssen hingegen weiter abgeklärt werden (Kap. 3.8). Weist der Zysteninhalt durch eingedicktes Sekret eine Zunahme der Echogenität auf, kann ein solider Befund vorgetäuscht werden. Mittels Farbdopplersonografie (avaskuläres Bild) und Elastografie ist in der Regel eine Einordnung möglich. Im Zweifelsfall ist durch eine sonografisch kontrollierte Punktion des Befundes (mit einer einfachen 21G-Kanüle, i. d. R. ohne Lokalanästhesie) eine diagnostische Einordnung möglich. Kleinere Zysten können sich zu traubenartigen Konglomeraten zusammenlagern.

Fibrosierungen

Fibrosierungen führen zu unregelmäßigen, nicht selten herdförmigen, suspekt imponierenden echoarmen Veränderungen mit dorsaler Schallauslöschung. Im Gegensatz zu malignen Veränderungen lassen sich diese Schallphänomene häufig durch stärkere Kompression mit dem Schallkopf partiell oder total zurückbilden. Neben einer verbesserten Beurteilung des Drüsengewebes wird hiermit auch eine diagnostische

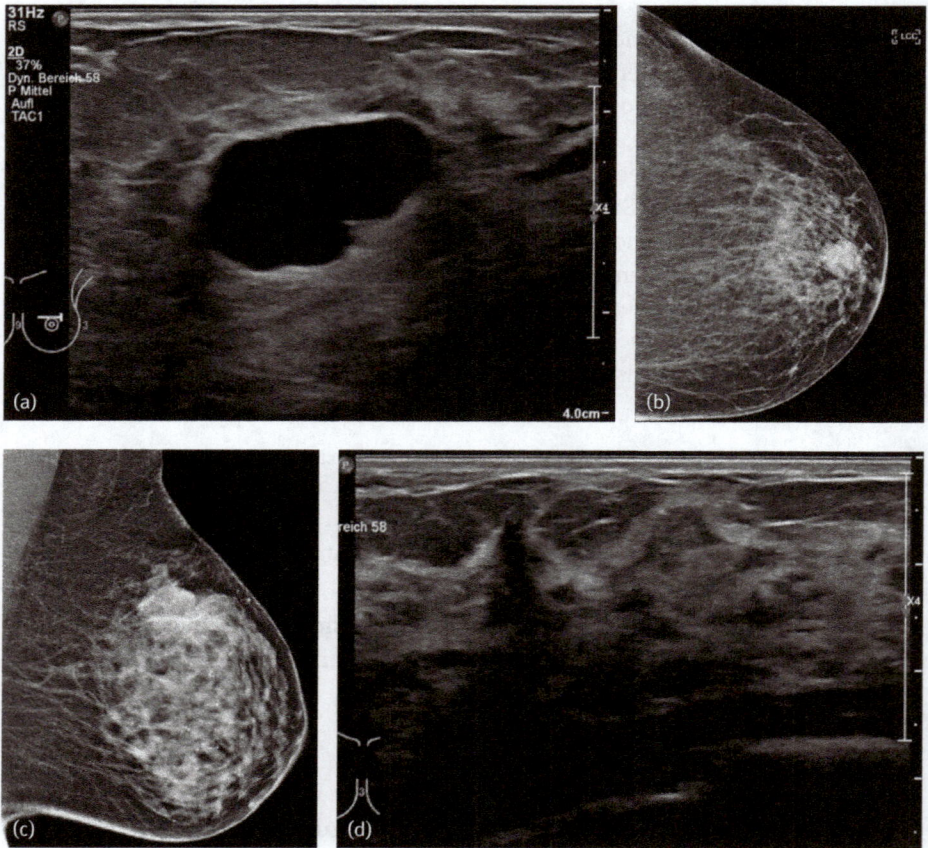

Abb. 1.2: Fibrozystische Mastopathie. (a) Sonografischer Befund einer Makrozyste mit echoleerem Inhalt und dorsaler Schallverstärung; (b) Korrespondierener mammografischer Befund mit glatt begrenztem Herd und Halo als typisches Zeichen eines benignen Befundes; (c) Mammografisches Bild einer fibrozystischen Mastopathie mit dichtem Drüsengewebe und Makroverkalkungen; (d) Sonografisches Bild einer fibrösen Mastopathie mit suspekt imponierenden, unregelmäßig begrenzten echoarmen Läsionen.

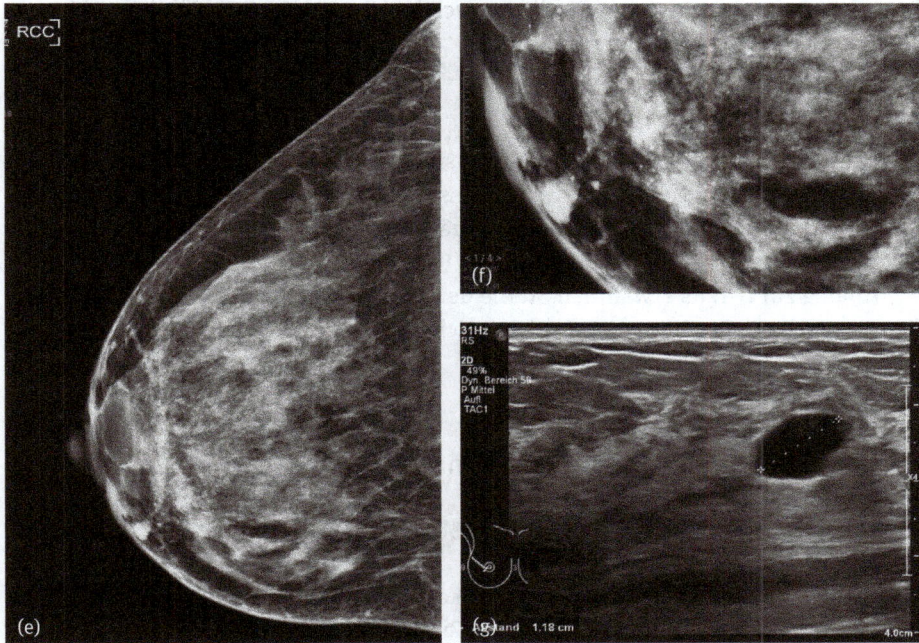

Abb. 1.2: (Fortsetzung) (e) Disseminierte rundliche Mikro- und Makrokalkablagerungen im Sinne einer fibrös-zystischen Mastopathie, BI-RADS 2; (f) Vergrößerungsaufnahme; (g) Zu den Teilabbildungen e und f korrespondierender sonografischer Befund mit Nachweis einzelner Zysten bei echogenem Drüsengewebe, BI-RADS 2. BI-RADS = Breast Imaging – Reporting and Data System.

Einordnung möglich. Eine weitere Manifestationsform stellen echokomplexe Befunde dar, die jedoch seltener zu beobachten sind [26].

Typische Merkmale einer fibrozystischen Mastopathie sind in der Abb. 1.2a–g dargestellt.

Andere proliferative mastopathische Läsionen

Die sonografischen Merkmale der anderen proliferativen mastopathischen Läsionen sind ähnlich. So fanden sich in einer Auswertung von 151 Fällen bei sklerosierender Adenose folgende Häufigkeiten sonografischer Manifestationen [27]:

- echokomplexe Herdbefunde in 9,3 %,
- echoarme Herdbefunde in 51,7 %,
- Herdbefunde mit sonografisch detektierbaren Verkalkungen in 13,9 %,
- diskrete Schallschatten im Sinne einer Architekturstörung in 4,0 %,
- keine sonografischen Auffälligkeiten in immerhin 21,1 %.

Typischer Befund der radiären Narbe ist auch im Ultraschall der strahlige, echoarme und damit hoch suspekte Herdbefund [14].

1.1.4.2 Mammografie

Das mammografische Erscheinungsbild mastopathischer Läsionen ist ähnlich vielfältig wie in der Mammasonografie und umfasst Herdbefunde, Architekturstörung bzw. fokale Verdichtungen und Mikroverkalkungen. In der Diagnostik von Makrozysten ist die ergänzende Sonografie zielführend.

Analog zur bereits erwähnten Studie der bildgebenden Manifestation bei sklerosierender Adenose (s. Kap. 1.1.4.1) zeigten sich mammografisch folgende Häufigkeiten [27]:

- Mikrokalzifikationen in 31,6 %,
- Herdbefunde in 23,5 %,
- asymmetrische fokale Verdichtungen in 14,7 %,
- fokale Architekturstörungen in 22,8 %,
- ohne mammografisches Korrelat in 7,4 %.

Als Mikroverkalkungen werden regressive Kalkabscheidungen in einer Partikelgröße zwischen 10 µm und 1 mm bezeichnet. Im Zusammenhang mit mastopathischen Läsionen finden sich verschiedene Verkalkungsmuster.

Sekretorische Mikroverkalkungen: Im Rahmen von Adenosen (Blunt-Duct-Adenose) zeigen sekretorische Mikroverkalkungen ein typisch benignes Muster. Die Verkalkungen sind rundlich oder oval und liegen in 2–5 mm großen Gruppen zusammen [28]. Die Einzelverkalkungen sind im Vergleich miteinander in Größe, Form und Dichte homogen.

Sedimentative Kalkablagerungen: Ein charakteristisches Muster weisen auch die sedimentativen Kalkablagerungen (sog. Kalkmilch) in Mikrozysten auf. Die rundlichen Kalkabscheidungen zeigen im seitlichen Strahlengang eine sichel- bzw. kommaförmige, kranial-konkave Form, die auch als Teetassenphänomen bezeichnet wird. Hierbei handelt es sich um lobuläre Verkalkungsmuster, die auf benigne Veränderungen hinweisen.

Nicht immer ist eine Einordnung zweifelsfrei möglich. Besonders im Zusammenhang mit einer sklerosierenden Adenose finden sich auch Verkalkungsmuster, die keine sichere Zuordnung erlauben und somit einer histologischen Abklärung oder einer bildgebenden Kontrolle nach 6–12 Monaten bedürfen. Die Verkalkungen sind hier oftmals kleiner und weniger uniform, was die Abgrenzung gegenüber duktalen Verkalkungen erschwert. Solche gruppierten, pleomorphen Verkalkungsmuster erfordern dann eine histologische Abklärung [29],[30] (s. Abb. 1.3a–c, Abb. 1.4a–b, Abb. 1.5a–b).

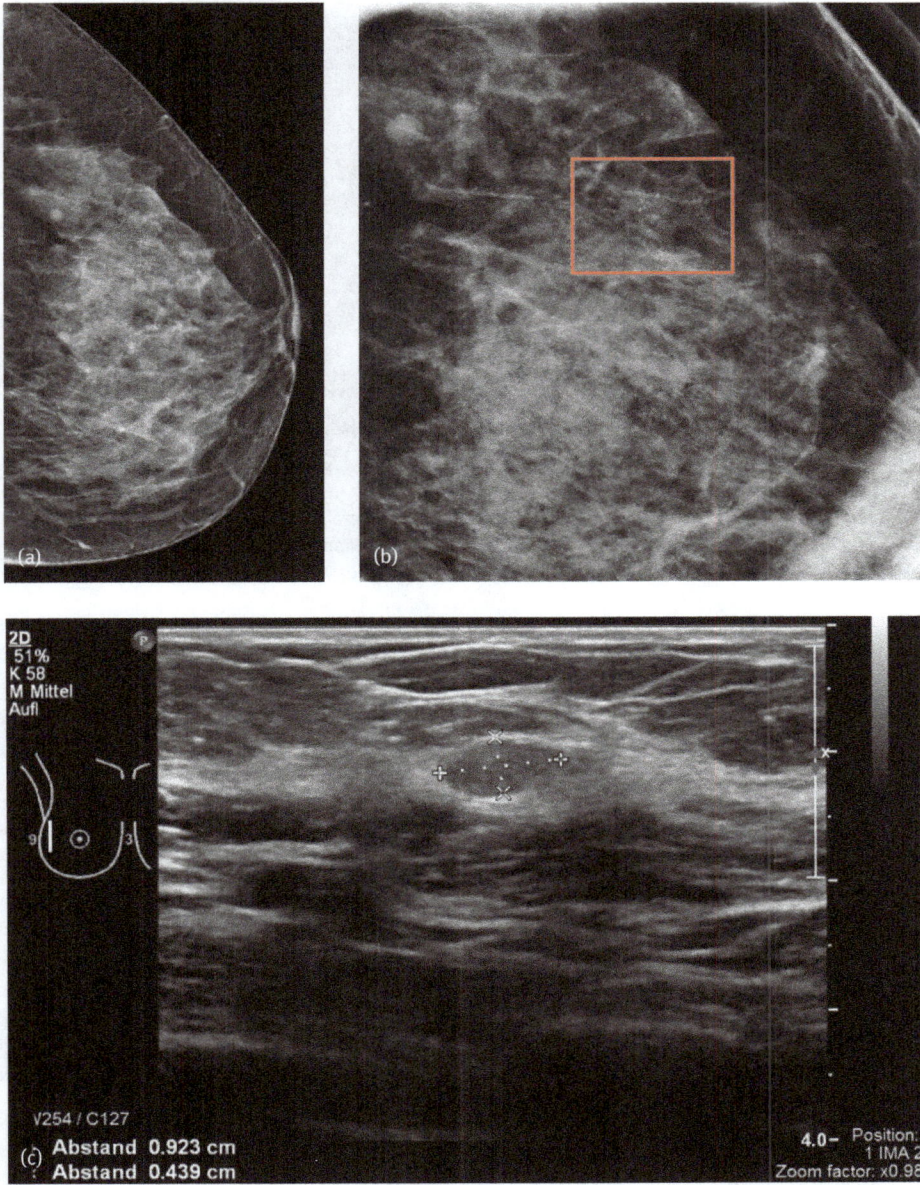

Abb. 1.3: Duktale Adenose. (a) Gruppierter Mikrokalk infolge einer duktalen Adenose; (b) Vergrößerungsaufnahme mit Darstellung der Kalkgruppe; (c) Sonografisches Bild einer nodulären Blunt-Duct-Adenose (Befunde histologisch gesichert).

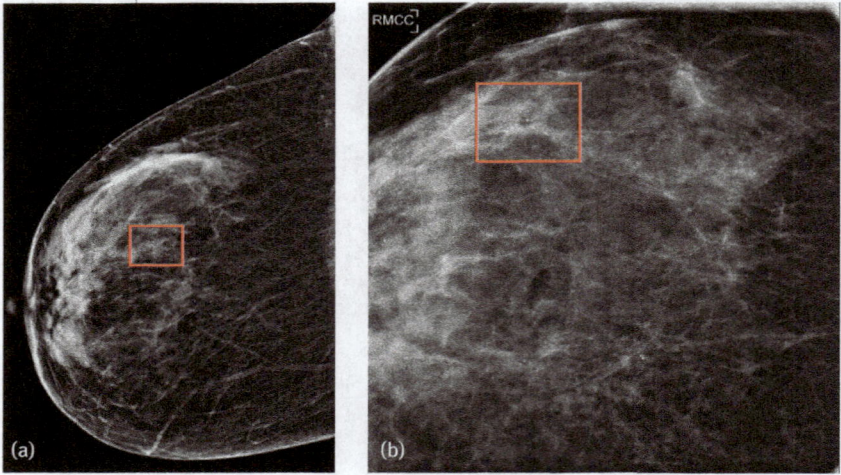

Abb. 1.4: Sklerosierende Adenose. (a) Neu aufgetretene Gruppe grob heterogener Mikroverkalkungen; (b) Vergrößerungsaufnahme der Kalkgruppe, BI-RADS 4, Mammotombiopsie mit Nachweis einer sklerosierenden Adenose, B2-Läsion. BI-RADS = Breast Imaging – Reporting and Data System.

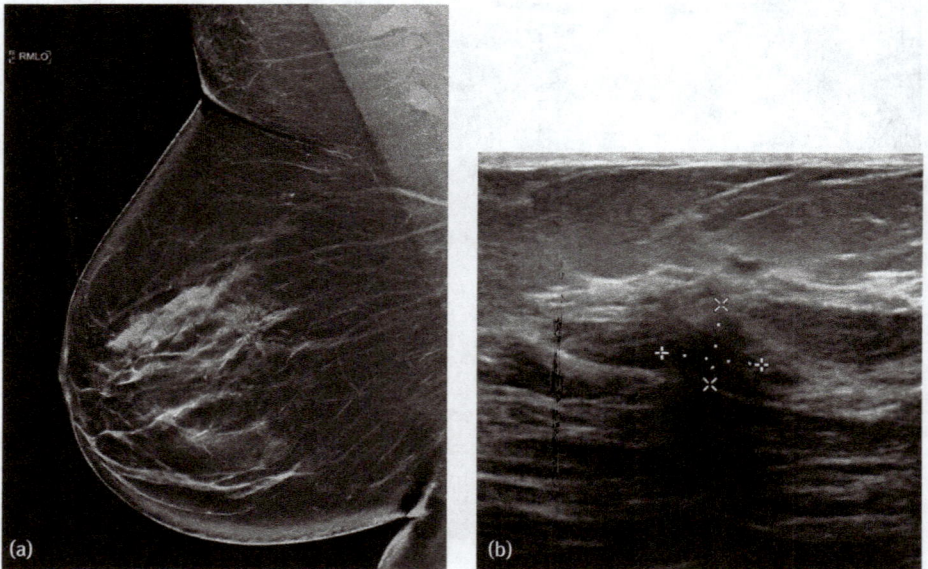

Abb. 1.5: Radiäre Narbe. (a) Sternförmige Architekturstörung der rechten Brust. Tomosyntheseaufnahme mit Verdacht auf radiäre Narbe, BI-RADS 4; (b) Sonografisch echoarmer, unregelmäßig begrenzter Herd, BI-RADS 5. Stanzbiopsie mit Nachweis eines DCIS G2 vom apokrinen Typ. Endgültige Histologie am Operationspräparat: DCIS auf dem Boden einer komplex sklerosierenden Läsion, begleitend Blunt-Duct-Adenose, sklerosierende Adenose. BI-RADS = Breast Imaging – Reporting and Data System; DCIS = Duktales Carcinoma in situ.

1.1.4.3 Zusammenfassung

Sowohl mammografisch als auch mammasonografisch ist bei einem Teil der Befunde eine Abgrenzung gegenüber malignen Befunden ohne histologische Abklärung nicht möglich. Differenzialdiagnostisch ist neben malignen Veränderungen auch an inflammatorische Prozesse zu denken.

Eine Übersicht zur Histologie, typischer Klinik und Bildgebung der wichtigsten mastopathischen Veränderungen findet sich in Tab. 1.3.

Tab. 1.3: Übersichtstabelle zu Histologie, typischer Klinik und Bildgebung der wichtigsten mastopathischen Veränderungen.

Veränderung	Histologie	Klinik	Mammografie	Mammasonografie	Kommentar
Fibrozystische Mastoapthie	– Mikrozysten (bis 2 mm) oder Makrozysten (ab 3 mm) mit kubischer bis abgeflachter Epithelauskleidung – Häufig apokrine Metaplasie – Umgebendes Stroma mit Fibrosierung	– Generalisiert derb-knotiges Drüsengewebe (meist bilateral) – Isolierter tumoröser Tastbefund – Mastodynie	– Glatt begrenzter, strahlendichter Herdbefund – Makrokalk – Sedimentative Verkalkungen – Teetassenphänomen	– Makrozyste: echoleerer, glatt begrenzter Herd mit dorsaler Schallverstärkung – Kleinzystische Veränderungen, z. T. als Konglomerat mit traubenartiger Zusammenlagerung – echoarme, unregelmäßige Herdbefunde oder Architekturstörungen, durch Kompression z. T. reversibel	Sonografisch gestützte Punktion von Makrozysten bei Beschwerden möglich
Duktale Adenose	– Vergrößerung der gesamten TDLU durch Hyperplasie und Hypertrophie – Kolumnarzellmetaplasie – Differenzierung anhand zytologischer Kriterien	– Zumeist asymptomatisch – Abklärung i. R. d. Mammografie-Screenings	– Suspekte Mikroverkalkungen durch Kalziumphosphatausfällungen möglich – Selten Herdbefund	– Echokomplexe Befunde – Architekturstörung möglich	Abgrenzung zur FEA nur anhand zytologischer Kriterien möglich

Tab. 1.3: (fortgesetzt) Übersichtstabelle zu Histologie, typischer Klinik und Bildgebung der wichtigsten mastopathischen Veränderungen.

Verände-rung	Histologie	Klinik	Mammografie	Mamma-sonografie	Kommentar
Sklero-sierende Adenose	– Azinuspro-liferation mit tubulärer Form unter Aus-bildung eines wirbel- oder büschelarti-gen Bildes – Läppchen-architektur erhalten (lobulozen-trisches Bild) – Verdickung der umge-benden Basal-membran – Vermehrung des umgeben-den Stromas – Häufig apokri-ne Metaplasie	– Tastbefund möglich – zumeist asymptoma-tisch – Abklärung i. R. d. Mammografie-Screenings	– fokale Ver-dichtungen bzw. Architek-turstörungen – Herdbefund – Suspekte Mikroverkal-kungen durch Kalkabschei-dungen	– Bei aus-geprägter fibrotischer Komponente unregel-mäßige, z. T. herdförmig und hoch suspekt anmutende echoarme Ver-änderungen mit dorsaler Schallaus-löschung, z. T. Besserung durch Schall-kopfkompres-sion	Abgrenzung gegenüber DCIS kann anspruchs-voll sein
Einfache duktale Hyper-plasie	– Proliferation luminal differenzierter Zellen der TDLU, die das Drüsenlumen ausfüllen – Buntes Zell-bild – Häufig nicht abgrenzbare Zellgrenzen		– Kein typisches Bild, Zufalls-bzw. Begleit-befund	– Kein typisches Bild, Zufalls-bzw. Begleit-befund	

Tab. 1.3: (fortgesetzt) Übersichtstabelle zu Histologie, typischer Klinik und Bildgebung der wichtigsten mastopathischen Veränderungen.

Veränderung	Histologie	Klinik	Mammografie	Mammasonografie	Kommentar
Radiäre Narbe	– Dichtes fibroelastisches Gewebe mit tumorähnlicher, strahliger Anordnung – Zentral benigne proliferative Epithelveränderung, ab 1 cm Größe ist der Begriff der komplexen sklerosierenden Läsion üblich	– Tastbefund möglich	– Strahliger suspekter Herdbefund oder Architekturstörung – Suspekter Mikrokalk	– Echoarmer strahliger suspekter Herd oder Architekturstörung	Aufgrund begleitender maligner Veränderungen in bis zu 10 % der Fälle Einstufung als B3-Läsion → vollständige Entfernung anstreben, kleine Veränderungen müssen nicht operativ abgeklärt werden, wenn vollständige Entfernung durch Biopsie

DCIS = Duktales Carcinoma in situ; FEA = Flache epitheliale Atypie; TDLU = Terminale duktulolobuläre Einheit.

1.1.5 Therapie

Berücksichtigt man, dass mastopathische Veränderungen Folge einer hormonellen Dysbalance im Wechselspiel zyklischer Veränderungen und altersbedingter Involutionsprozesse sind und damit eher einer Normvariante denn einer Erkrankung zuzuordnen sind, dann wird deutlich, dass sich aus dem Vorliegen in der Regel keine therapeutischen Konsequenzen ergeben.

Zysten: Eine spontane Rückbildungstendenz zeigen Zysten. Sind Makrozysten mit Schmerzen verbunden und führen sie aufgrund der Größe zu Empfindungsstörungen oder Beeinträchtigung der Brustform, kann unter sonografischer Kontrolle eine Aspirationspunktion (z. B. mittels ausreichend langer 21G-Kanüle) erfolgen. Eine Lokalanästhesie ist im Regelfall entbehrlich. Bei großer Empfindlichkeit kann eine lokale Kryoanalgesie mittels Ethylchlorid-Spray hilfreich sein. Eine zytologische Untersuchung des Zystenpunktats ist nicht zwingend indiziert, sollte aber großzügig veranlasst werden. Dieses Vorgehen hat sich nicht zuletzt unter dem Aspekt der Beruhigung der durch den tumorösen Befund häufig verunsicherten Patientin bewährt. Größere, rezidivierende Zysten können sehr elegant mittels sonografisch gestützter Vakuumbiopsie entfernt werden. Komplexe Zysten mit soliden Anteilen bedürfen einer histologischen Sicherung der soliden Anteile mittels Stanzbiopsie oder operativer Entfernung. Da durch die Entleerung der Zyste eine Lokalisation erschwert sein kann, ist in allen unklaren Fällen bei minimalinvasiv bedingter Entleerung der Zyste eine Clipmarkierung indiziert. Bei histologischer Diagnose atypischer oder biologisch unsicherer Veränderungen ist immer die offene Exstirpation des Befundes indiziert.

Radiäre Narbe und flache epitheliale Atypie: Bei Vorliegen einer kleinen radiären Narbe oder einer FEA, bei der im Rahmen der Biopsie von einer vollständigen Entfernung ausgegangen werden kann, muss nicht zwangsläufig operiert werden [31].

Beratung der Patientin hinsichtlich des Malignitätsrisikos

Hinsichtlich des Brustkrebsrisikos ist bei den mastopathischen Läsionen zwischen proliferierenden und nicht proliferierenden Veränderungen zu unterscheiden. Darüber hinaus sind die hier nicht näher erläuterten atypischen Veränderungen abzugrenzen. Über einen Zeitraum von 15 Jahren finden sich folgende relative Risiken (RR) [32]:

- **nicht proliferierende Veränderungen** (fibrozystische Mastopathie, einfache Zysten, Fibrose, einfache apokrine Metaplasie, einfache Kolumnarzellmetaplasie): RR 1,27 (95 % Konfidenzintervall [CI] 1,15–1,41),
- **proliferierende Veränderungen ohne Atypien** (Blunt-Duct-Adenose, sklerosierende Adenose, radiäre Narbe, einfache duktale Hyperplasie): RR 1,88 (95 % CI 1,66–2,12),
- **proliferierende Veränderungen mit Atypien** (atypische lobuläre Hyperplasie, atypische duktale Hyperplasie, lobuläres Carcinoma in situ): RR 4,24 (95 % CI 3,26–5,41).

Das mittlere Alter bei Diagnose der benignen Mammaveränderungen lag in der o. g. Studie bei 51 Jahren [32]. Das Vorliegen atypischer Veränderungen bei jüngeren Frauen war mit einer besonders ausgeprägten Risikoerhöhung verbunden (RR 6,99). Eine positive Familienanamnese stellt einen unabhängigen Risikofaktor dar. Nicht proliferierende mastopathische Veränderungen zeigten kein erhöhtes Brustkrebsrisiko, wenn die Familienanamnese negativ oder nur schwach positiv war. Definiert war Letzteres als das Auftreten von Brustkrebs in der Familie, wobei entweder keine erstgradigen Verwandten betroffen waren oder nur ein erstgradiger Verwandter, aber mit einem Erkrankungsalter von über 50 Jahren.

Einfache mikro- und makrozystische Veränderungen sind nicht mit einem erhöhten Brustkrebsrisiko assoziiert und benötigen keine besondere Überwachung [33].

Das geringgradig erhöhte Risiko für Brustkrebs bei den proliferierenden Veränderungen ohne Atypien ist bisher nicht sicher zu erklären. Für einen kausalen, unabhängigen Zusammenhang sprechen molekulargenetische Untersuchungen, die eine
zunehmende genetische Instabilität mit Akkumulation von karzinogenen Schlüssel-
mutationen mit zunehmendem Grad der Läsion (einfach proliferierend – atypisch –
maligne) nachwiesen [9]. Demnach würde es sich bei den proliferierenden Veränderungen um die frühsten nicht obligaten Präkursorläsionen in der Karzinogenese des
Mammakarzinoms handeln. Da die Risikoerhöhung allerdings auch die kontralaterale
Brust betrifft, ist nicht sicher davon auszugehen, dass die vorliegenden Assoziationen
tatsächlich kausaler Natur sind. So gibt es eine positive Assoziation zwischen hoher
Brustdichte und dem Auftreten mastopathischer Veränderungen. Dies betrifft auch
atypische Veränderungen [34]. Dichtes Brustgewebe zeigt einen hohen Anteil Drüsenepithel und/oder fibröses Stroma. Die Abnahme der Brustdrüsendichte ist Folge der
Drüsenkörperinvolution und der Zunahme des Fettgewebeanteils im Stroma. Gegenüber einer niedrigen Brustdichte ist das Brustkrebsrisiko bei hoher Dichte (> 75 %
der Brust) 4–5-fach erhöht [35],[36]. Ursächlich hierfür könnte die absolute Zunahme
des Drüsenepithels sein. Darüber hinaus unterliegt die Brustdichte ähnlich der Entwicklung mastopathischer Veränderungen dem Einfluss von Östrogen und Progesteron und ist familiär determiniert. Schließlich ist das Brustdrüsenstroma endokrin
aktiv, indem es eine Reihe von Wachstumsfaktoren synthetisiert. Wenngleich bisher
hypothetisch, stellt die Interaktion zwischen hormonellem Einfluss und individueller
Empfänglichkeit des Brustdrüsengewebes eine plausible kausale Verbindung zwischen hoher Brustdichte, dem Auftreten mastopathischer Veränderungen und dem
Brustkrebsrisiko dar [37],[38].

Trotz dieser Assoziationen ist die Empfehlung einiger Autoren, bei Vorliegen proliferierender mastopathischer Veränderungen ohne Atypien jährliche Mammografien
durchzuführen [14], kritisch zu beurteilen. Bei Patientinnen ab 50 Jahren ist eine Teil-
nahme im Rahmen des zweijährigen Mammografiescreenings als ausreichend zu betrachten. Jüngeren Patientinnen ist eine jährliche klinische Untersuchung der Brust
mit ergänzender Ultraschalldiagnostik alle 1–2 Jahre anzuraten. In Abhängigkeit der
Brustdichte, der Anamnese und des Alters sollte die Indikation zur Mammografie
zurückhaltend gestellt werden. Ein zweijähriges Intervall analog des Mammografie-
screenings ist bei entsprechender Risikokonstellation als ausreichend zu erachten.

Da die präventive Tamoxifeneinnahme bei erhöhtem Brustkrebsrisiko (≥ 1,66 % in
5 Jahren nach dem Gail-Modell) weder eine Reduktion der Gesamtmortalität noch der
brustkrebsbedingten Mortalität zur Folge hatte, ist eine Chemoprävention in dieser
Situation nicht zu empfehlen [39].

1.2 Mastodynie

1.2.1 Definition

Die Begriffe Mastodynie und Mastalgie werden synonym verwendet und bezeichnen Schmerzen, die in die Brust lokalisiert werden. In der englischsprachigen Literatur wird überwiegend der Begriff *mastalgia* verwendet. Klinisch relevant ist eine Einordnung der Beschwerden entsprechend der nachfolgenden Klassifikation [40],[41]:

– zyklusabhängige Mastodynie (ca. ²/₃ der Fälle),
– zyklusunabhängige Mastodynie (ca. ¹/₃ der Fälle),
– Brustschmerzen extramammärer Genese.

Eine zyklusabhängige Mastodynie tritt definitionsgemäß nur bei prämenopausalen Frauen auf.

1.2.2 Häufigkeit

Jede zweite Frau gibt auf Nachfrage das Vorliegen einer Mastodynie an [41]. Die Prävalenz liegt bei Frauen unter 30 Jahren bei etwas mehr als 40 % und nimmt bis zu einem Alter zwischen 41 und 51 Jahren annähernd linear auf 70 % zu, um im höheren Alter wieder auf rund 40 % abzufallen [41],[42],[43]. Die Häufigkeit korreliert positiv mit der Brustgröße. Der Schweregrad der Schmerzen wird im Durchschnitt auf einer visuellen Analogskala (VAS) mit 4/10 angegeben und unterscheidet sich nicht zwischen prä- und postmenopausalen Frauen. In 66 % liegt eine Zyklusabhängigkeit vor, wobei bei zwei Drittel der Betroffenen die Schmerzen in der Woche vor, in 19 % während der Menstruation auftreten. Trotz der Häufigkeit unterbleibt in der Regel eine ärztliche Konsultation, die auch bei stärkerer Mastodynie unter 50 % liegt [44]. Die Mehrheit der betroffenen Frauen berichtet über chronische Beschwerden mit einer Symptomatik über viele Jahre. In einer Langzeitbeobachtung von Frauen mit stark ausgeprägter Mastodynie zeigte sich in 57 % bei zyklischer und in 64 % bei zyklusunabhängiger Mastodynie eine Persistenz von im Median 12 Jahren [45]. Immerhin 10 % aller Frauen leiden mehr als die Hälfte ihres Lebens an einer Mastodynie. Die zyklusabhängige Mastodynie manifestiert sich im Mittel mit 34 Jahren [45]. In rund einem Viertel der Fälle tritt sie bereits in einem Alter von unter 20 Jahren auf [42]. Das mittlere Manifestationsalter der zyklusunabhängigen Mastodynie liegt mit 41 Jahren höher. Eine Besserung der Symptome ist in den meisten Fällen Folge eines hormonellen Ereignisses – am häufigsten im Zusammenhang mit der Menopause [40]. Ebenso können Schwangerschaft und Laktation den Verlauf positiv beeinflussen. Spontane Besserungen werden häufiger bei zyklusunabhängigen Mastodynien beobachtet.

1.2.3 Pathologie und Pathophysiologie

Die Pathogenese der Mastodynie im engeren Sinne ist unbekannt. Obwohl bei den betroffenen Frauen häufig eine koinzidente fibrozystische Mastopathie nachzuweisen ist, kann aufgrund der sehr hohen Prävalenz der Mastopathie und deren Auftretens auch bei asymptomatischen Frauen keine Kausalität angenommen werden (s. Kap. 1.1) [46]. Eine Ausnahme stellen Spannungsschmerzen infolge von Makrozysten dar. Naheliegender ist eine endokrine Ursache. Hierfür sprechen neben dem Manifestationsalter und der Zyklizität auch die zu beobachtenden Verbesserungen infolge hormoneller Veränderungen. Letztlich würde sich ein Zusammenhang zum pathophysiologischen Konzept mastopathischer Veränderungen ergeben, was die hohe Koinzidenz erklären würde. Mutmaßliche Mechanismen betreffen sowohl die ovarielle als auch die hypothalamische Ebene:
– Östrogen-Progesteron-Dysbalance mit relativem bzw. absolutem Östrogenüberschuss in der Lutealphase [47],
– gesteigerte Freisetzungsdynamik von LH/FSH einschließlich erhöhter Serumspiegel,
– gesteigerte Prolaktinfreisetzung durch TSH und GnRH sowie Hyperprolaktinämie.

Für alle diese Hypothesen gibt es allerdings neben bestätigenden auch negative, die betreffenden Theorien wiederlegende Studienergebnisse [48]. Obwohl eine definitive hormonelle Kausalität bisher nicht nachzuweisen war, ist ein genereller Zusammenhang insbesondere für die zyklusabhängige Mastodynie als sehr wahrscheinlich anzusehen.

Eine zyklusabhängige, hormonell bedingte Wasserretention der Brust lässt sich sowohl durch direkte Gewichtsanalysen als auch indirekt durch Veränderungen in der Magnetresonanztomografie nachweisen [49],[50]. Allerdings finden sich keine Unterschiede hinsichtlich der zyklusabhängigen Flüssigkeitsretention zwischen Frauen mit und ohne Mastodynie [51]. Ebenfalls ungeklärt ist die mögliche Bedeutung diätischer Faktoren, so beispielsweise die Aufnahme von Methylxanthinen (Koffein, Theobromin und Theophyllin). Eine Verbindung zwischen psychischer Alteration und Mastodynie lässt sich über die Gesamtheit der Frauen nicht nachweisen [52]. In der Subgruppe therapieresistenter Fälle gibt es allerdings eine erhöhte Wahrscheinlichkeit ängstlicher und depressiver Störungen [52],[53]. Auch sekundäre psychische Alterationen infolge chronischer Schmerzen sind zu berücksichtigen. Untersuchungen an Angehörigen des amerikanischen Militärs zeigten eine Assoziation zwischen psychoaffektiven Störungen und Mastodynie, sodass die Erkrankung auch Teil einer Somatisierungsstörung sein kann [54]. Die Pathomechanismen der zyklusunabhängigen Mastodynie lassen sich zu einem Teil der Fälle auf entzündliche, tumoröse und vaskuläre Erkrankungen der Brust zurückführen und müssen differenzialdiagnostisch berücksichtigt werden.

Nach operativen Eingriffen an der Brust klagen rund 20 % aller Frauen über länger als 6 Monate persistierende moderate bis starke Schmerzen. Hierbei fanden sich keine Unterschiede zwischen brusterhaltender Operation, Mastektomie und Mastektomie mit Rekonstruktion [55]. Eine operative Intervention in der Axilla erhöht das Schmerzrisiko zusätzlich. Nach Therapie im Rahmen maligner Brusterkrankungen klagen durchschnittlich 30 % über persistierende Brustschmerzen [56]. Sie sind Folge der Operation einschließlich axillärer Intervention, stehen aber auch mit einer zusätzlichen Radiotherapie im Zusammenhang [57]. Prädiktive Faktoren für das Auftreten persistierender postoperativer Schmerzen sind jüngeres Alter, Prämenopause, hoher Body-Mass-Index (BMI) sowie das Vorhandensein einer Angststörung oder Depression [55].

1.2.4 Diagnostik

Anamnestisch lässt sich die Art der Mastodynie in den meisten Fällen bereits einer der Subgruppen zuordnen (s. Abb. 1.6, s. Tab. 1.4).

Zu erfragen sind das Alter, die Zyklusabhängigkeit, Bilateralität, Schmerzlokalisation und -qualität sowie Beginn, Dauer und Schweregrad der Schmerzen. Die häufigsten Schmerzqualitäten sind Spannung (> 90 %), Ziehen (85 %) und Schweregefühl (70 %) [41]. 59 % der Frauen ordnen die Beschwerden als unangenehm, 21 % als mild und 10 % als schwerwiegend ein. Unter Umständen kann das Führen eines *Schmerzkalenders* die Beurteilung der Schmerzdauer und auch die Korrelation zum Zyklus erleichtern. Durch die Verwendung einer *visuellen Analogskala* (VAS 0–10) lässt sich darüber hinaus die Intensität zuordnen. Eine moderate bis schwere Mastodynie ist definiert ab einer VAS-Stärke ≥ 4/10 und einer monatlichen Dauer von ≥ 7 Tagen [43].

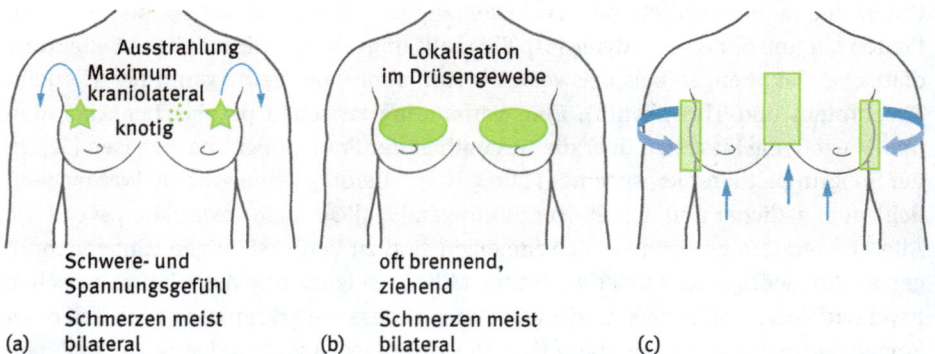

Abb. 1.6: Ausbreitungsmuster bei Mastodynie. a = Zyklische Mastodynie. 2–3 Tage prämenstruell, mit Einsetzen der Regelblutung Besserung; b = Nichtzyklische Mastodynie. Lokalisation im Drüsengewebe, häufig bildgebendes Korrelat (z. B. Duktektasien), bei Einseitigkeit und konstanten Schmerzen Tumorsuche! c = Extramammäre Brustschmerzen. Häufig ausstrahlend (Rücken, Bauch).

Tab. 1.4: Differenzialdiagnose bei Brustschmerz.

	Zyklusabhängige Mastodynie	Zyklusunabhängige Mastodynie	Brustschmerzen extramammärer Genese
Beziehung zum Zyklus	– Zyklusabhängig, prämenstruell – Mit Einsetzen der Regelblutung Abnahme der Symptome	– Keine Assoziation zum Zyklus	– Keine Assoziation zum Zyklus
Bilaterales Auftreten	– Zumeist ja	– Je nach Ursache ja/nein	– Eher nein, aber prinzipiell möglich
Schmerzlokalisation	– Punctum maximum zumeist kraniolateral – Häufig in den Arm ausstrahlend	– Häufig zentral intramammär	– Häufig peripher (sternal, lateral, dorsal), ggf. ausstrahlend
Schmerzqualität	– Spannungs- und Schweregefühl – Druckempfindlichkeit	– Brennende, ziehende Schmerzen	– Je nach Ursache unterschiedlich, ggf. unter Belastung zunehmend – Abhängigkeit von der Nahrungsaufnahme möglich
Tastbefund	– Oft dichtes, kleinknotiges Gewebe	– Eventuell tumoröser Tastbefund (Abszess, Zyste, Karzinom, Fibroadenome) – Gegebenenfalls axilläre Lymphknotenschwellung, Sekretion	– Brust unauffällig
Begleitsymptome	– Keine	– Je nach Genese möglich (Fieber, Metastasen)	– Je nach Genese möglich, vielfältig (Ausstrahlung Arm, Dyspnoe, Rückenschmerzen etc.)

Diese Einteilung ist überwiegend von wissenschaftlicher Relevanz. Obwohl in den meisten Fällen verzichtbar, kann ihre Anwendung bei Fällen, die einer medikamentösen Therapie bedürfen, insbesondere in der Verlaufsbeurteilung hilfreich sein. Praxisrelevant ist die Beurteilung der *Einschränkungen* der Patientin in ihrem Alltag. So beeinträchtigt eine Mastodynie in 41–48 % das Sexualleben, in 37 % die körperliche Aktivität und in 5–8 % die Ausführung der Arbeit. Beeinträchtigungen des Schlafes, beispielsweise durch Bauchlage, wird von 35 % der Frauen berichtet. Die gynäkologische Anamnese sollte den Zeitpunkt der letzten Regel (Vorliegen einer Schwangerschaft?) ebenso wie die Art der Kontrazeption (hormonell?) erfassen.

Eine Mastodynie kann *medikamentös verursacht* sein. Neben steroidalen Hormonen sind besonders Psychopharmaka mit dopaminantagonistischer Wirkung, Spironolacton, Digitoxin, Cimetidin, Cyclosporin, Prostaglandine und Azol-Antimykotika zu berücksichtigen [48].

Selbstverständlich erfordert die weitere Abklärung eine *gründliche klinische Untersuchung* der Mammae einschließlich der regionalen Lymphknotenstationen. Die Palpation erlaubt eine genaue Lokalisation der Schmerzen und die Abgrenzung gegenüber extramammären Schmerzen. Bei Verdacht auf tumoröse oder entzündliche Veränderungen ist die Diagnostik situationsabhängig weiter zu ergänzen (Labor, Bildgebung, Histologie). Eine endokrine Diagnostik ist bei Mastodynie in der Regel nicht indiziert. Im Einzelfall kann eine Prolaktinbestimmung zum Ausschluss einer hyperprolaktinämischen Erkrankung sinnvoll sein.

> In der Differenzialdiagnostik der Mastodynie sind der Ausschluss eines Malignoms und die Abklärung möglicher extramammärer Ursachen von besonders hoher klinischer Relevanz.

Ein Malignom liegt bei 2–7 % der Patientinnen vor, die sich primär wegen einer Mastodynie vorstellen [48]. Bei ca. 5 % der Frauen mit Mammakarzinom ist die Mastodynie das wegweisende Symptom [58]. Bei Mastodynie ohne begleitende verdächtige Befunde liegt die Rate an Mammakarzinomen bei maximal 1–2 %. Entsprechend zurückhaltend ist hier die Indikation zur bildgebenden Diagnostik zur stellen [59],[60]. Eine Mammasonografie sollte zumindest bei einseitiger Symptomatik durchgeführt werden. Bei zyklusunabhängiger Mastodynie lassen sich häufig Duktektasien mit einem Durchmesser von > 3 mm darstellen. Junge Frauen mit zyklusabhängiger Mastodynie und ohne suspekte Begleitbefunde bzw. Risikofaktoren benötigen keine Mammografie [48]. In Abhängigkeit der Klinik und der Beschwerden kann selbige jedoch indiziert sein. Die Entscheidung sollte vom Alter (ab ca. 30.–35. Lebensjahr), der Symptomatik (einseitige, zyklusunabhängige Beschwerden) und begleitenden Risikofaktoren (suspekter klinischer Befund, belastete Familienanamnese) abhängig gemacht werden.

> Persistierende einseitige Schmerzen an einer konstanten Stelle der Brust müssen immer an ein Mammakarzinom denken lassen und sollten bildgebend abgeklärt werden.

Extramammär bedingte Brustschmerzen können infolge einer Ausstrahlung oder aufgrund räumlich enger Beziehung zur Brustdrüse als Mastodynie im engeren Sinne fehlinterpretiert werden. In erster Linie ist an kostovertebrale Schmerzausstrahlungen infolge orthopädischer Erkrankungen zu denken. Bewegungsabhängigkeit und gürtelförmiger *Interkostalschmerz* sind hinweisend. Bei einer persistierenden

Mastodynie ohne erkennbare andere Ursachen lässt sich in 96 % der Fälle durch eine Magnetresonanztomografie (MRT) der Wirbelsäule ein degenerativer Befund diagnostizieren [61]. Durch konservative therapeutische Maßnahmen lässt sich bei der Mehrzahl dieser Patientinnen eine Symptomlinderung erzielen. Bei parasternalen Schmerzen ist differenzialdiagnostisch ein *Tietze-Syndrom* (Chondroosteopathia costalis) zu berücksichtigen [62]. Charakteristisch ist eine deutliche Druckdolenz im Bereich des 2. oder 3. Rippenknorpels in Kombination mit einer palpablen Schwellung. Die Erkrankung ist selbstlimitierend und wird symptomatisch mit nicht steroidalen Analgetika (NSARs) oder auch lokal injizierten Kortikosteroiden (s. Kap. 1.2.5) behandelt. Ausstrahlende *Schmerzen viszeraler Genese* (kardial, gastrointestinal, pleural etc.) lassen sich zumeist durch Begleitsymptome oder spezifische auslösende Faktoren differenzialdiagnostisch weiter eingrenzen [62]. Bei derartiger Verdachtsdiagnose wird eine weiterführende interdisziplinäre Diagnostik notwendig (s. Tab. 1.5).

Tab. 1.5: Differenzialdiagnosen bei zyklusunabhängier Mastodynie und Brustschmerzen extramammärer Genese.

Ekrankung	Klinisches Bild
Mastitis	Rötung, Fieber, dolente Lymphknotenschwellung
Zyste	Glatt-praller Tastbefund
Trauma	Anamnese, Hämatom
Thrombophlebitis	Strangförmige dolente Resistenz
Benigne Tumoren	Mobiler Tastbefund
Brustkrebs	Tastbefund, Lymphknotenschwellung
Akzessorisches Drüsengewebe	Axillärer Tastbefund
Thoraxwandschmerzen	
Tietze Syndrom	Sternale Lokalisation
Thoraxtrauma	Anamnese, lokaler Druckschmerz, ggf. Dyspnoe
Fibromyalgie	Generalisiertes Schmerzsyndrom
Interkostalneuralgie	Von dorsal ausstrahlend, stechender Schmerz, Bewegungsabhängigkeit
Herpes zoster	Exanthem, brennend, stechend, einschießender Schmerz
Schulterschmerzen	Bewegungsabhängigkeit
Knochentuberkulose	Risikopopulation berücksichtigen (z. B. alte Menschen, Migranten aus Schwellen- und Entwicklungsländern)
Osteoporose	Postmenopausale Situation, chronische Therapie mit Glukokortikoiden

Tab. 1.5: (fortgesetzt) Differenzialdiagnosen bei zyklusunabhängier Mastodynie und Brustschmerzen extramammärer Genese.

Ekrankung	Klinisches Bild
Angina pectoris	Belastungsabhängigkeit, Dyspnoe
Pleuritis/Perikarditis	Atemabhängigkeit, systemischer Lupus erythematodes
Lungenembolie	Dyspnoe, Tachykardie, Thrombose
Gastroösophagealer Reflux	Lageabhängigkeit der Beschwerden, nahrungsabhängig
Ulcus ventriculi	Schmerzen von der Nahrungsaufnahme abhängig, Übelkeit, Erbrechen
Cholezystolithiasis	Schmerzen von der Nahrungsaufnahme abhängig, Übelkeit, heller Stuhl, dunkler Urin

1.2.5 Therapie

Ist nach Durchführung der Diagnostik von einer Mastodynie im engeren Sinne auszugehen, stellt sich die Frage nach den Möglichkeiten einer therapeutischen Intervention. Hierbei ist zu berücksichtigen, dass viele Frauen bereits Möglichkeiten der Symptomlinderung anwenden. Die diesbezüglich am häufigsten eingesetzten Methoden sind das Tragen eines straff sitzenden BHs (20 %), lokale Wärme (15 %) und die Einnahme von Analgetika (13 %) [41]. Erfahrungsgemäß ist es den ratsuchenden Frauen vorrangig wichtig, eine tumorbedingte Genese der Beschwerden auszuschließen. Die Patientin sollte in ihren Beschwerden und Ängsten ernst genommen werden und die Erhebung der Anamnese sowie die Durchführung der Diagnostik sollten entsprechend sorgfältig erfolgen. In der weiterführenden Betreuung hat sich ein stufenweises Vorgehen bewährt.

> Bei 20–30 % der Patientinnen mit zyklusabhängiger Mastodynie kommt es innerhalb von 3 Monaten zu einer Spontanremission.

Zyklusabhängige Mastodynie

Körperliche Aktivität: Frauen mit regelmäßiger körperlicher Aktivität leiden seltener an einer Mastodynie [41],[63]. Zu empfehlen sind sportliche Aktivitäten wie Schwimmen, Walking oder Gymnastik. Eine Kombination aus Ausdauer- und Kraftübungen (3-mal wöchentlich in steigender Intensität) resultierte unter Studienbedingungen in einer signifikanten Symptombesserung [64]. Da durch die mechanische Belastung insbesondere bei Makromastie die Beschwerden zunehmen können und sich somit negativ auf die körperliche Aktivität auswirken, ist auf das Tragen eines gut sitzenden, straffen, aber nicht einschnürenden BHs zu achten [65],[66].

Entspannungstechniken und Akupuntur: Weitere nicht medikamentöse Therapieoptionen stellen autosuggestive Entspannungspraktiken (progressive Muskelrelaxation, autogenes Training) ebenso wie psychoedukative Verfahren dar [67],[68]. Beide Methoden sind besonders bei ängstlich-depressiven Patientinnen in Verbindung mit einer psychologischen Mitbetreuung anzuraten. Eine einfach durchzuführende Therapieoption ist trotz fehlender wissenschaftlicher Evidenz die Akupunktur (Punkt HT7 an der radialen Seite des distalen Handgelenks in unmittelbarer Nähe des Os pisiforme) [69].

Zur Behandlung einer zyklusabhängigen Mastodynie stehen darüber hinaus medikamentöse und diätetische Therapieoptionen zur Verfügung (s. Tab. 1.6), die im Folgenden beschrieben werden.

Diätetische Maßnahmen: Die wissenschaftliche Evidenz häufig empfohlener diätetischer Maßnahmen ist gering [48],[70]. Eine Reduktion des Konsums von Methylxanthinen (Kaffee, Tee, dunkle Schokolade) ist bei übermäßigem Genuss anzuraten. Die in einer kleinen randomisierten Studie nachgewiesene Wirkung einer fettreduzierten Diät (maximal 15 % Anteil an der Gesamtkalorienaufnahme, stattdessen vorrangige Energiezufuhr über komplexe Kohlenhydrate) ist womöglich primär auf einen gewichtsreduzierenden Effekt zurückzuführen [71]. Vitamin E (150–600 IU tgl. p. o.) ist ebenso wie Vitamin B1 oder Vitamin B6 bei fehlender Effektivität nicht zu empfehlen [48]. Gleiches gilt für die Verwendung von Nachtkerzenöl (2–3 g/d p. o.). Die postulierte Wirksubstanz ist das hierin enthaltene Antioxidans Gammalinolensäure. In vier randomisierten kontrollierten Studien fand sich kein Vorteil gegenüber Plazebopräparaten [70],[72]. Phytotherapeutika mit möglicherweise schmerzreduzierenden Effekten sind Leinsamen (25 g/d, entspricht ca. 3 x 1 Esslöffel/d) und Mönchspfeffer (Vitex agnus castus 4 mg Trockenextrakt tgl.). Beide Präparate reduzierten in placebokontrollierten randomisierten Studien signifikant das Ausmaß einer zyklusabhängigen Mastodynie nach 1–2 Monaten [73],[74]. Die Einnahme von Leinsamen erwies sich auch im Vergleich mit Nachtkerzenöl, Vitamin E und Omega-3-Fettsäuren als effektiver [75],[76].

Lokale Therapeutika: Frühzeitig kann die Verwendung lokaler Therapeutika in das Behandlungskonzept einer Mastodynie einbezogen werden. Insbesondere zeitlich begrenzte Beschwerden (prämenstruelle Beschwerden, Schmerzen im Zusammenhang mit körperlicher Aktivität) lassen sich hierdurch lindern. Mittel der Wahl ist Diclofenac in Gelform 3–4-mal täglich lokal aufgetragen (maximal 3 x 50 mg) [77]. Die lokale Anwendung von Schwarzkümmelöl (Nigella sativa, 2 x tgl. 600 mg) ist eine pflanzliche Alternative, die eine dem Diclofenac vergleichbare Wirkung zeigte [78]. In den meisten Fällen ist mit diesen Maßnahmen eine ausreichende Linderung der Be-

Tab. 1.6: Medikamentöse und diätetische Therapieoptionen bei Mastodynie.

Präparat	Anwendung	Dosierung	Kommentar
Leinsamen	oral	25 g/d entsprechend 3 x 1 Esslöffel/d	
Vitex agnus castus	oral	4 mg Trockenextrakt/d	
Vitamin E	oral	(150–) 400 (–600) mg/d	Effektivität fraglich
Nachtkerzenöl	oral	2–3 g/d	Effektivität fraglich
Diclofenac	transdermal	lokal maximal 3 x 50 mg/d auftragen	
Schwarzkümmelöl	transdermal	lokal 2 x 600 mg/d auftragen	
Progesteron	transdermal	lokal 1 x 50 mg auftragen	Effektivität fraglich
Tamoxifen	oral	10 mg/d	Mittel der ersten Wahl, Kontraindikationen beachten, nicht hormonelle Kontrazeption notwendig
Goserelin	subkutan	3,6 mg/Monat	Ungünstiges Nebenwirkungsprofil, ggf. Add-back-Östrogentherapie
Bromocriptin	oral	Zieldosis: 2 x 2,5 mg/d (einschleichend dosieren)	Häufig therapielimitierende Nebenwirkungen, besser Lisurid oder Cabergolin verwenden
Lisurid	oral	0,2 mg/d	
Cabergolin	oral	0,5 mg/Woche	
Danazol	oral	50–200 mg/d	Ungünstiges Nebenwirkungsprofil, ggf. als Reservetherapeutikum, in Deutschland nicht regulär im Handel erhältlich
Prednisolonacetat	Injektion	25–50 mg nach Infiltrationsanästhesie mit 1–2 %iger Lidocainlösung, Wiederholung nach 3–4 Wochen möglich	Tiefe Injektion unter sonografischer Kontrolle zur Vermeidung von Hautatrophien, Begrenzung auf 2–3 Gaben
Pregabalin	oral	Beginn mit 2 x 50 mg, Steigerung bis 2 x 300 mg/d möglich	Nebenwirkung Müdigkeit! Eingeschränkte Fahrtauglichkeit beachten
Amitryptilin	oral	25 mg bis 150 mg/d zur Nacht	Ungünstiges Nebenwirkungsprofil beachten
Venlafaxin	oral	37,5 mg/d bis 75 mg/d steigern	Nebenwirkungen beachten: Hyperprolaktinämie und Mastodynie möglich
Fluoxetin	oral	20 mg/d	

schwerden zu erzielen. Die häufig angewendete lokale Progesterontherapie ist nicht als wirksam einzustufen [79],[80].

Hormontherapie: Eine systemische Therapie mit Gestagenen erwies sich hinsichtlich einer Schmerzreduktion zyklusabhängiger Beschwerden in den meisten Studien als wenig bis gar nicht effektiv und kann nicht empfohlen werden [70],[81]. Auch hinsichtlich einer oralen Kontrazeption gibt es keine wissenschaftliche Evidenz für einen diesbezüglichen Nutzen [70]. Allerdings kann bei starken zyklusabhängigen Beschwerden und Wunsch nach einer hormonellen Kontrazeption eine Anwendung im Langzyklus erfolgen. Selbstverständlich sind hierbei die entsprechenden Kontraindikationen zu berücksichtigen. Eine Hormonersatztherapie kann sogar ursächlich für das Auftreten oder die Verschlechterung einer Mastodynie sein [82]. Durch eine niedrige Dosierung kann das Risiko reduziert werden [83].

Systemische medikamentöse Therapie: Lediglich schwere Verläufe mit persistierenden Schmerzen bedürfen einer systemischen medikamentösen Therapie. Einer systemischen Behandlung sollte ein anderweitiger Therapieversuch von mindestens 4–8 Wochen vorausgehen. Bei der Effektivitätsbewertung der eingesetzten Substanzen ist zu berücksichtigen, dass in den Therapiestudien auch unter Plazebo eine Symptombesserung in bis zu 60 % zu beobachten ist. Mittel der ersten Wahl bei persistierender, behandlungsbedürftiger Mastodynie ist *Tamoxifen*. Nach dreimonatiger Therapie wurden bei einer Dosierung von 10 mg täglich Ansprechraten von über 80 % berichtet [84],[85]. Die Behandlung ist über einen Zeitraum von 3–6 Monaten durchzuführen. Mehr als 1 Jahr nach Absetzen der Therapie bleibt über die Hälfte der Patientinnen symptomfrei [86]. Bei Verschreibung des Medikaments ist das Nebenwirkungsprofil zu berücksichtigen. Kontraindiziert ist die Therapie bei erhöhtem thromboembolischen Risiko. Bei prämentstruellen Patientinnen ist auf eine suffiziente nicht hormonelle Kontrazeption zu achten. Die Patientin ist über den Gebrauch des Medikaments außerhalb der Zulassung (Off-Label-Use) aufzuklären. In der Behandlung ebenfalls effektiv sind weitere selektive Estrogen-Rezeptor-Modulatoren (SERM) wie *Toremifen* [87],[88] und *Ormeloxifen* (auch als Centchroman bekannt, ein nicht steroidaler SERM) [89],[90],[91]. Im Vergleich zu Tamoxifen liegen mit beiden Präparaten weitaus weniger Erfahrungen in der Anwendung vor. Nicht zuletzt aufgrund fehlender Verfügbarkeit in Deutschland sind sie in der Therapie der Mastodynie von untergeordneter Bedeutung. Therapeutisch effektiv, aber aufgrund erheblicher Nebenwirkungen lediglich als Alternative bei Versagen oder Kontraindikation für andere Präparate zu betrachten, ist die medikamentöse Hemmung der Ovarialfunktion prämenopausaler Patientinnen durch *Goserelin* (3,6 mg monatlich subkutan) [92]. Ein nach Therapiebeendigung anhaltender Effekt war mit GnRH-Analoga nicht zu beobachten, sodass nach initialem Ansprechen ein Wechsel der Therapie auf ein besser erprobtes Medikament versucht werden sollte.

Behandlungsalternativen: Eine Behandlungsalternative stellen die Dopaminagonisten Bromocriptin, Lisurid und Cabergolin dar. Diese wirken über eine hypophysäre Hemmung der Prolaktinsekretion, sodass eine Anwendung insbesondere im Zusammenhang mit einer Hyperprolaktinämie zu empfehlen ist. Insbesondere unter *Bromocriptin* treten allerdings häufig Nebenwirkungen auf. Hierbei handelt es sich in erster Linie um Übelkeit, Kopfschmerzen, Müdigkeit sowie Schwindel und Kreislaufdysregulation. Eine einschleichende Dosierung ist daher empfehlenswert. Die Zieldosis liegt bei 2 x 2,5 mg täglich [93]. Alternativen mit günstigerem Nebenwirkungsprofil sind die Dopaminagonisten der 2. Generation: *Lisurid* 0,2 mg täglich oral oder *Cabergolin* 0,5 mg wöchentlich oral [94],[95]. Eine Begrenzung der Einnahmedauer auf die Lutealphase ist eine nebenwirkungsarme Option bei zyklusabhängiger Mastodynie. *Danazol* ist ein weiteres effektives Medikament in der Therapie der Mastodynie [96],[97], das im direkten Vergleich sowohl Tamoxifen als auch Bromocriptin überlegen war [98],[99]. Den hohen Ansprechraten steht ein ungünstiges Nebenwirkungsprofil mit Androgenisierungserscheinungen, Muskelkrämpfen, Menstruationsstörungen sowie ängstlich-depressiven Veränderungen gegenüber. Als Testosteronderivat kann Danazol eine irreversible Mutation der Stimme verursachen. Die Nebenwirkungen sind dosisabhängig. Die übliche Dosierung liegt bei 100–200 mg/d p. o., kann aber zur Reduktion von Nebenwirkungen auf 50 mg tgl. verringert werden. Möglich ist auch eine Beschränkung der Gabe auf die Lutealphase (Tag 14 bis 18 des Menstruationszyklus) [100]. Die Anwendung von Danazol ist bei anderweitig therapierefraktären Fällen zu empfehlen [101]. Das Medikament ist allerdings in Deutschland im Handel nicht mehr direkt verfügbar.

Zyklusunabhängige Mastodynie

Therapeutisch schwer zugänglich sind lokal begrenzte, zyklusunabhängige Schmerzen. Hier ist der Ausschluss einer zugrunde liegenden Tumorerkrankung besonders relevant. Häufiger finden sich solche Beschwerden nach Brustoperationen infolge chronischer Narbenschmerzen. 47 % der Patientinnen berichteten über mehr als 1 Jahr postoperativ persistierende Schmerzen [102]. Bei knapp der Hälfte (48 %) sind die Beschwerden nur leichtgradig ausgeprägt, 13 % leiden unter starken Schmerzen. Eine mögliche Therapieoption ist die lokale Applikation von NSAR (Diclofenac). Lokal begrenzte, schmerzhafte fibrotische Veränderungen können auch mit Glukokortikoiden unterspritzt werden. Erfahrungen liegen mit der Verwendung eines Mischpräparates aus 40 mg Methylprednisolonacetat und 10 mg Lidocain/ml Injektionslösung vor [8]. Alternativ können 1–2 ml Prednisolonacetat (25 mg/ml) nach vorheriger Infiltration mit 1%iger Lidocainlösung in den schmerzhaften Bereich injiziert werden [103]. Wichtig ist eine ausreichend tiefe Injektion, um Hautatrophien zu vermeiden. Die Durchführung sollte im Falle eines sonografischen Korrelats unter bildgebender Kontrolle erfolgen. Die Applikation kann nach 3–4 Wochen wiederholt werden. Besteht der Verdacht auf neuropathische Schmerzen (z. B. nach Mastektomie) ist ein Therapieversuch mit Gabapentin, Pregabalin (Beginn mit 2 x 50 mg/d p. o., weiter steigern bis auf 2 x 300 mg/d p. o.) oder auch Amitryptilin (25–150 mg zur Nacht p. o.) gerechtfertigt [104]. Ebenso können selektive Serotonin-Wiederaufnahmehemmer (SSRI) eingesetzt werden. Beispielhaft seien Venlafaxin (beginnend mit 37,5 mg täglich, nach einer Woche auf 75 mg/d p. o. erhöhen) oder Fluoxetin (20 mg täglich, bei prämenstruellen Beschwerden kann die Gabe auf die Lutealphase beschränkt werden) genannt [105],[106]. Insgesamt ist die Datenlage für diese Medikamente allerdings gering und im Einzelfall ist die Konsultation eines Schmerztherapeuten zu empfehlen. Eine operative Therapie sollte nur im Ausnahmefall erfolgen, da das Risiko einer Schmerzpersistenz (z. B. nach Narbenresektion) sehr hoch ist.

1.3 Diabetische Mastopathie

1.3.1 Definition

Bei der als diabetische Mastopathie bezeichneten Veränderung der Brust liegt eine abnorme Akkumulation einer fibro-keloidalen Matrix mit begleitender lymphozytärer Mastitis vor [107]. Die Erstbeschreibung erfolgte 1984 anhand einer Fallserie von 12 Frauen mit einer langjährigen Anamnese eines Diabetes mellitus Typ 1 [108]. Alternative Bezeichnungen für die histopathologisch nicht diabetesspezifischen Veränderungen sind sklerosierende lymphozytäre Lobulitis und lymphozytäre Mastopathie [4].

1.3.2 Häufigkeit

Die Erkrankung ist selten, wobei die in der Fachliteratur zu findenden Fallserien keine sicheren Angaben zur Häufigkeit zulassen [109]. Betroffen sind überwiegend Frauen mit langjährigem insulinpflichtigen Diabetes mellitus Typ 1. Das Alter der Betroffenen liegt zumeist zwischen 20 und 50 Jahren. Allerdings wurden gleichartige Veränderungen auch bei Diabetes mellitus Typ 2 beobachtet. Gemeinsam ist den meisten Fällen eine langjährige Insulintherapie. Schätzungsweise 9–13 % der Diabetikerinnen entwickeln entsprechende Veränderungen [108],[110]. Auch Männer können betroffen sein, wobei in diesen Fällen ein Großteil der Fälle als Gynäkomastie fehlinterpretiert werden dürfte. Histopathologisch gleichartige Veränderungen wurden auch bei Autoimmunerkrankungen wie dem Sjögren-Syndrom oder der Hashimoto-Thyreoiditis beobachtet [111].

1.3.3 Pathologie und Pathophysiologie

Die tumorartig imponierenden Veränderungen können bis zu 6 cm groß werden. Makroskopisch zeigt das derb-fibröse Gewebe eine weiße bis weiß-graue Färbung [112]. Histopathologisch sind folgende Veränderungen charakteristisch [107]:

– lymphozytäre Infiltrate umgeben Milchgänge (**Duktitis**) und Drüsenläppchen (**Lobulitis**),
– perivaskuläre lymphozytäre Infiltrate (**Vaskulitis**),
– dichte (keloidartige) stromale **Fibrosierung**,
– epitheloidartige Fibroblasten (**EFBs**).

Die Zusammensetzung kann stark variieren, wobei die fibröse Komponente mit darin enthaltenen hyalinisierten Kollagenbündeln gegenüber der inflammatorischen Komponente deutlich dominieren kann. Häufig findet sich eine lobuläre Atrophie [109]. Die im Stroma eingebetteten zytoplasmareichen, rundlichen EFBs sind nicht immer nachweisbar, gelten jedoch bei Nachweis als pathognomonisch für eine diabetische Mastopathie [107],[109]. Die starke Expression von *smooth muscle actin* charakterisiert die EFBs als myofibroblastäre Zellen. Bei den lymphozytären Infiltraten handelt es sich vornehmlich um polyklonale B-Zellen. Betroffene Männer zeigen ein äquivalentes Bild, wobei aufgrund der fehlenden Ausreifung des Drüsengewebes keine perilobulären Entzündungsinfiltrate zu beobachten sind. Eine Assoziation mit einem erhöhten Risiko für die Entwicklung eines Mammakarzinoms oder eines Lymphoms liegt *nicht* vor [109].

Die bis heute ungeklärte Pathogenese der diabetischen Mastopathie stützt sich auf zwei Hypothesen. Zum einen könnte demnach die entzündliche Reaktion mit nachfolgender Fibrosierung direkte Folge einer Insulintherapie sein [113]. Hierbei muss das Insulin selbst nicht zwingend der Auslöser sein, sondern es wäre ebenso denkbar, dass es sich um eine Reaktion auf die im Medikament enthaltenen Begleitstoffe handelt. Allerdings wurden auch Fälle mit diabetischer Mastopathie bei Diabetikerinnen ohne Insulintherapie beobachtet [114]. Die alternative Hypothese zur Entstehung einer diabetischen Mastopathie geht davon aus, dass stattdessen die Hyperglykämie den entscheidenden ätiologischen Faktor darstellt [107]. Durch eine gesteigerte Kollagensynthese bei gleichzeitig reduzierter Degradation kommt es schließlich zu einer Akkumulation stromaler Matrix. In diesem Zusammenhang scheint die Bildung sog. *Advanced Glycation Endproducts* (AGEs) von Bedeutung zu sein. Bei diesen handelt es sich um komplexe, nicht enzymatische Reaktionsprodukte zwischen Glucose und den Aminogruppen von Proteinen, an deren Ende irreversibel modifizierte Verbindungen stehen, die sich im Gewebe anreichern und vermutlich als Neoantigene wirken können. In der Folge wird eine autoimmune Entzündungsreaktion mit reaktiver Freisetzung von Wachstumsfaktoren und Zytokinen ausgelöst. Durch diese Hypothese würde auch die autoimmun induzierte Infiltration mit B-Zellen erklärt werden. Alternativ könnte die Inflammation auch durch eine spezifische

Interaktion von AGEs mit Makrophagen ausgelöst werden, in deren Folge durch eine massive Freisetzung von Wachstumsfaktoren und Zytokinen die typischen histopathologischen Veränderungen getriggert werden. Eine durch Antigene autoimmun induzierte Genese einer lymphozytären Mastopathie wäre dann auch eine Erklärung für das Auftreten im Zusammenhang mit anderen autoimmunen Erkrankungen, wie es bereits bei der Erstbeschreibung beobachtet werden konnte [108].

1.3.4 Diagnostik

Klinisch findet sich überwiegend zentral retroareolär ein steinharter Brusttumor mit zumeist wenig oder keinen Schmerzen. Eine Mastodynie ist aber möglich. Die Veränderungen können sowohl ein- als auch beidseitig auftreten [115]. Der mammäre Tastbefund und die klinische Symptomatik lassen differenzialdiagnostisch als Erstes an ein Malignom denken. Wegweisend ist daher die Anamnese mit langjährigem Bestehen eines Diabetes mellitus. Am häufigsten handelt es sich um einen insulinpflichtigen Diabetes mellitus Typ 1. Typisch ist eine unzureichende Blutzuckereinstellung und infolge des langjährigen Bestehens einer Hyperglykämie das begleitende Vorliegen diabetischer vaskulärer Komplikationen (s. Abb. 1.7a–d). Hierbei ist gezielt nach einer Retinopathie, Nephropathie und Neuropathie zu fragen. Die Bildgebung ist unspezifisch und diagnostisch nicht wegweisend. Bei der Mammografiebefundung erfolgt zumeist eine Einstufung in die Kategorie 4 der BI-RADS-Klassifikation (Breast Imaging – Reporting and Data System) [114]. Mammografisch stellt sich überwiegend eine diffuse Verdichtung des Drüsengewebes ohne sicher abgrenzbaren Herdbefund dar [114],[115]. Das sonografische Bild zeigt echoarme Herdbefunde mit unregelmäßiger Begrenzung und dorsaler Schallabschwächung [110],[114]. Begleitende Lymphknotenveränderungen liegen nicht vor. Eine dopplersonografisch nachweisbare Vaskularisation der Befunde findet sich nicht [114]. Es liegen nur wenige Untersuchungen zur diagnostischen Wertigkeit einer MRT-Diagnostik der Brust vor [109],[110]. Möglicherweise lässt sich durch eine zusätzliche Beurteilung diffusionsgewichteter Sequenzen die Rate falsch positiver Ergebnisse reduzieren [116]. Zusammenfassend sind sowohl der klinische als auch der bildgebende Befund als suspekt einzustufen, sodass sich eine histologische Diagnostik i. d. R. mittels sonografisch gestützter Stanzbiopsie anschließen muss. Das in Kap. 1.3.3 beschriebene histopathologische Bild entspricht einer B2-Läsion, sodass bei der Interpretation des Befundes die anamnestischen Angaben berücksichtigt werden müssen. Der Pathologe sollte hiervon ebenfalls in Kenntnis gesetzt werden. Eine offene Biopsie ist unklaren Fällen (z. B. Befunddiskrepanz bei fehlendem Diabetes mellitus) vorbehalten.

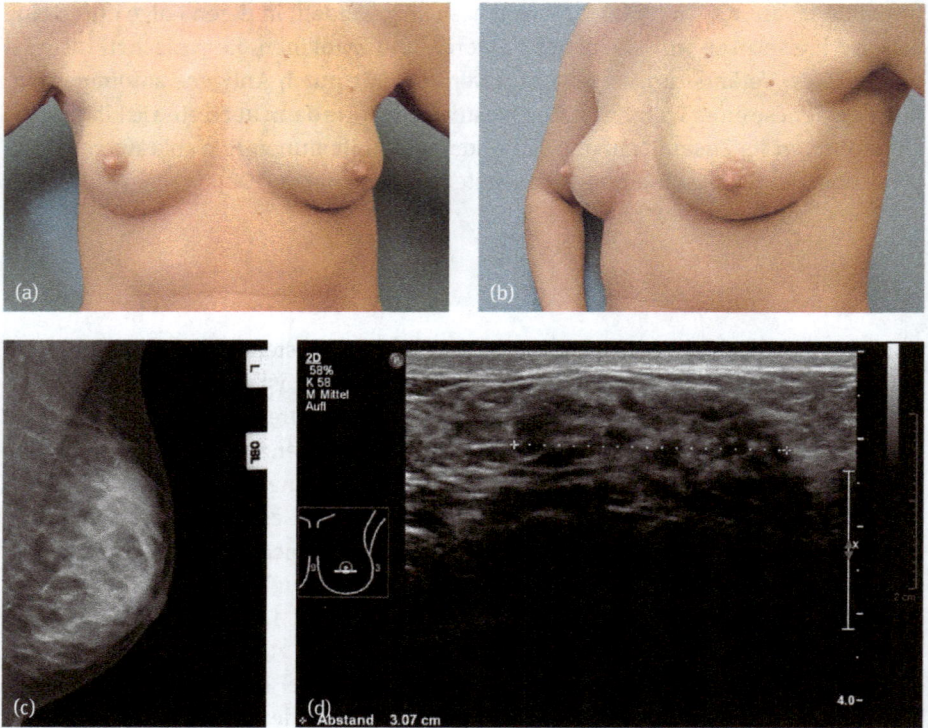

Abb. 1.7: Diabetische Mastopathie. 35-jährige Patientin mit seit dem 12. Lebensjahr bekanntem insulinpflichtigen Diabetes mellitus Typ 1, HbA1c-Werte liegen immer zwischen 8 und 12 %.
(a) Jetzt Vorstellung wegen ausgeprägter Mastodynie der rechten Brust. Anamnestisch seit 4 Jahren retroareolärer derber Tastbefund von ca. 3 x 4 cm Größe, ohne dass bisher eine Abklärung erfolgte; (b) Laterale Ansicht; (c) Mammografie mit dichtem Drüsengewebe ohne Herdbefund, BI-RADS 2; (d) In der Mammasonografie echoarmer Herd mit echogenen Anteilen und dorsaler Schallaus-löschung, BI-RADS 4a. Sonografisch gestützte Stanzbiopsie mit Nachweis von sklerosierendem Stroma, z. T. lobulärer Hyperplasie und abschnittsweise lymphozytären Infiltraten – Bild passend zu einer diabetischen Mastopathie. Ergänzend erfolgte noch eine MRT-Diagnostik ohne Nachweis einer KM-Anreicherung des Tastbefundes, BI-RADS 2. Versuch einer Tamoxifentherapie, jedoch ohne Erfolg. Zusammenfassend schlecht geführter Diabetes mit multiplen Folgekomplikationen im Verlauf (rezidivierende Abszesse, diabetische Polyneuropathie, diabetisches Fußsyndrom mit Notwendig-keit der Zehenamputation 2 Jahre nach Vorstellung in der Brustsprechstunde). BI-RADS = Breast Imaging – Reporting and Data System; KM = Kontrastmittel.

1.3.5 Therapie

Nach Diagnosestellung empfiehlt sich eine Verlaufskontrolle nach 3–6 Monaten. Der klinische Verlauf ist chronisch, die Läsionen können an Größe zunehmen oder unverändert persistieren. Darüber sind die Patientinnen zu informieren. Obwohl das

Malignomrisiko nicht erhöht ist, kann die Detektion eines neu auftretenden Malignoms aufgrund der schwierigen Beurteilbarkeit des Drüsengewebes erschwert sein. In diesem Fall kann eine Mamma-MRT-Diagnostik indiziert sein. Inwieweit sich eine Optimierung der Blutzuckerführung positiv auf die Entwicklung der Erkrankung auswirkt, ist unklar. Aufgrund der Gutartigkeit und des Rezidivrisikos der Veränderungen sind operative Maßnahmen möglichst zu vermeiden. Die Erfahrungen beschränken sich auf wenige Fallberichte. Operationsindikationen können kosmetische Beeinträchtigungen oder starke persistierende Schmerzen sein. Die in einem Fallbericht vorgestellte Therapieoption mittels bilateraler *nipple sparing mastectomy* und Prothesensofortrekonstruktion sollte eine therapeutische Ausnahme darstellen [117].

Literatur

[1] Prechtel K, Geiger G. [Long-term study of women with biopsy-proven mastopathy]. Dtsch Med Wochenschr 1985; 110(49): 1883–8.
[2] Prechtel K. [Mastopathy – a changing concept. Retrospective review of the 33rd IAP Symposium 1997 in Bonn]. Pathologe 1997; 18(5): 351–2.
[3] Hughes LE, Mansel RE, Webster DJ. Aberrations of normal development and involution (ANDI): a new perspective on pathogenesis and nomenclature of benign breast disorders. Lancet 1987; 2(8571): 1316–9.
[4] Klöppel G, Kreipe HH, Remmele W, Dietel M. Pathologie: Mamma, Weibliches Genitale, Schwangerschaft und Kindererkrankungen. 3. Aufl. Berlin, Heidelberg: Springer 2013.
[5] Sinn HP, Flechtenmacher C, Aulmann S. [Diagnostics of benign ductal epithelial cell proliferation of the breast in biopsy material]. Pathologe 2014; 35(1): 18–25.
[6] Anderson T, Ferguson D, Raab G. Cell turnover in the "resting" human breast: influence of parity, contraceptive pill, age and laterality. Br J Cancer 1982; 46(3): 376.
[7] Arendt LM, Kuperwasser C. Form and function: how estrogen and progesterone regulate the mammary epithelial hierarchy. J Mammary Gland Biol Neoplasia 2015; 20(1–2): 9–25.
[8] Mansel R, Webster D, Sweetland H. Benign disorders and diseases of the breast. London, UK: Saunders 2009.
[9] Santen RJ, Mansel R. Benign breast disorders. N Engl J Med 2005; 353(3): 275–85.
[10] Mannello F, Tonti GA, Papa S. Human gross cyst breast disease and cystic fluid: bio-molecular, morphological, and clinical studies. Breast Cancer Res Treat 2006; 97(2): 115–29.
[11] Wells CA, El-Ayat GA. Non-operative breast pathology: apocrine lesions. J Clin Pathol 2007; 60(12): 1313–20.
[12] Tsung JS, Wang TY, Wang SM, Yang PS. Cytological and biochemical studies of breast cyst fluid. Breast 2005; 14(1):37–41.
[13] Turashvili G, Hayes M, Gilks B et al. Are columnar cell lesions the earliest histologically detectable non-obligate precursor of breast cancer? Virchows Arch 2008; 452(6): 589–98.
[14] Neal L, Sandhu NP, Hieken TJ et al. Diagnosis and management of benign, atypical, and indeterminate breast lesions detected on core needle biopsy. Mayo Clin Proc 2014; 89(4): 536–47.
[15] Nahrig J. [Practical problems in breast screening. Columnar cell lesions including flat epithelial atypia and lobular neoplasia]. Pathologe 2008; 29(Suppl 2): 172–7.
[16] Schnitt SJ, Vincent-Salomon A. Columnar cell lesions of the breast. Adv Anat Pathol 2003; 10(3): 113–24.

[17] Perry N, Broeders M, de Wolf C et al. European guidelines for quality assurance in breast cancer screening and diagnosis. Fourth edition – summary document. Ann Oncol 2008; 19(4): 614–22.

[18] Kleihues P, Cavenee W. World Health Organization classification of tumours. Pathology and genetics of tumours of the nervous system. Lyon: IARC 2000.

[19] Sanders ME, Page DL, Simpson JF et al. Interdependence of radial scar and proliferative disease with respect to invasive breast carcinoma risk in patients with benign breast biopsies. Cancer 2006; 106(7): 1453–61.

[20] Bunting DM, Steel JR, Holgate CS, Watkins RM. Long term follow-up and risk of breast cancer after a radial scar or complex sclerosing lesion has been identified in a benign open breast biopsy. Eur J Surg Oncol 2011; 37(8): 709–13.

[21] Chou WYY, Veis DJ, Aft R. Radial scar on image-guided breast biopsy: is surgical excision necessary? Breast Cancer Res Treat 2018; 170(2): 313–20.

[22] Conlon N, D'Arcy C, Kaplan JB et al. Radial scar at image-guided needle biopsy: is excision necessary? Am J Surg Pathol 2015; 39(6): 779–85.

[23] Kim EM, Hankins A, Cassity J et al. Isolated radial scar diagnosis by core-needle biopsy: is surgical excision necessary? Springerplus 2016; 5: 398.

[24] Jabbar SB, Lynch B, Seiler S et al. Pathologic findings of breast lesions detected on magnetic resonance imaging. Arch Pathol Lab Med 2017; 141(11): 1513–22.

[25] Baltzer PA, Benndorf M, Dietzel M et al. False-positive findings at contrast-enhanced breast MRI: a BI-RADS descriptor study. AJR Am J Roentgenol 2010; 194(6): 1658–63.

[26] Shetty MK, Shah YP. Sonographic findings in focal fibrocystic changes of the breast. Ultrasound Q 2002; 18(1): 35–40.

[27] Chen YL, Chen JJ, Chang C et al. Sclerosing adenosis: Ultrasonographic and mammographic findings and correlation with histopathology. Mol Clin Oncol 2017; 6(2): 157–62.

[28] Duda VF, Schultz-Wendtland R (Hrsg). Mammadiagnostik: Komplementärer Einsatz aller Verfahren. 2. Aufl. Berlin, Heidelberg: Springer 2017.

[29] Chen PH, Ghosh ET, Slanetz PJ, Eisenberg RL. Segmental breast calcifications. AJR Am J Roentgenol 2012; 199(5): W532–42.

[30] Demetri-Lewis A, Slanetz PJ, Eisenberg RL. Breast calcifications: the focal group. AJR Am J Roentgenol 2012; 198(4): W325–43.

[31] Arbeitsgemeinschaft Gynäkologische Onkologie e. V. Diagnostik und Therapie von Patientinnen mit primärem und metastasiertem Brustkrebs. Stand 2018. https://www.ago-online.de/fileadmin/downloads/leitlinien/mamma/2018-03/Gesamt_deutsch/Alle_aktuellen_Empfehlungen_2018.pdf (letzer Zugriff: 01.06.2019).

[32] Hartmann LC, Sellers TA, Frost MH et al. Benign breast disease and the risk of breast cancer. N Engl J Med 2005; 353(3): 229–37.

[33] Fitzgibbons PL, Henson DE, Hutter RV. Benign breast changes and the risk for subsequent breast cancer: an update of the 1985 consensus statement. Cancer Committee of the College of American Pathologists. Arch Pathol Lab Med 1998; 122(12): 1053–5.

[34] Ghosh K, Vierkant RA, Frank RD et al. Association between mammographic breast density and histologic features of benign breast disease. Breast Cancer Res 2017; 19(1): 134.

[35] Boyd NF, Rommens JM, Vogt K et al. Mammographic breast density as an intermediate phenotype for breast cancer. Lancet Oncol 2005; 6(10): 798–808.

[36] McCormack VA, dos Santos Silva I. Breast density and parenchymal patterns as markers of breast cancer risk: a meta-analysis. Cancer Epidemiol Biomarkers Prev 2006; 15(6): 1159–69.

[37] Boyd N, Berman H, Zhu J et al. The origins of breast cancer associated with mammographic density: a testable biological hypothesis. Breast Cancer Res 2018; 20(1): 17.

[38] Nazari SS, Mukherjee P. An overview of mammographic density and its association with breast cancer. Breast Cancer 2018; 25(3): 259–67.

[39] Cuzick J, Sestak I, Cawthorn S et al. Tamoxifen for prevention of breast cancer: extended long-term follow-up of the IBIS-I breast cancer prevention trial. Lancet Oncol 2015; 16(1): 67–75.

[40] Wisbey JR, Kumar S, Mansel RE et al. Natural history of breast pain. Lancet 1983; 2(8351): 672–4.

[41] Scurr J, Hedger W, Morris P, Brown N. The prevalence, severity, and impact of breast pain in the general population. Breast J 2014; 20(5): 508–13.

[42] Leinster SJ, Whitehouse GH, Walsh PV. Cyclical mastalgia: clinical and mammographic observations in a screened population. Br J Surg 1987; 74(3): 220–2.

[43] Ader DN, Browne MW. Prevalence and impact of cyclic mastalgia in a United States clinic-based sample. Am J Obstet Gynecol 1997; 177(1): 126–32.

[44] Maddox PR, Mansel RE. Management of breast pain and nodularity. World J Surg 1989; 13(6): 699–705.

[45] Davies EL, Gateley CA, Miers M, Mansel RE. The long-term course of mastalgia. J R Soc Med 1998; 91(9): 462–4.

[46] Jorgensen J, Watt-Boolsen S. Cyclical mastalgia and breast pathology. Acta Chir Scand 1985; 151(4): 319–21.

[47] Sitruk-Ware R, Sterkers N, Mauvais-Jarvis P. Benign breast disease I: hormonal investigation. Obstet Gynecol 1979; 53(4): 457–60.

[48] Smith RL, Pruthi S, Fitzpatrick LA. Evaluation and management of breast pain. Mayo Clin Proc 2004; 79(3): 353–72.

[49] Milligan D, Drife JO, Short RV. Changes in breast volume during normal menstrual cycle and after oral contraceptives. Br Med J 1975; 4(5995): 494–6.

[50] Fowler PA, Casey CE, Cameron GG et al. Cyclic changes in composition and volume of the breast during the menstrual cycle, measured by magnetic resonance imaging. Br J Obstet Gynaecol 1990; 97(7): 595–602.

[51] Preece PE, Richards AR, Owen GM, Hughes LE. Mastalgia and total body water. Br Med J 1975; 4(5995): 498–500.

[52] Preece PE, Mansel RE, Hughes LE. Mastalgia: psychoneurosis or organic disease? Br Med J 1978; 1(6104): 29–30.

[53] Jenkins PL, Jamil N, Gateley C, Mansel RE. Psychiatric illness in patients with severe treatment-resistant mastalgia. Gen Hosp Psychiatry 1993; 15(1): 55–7.

[54] Johnson KM, Bradley KA, Bush K et al. Frequency of mastalgia among women veterans. Association with psychiatric conditions and unexplained pain syndromes. J Gen Intern Med 2006; 21(Suppl 3): S70–5.

[55] Spivey TL, Gutowski ED, Zinboonyahgoon N et al. Chronic pain after breast surgery: a prospective, observational study. Ann Surg Oncol 2018; 25(10): 2917–24.

[56] Wang K, Yee C, Tam S et al. Prevalence of pain in patients with breast cancer post-treatment: A systematic review. Breast 2018; 42: 113–27.

[57] Wang L, Guyatt GH, Kennedy SA et al. Predictors of persistent pain after breast cancer surgery: a systematic review and meta-analysis of observational studies. CMAJ 2016; 188(14): E352–E361.

[58] Iddon J, Dixon JM. Mastalgia. BMJ 2013; 347: f3288.

[59] Martin-Diaz M, Maes-Carballo M, Khan KS, Bueno-Cavanillas A. To image or not in noncyclic breast pain? A systematic review. Curr Opin Obstet Gynecol 2017; 29(6): 404–12.

[60] Expert Panel on Breast Imaging: Jokich PM, Bailey L, D'Orsi C et al. ACR Appropriateness Criteria® Breast Pain. J Am Coll Radiol 2017; 14(5S): S25–S33.

[61] Pirti O, Barlas AM, Kuru S et al. Mastalgia due to degenerative changes of the spine. Adv Clin Exp Med 2016; 25(5): 895–900.

[62] McConaghy JR, Oza RS. Outpatient diagnosis of acute chest pain in adults. Am Fam Physician 2013; 87(3): 177–82.

[63] Brown N, Burnett E, Scurr J. Is breast pain greater in active females compared to the general population in the UK? Breast J 2016; 22(2): 194–201.

[64] Genc A, Celebi MM, Celik SU et al. The effects of exercise on mastalgia. Phys Sportsmed 2017; 45(1): 17–21.

[65] White J, Mills C, Ball N, Scurr J. The effect of breast support and breast pain on upper-extremity kinematics during running: implications for females with large breasts. J Sports Sci 2015; 33(19): 2043–50.

[66] Burnett E, White J, Scurr J. The influence of the breast on physical activity participation in females. J Phys Act Health 2015; 12(4): 588–94.

[67] Ozturk AB, Ozenli Y, Ozturk SB et al. The effect of psychoeducation on anxiety and pain in patients with mastalgia. Nord J Psychiatry 2015; 69(5): 380–5.

[68] Fox H, Walker LG, Heys SD et al. Are patients with mastalgia anxious, and does relaxation therapy help? Breast 1997; 6(3): 138–42.

[69] Chan J. Magic for mastalgia with HT7. Acupunct Med 2015; 33(1): 82.

[70] Goyal A. Breast pain. BMJ Clin Evid 2011; pii: 0812.

[71] Boyd NF, McGuire V, Shannon P et al. Effect of a low-fat high-carbohydrate diet on symptoms of cyclical mastopathy. Lancet 1988; 2(8603): 128–32.

[72] Mansel RE, Das T, Baggs GE et al. A randomized controlled multicenter trial of an investigational liquid nutritional formula in women with cyclic breast pain associated with fibrocystic breast changes. J Womens Health 2018; 27(3): 333–40.

[73] Mirghafourvand M, Mohammad-Alizadeh-Charandabi S, Ahmadpour P, Javadzadeh Y. Effects of Vitex agnus and flaxseed on cyclic mastalgia: A randomized controlled trial. Complement Ther Med 2016; 24: 90–5.

[74] Halaska M, Beles P, Gorkow C, Sieder C. Treatment of cyclical mastalgia with a solution containing a Vitex agnus castus extract: results of a placebo-controlled double-blind study. Breast 1999; 8(4): 175–81.

[75] Jaafarnejad F, Adibmoghaddam E, Emami SA, Saki A. Compare the effect of flaxseed, evening primrose oil and Vitamin E on duration of periodic breast pain. J Educ Health Promot 2017; 6: 85.

[76] Vaziri F, Zamani Lari M, Samsami Dehaghani A et al. Comparing the effects of dietary flaxseed and omega-3 Fatty acids supplement on cyclical mastalgia in Iranian women: a randomized clinical trial. Int J Family Med 2014; 2014: 174532.

[77] Colak T, Ipek T, Kanik A et al. Efficacy of topical nonsteroidal antiinflammatory drugs in mastalgia treatment. J Am Coll Surg 2003; 196(4): 525–30.

[78] Huseini HF, Kianbakht S, Mirshamsi MH, Zarch AB. Effectiveness of topical Nigella sativa seed oil in the treatment of cyclic mastalgia: A randomized, triple-blind, active, and placebo-controlled clinical trial. Planta Med 2016; 82(4): 285–8.

[79] McFadyen IJ, Raab GM, Macintyre CC, Forrest AP. Progesterone cream for cyclic breast pain. BMJ 1989; 298(6678): 931.

[80] Kubli F, Bauer M, Kaufmann M. Breast Diseases: Breast-Conserving Therapy, Non-Invasive Lesions, Mastopathy. Berlin, Heidelberg: Springer 1989.

[81] Wyatt K, Dimmock P, Jones P et al. Efficacy of progesterone and progestogens in management of premenstrual syndrome: systematic review. BMJ 2001; 323(7316): 776–80.

[82] Crandall CJ, Aragaki AK, Cauley JA et al. Breast tenderness and breast cancer risk in the estrogen plus progestin and estrogen-alone women's health initiative clinical trials. Breast Cancer Res Treat 2012; 132(1): 275–85.

[83] Files JA, Miller VM, Cha SS, Pruthi S. Effects of different hormone therapies on breast pain in recently postmenopausal women: findings from the Mayo Clinic KEEPS breast pain ancillary study. J Womens Health 2014; 23(10): 801–5.

[84] Fentiman IS, Caleffi M, Hamed H, Chaudary MA. Dosage and duration of tamoxifen treatment for mastalgia: a controlled trial. Br J Surg 1988; 75(9): 845–6.

[85] Grio R, Cellura A, Geranio R et al. [Clinical efficacy of tamoxifen in the treatment of premenstrual mastodynia]. Minerva Ginecol 1998; 50(3): 101–3.

[86] Messinis IE, Lolis D. Treatment of premenstrual mastalgia with tamoxifen. Acta Obstet Gynecol Scand 1988; 67(4): 307–9.

[87] Oksa S, Luukkaala T, Maenpaa J. Toremifene for premenstrual mastalgia: a randomised, placebo-controlled crossover study. BJOG 2006; 113(6): 713–8.

[88] Gong C, Song E, Jia W et al. A double-blind randomized controlled trial of toremifen therapy for mastalgia. Arch Surg 2006; 141(1): 43–7.

[89] Rathi J, Chawla I, Singh K, Chawla A. Centchroman as first-line treatment for mastalgia: results of an open-label, single-arm trial. Breast J 2016; 22(4): 407–12.

[90] Jain BK, Bansal A, Choudhary D et al. Centchroman vs tamoxifen for regression of mastalgia: a randomized controlled trial. Int J Surg 2015; 15: 11–6.

[91] Tejwani PL, Srivastava A, Nerkar H et al. Centchroman regresses mastalgia: a randomized comparison with danazol. Indian J Surg 2011; 73(3): 199–205.

[92] Mansel RE, Goyal A, Preece P et al. European randomized, multicenter study of goserelin (Zoladex) in the management of mastalgia. Am J Obstet Gynecol 2004; 191(6): 1942–9.

[93] Mansel RE, Dogliotti L. European multicentre trial of bromocriptine in cyclical mastalgia. Lancet 1990; 335(8683): 190–3.

[94] Aydin Y, Atis A, Kaleli S et al. Cabergoline versus bromocriptine for symptomatic treatment of premenstrual mastalgia: a randomised, open-label study. Eur J Obstet Gynecol Reprod Biol 2010; 150(2): 203–6.

[95] Kaleli S, Aydin Y, Erel CT, Colgar U. Symptomatic treatment of premenstrual mastalgia in premenopausal women with lisuride maleate: a double-blind placebo-controlled randomized study. Fertil Steril 2001; 75(4): 718–23.

[96] Doberl A, Tobiassen T, Rasmussen T. Treatment of recurrent cyclical mastodynia in patients with fibrocystic breast disease. A double-blind placebo-controlled study – the Hjorring project. Acta Obstet Gynecol Scand Suppl 1984; 123: 177–84.

[97] Mansel RE, Wisbey JR, Hughes LE. Controlled trial of the antigonadotropin danazol in painful nodular benign breast disease. Lancet 1982; 1(8278): 928–30.

[98] Kontostolis E, Stefanidis K, Navrozoglou I, Lolis D. Comparison of tamoxifen with danazol for treatment of cyclical mastalgia. Gynecol Endocrinol 1997; 11(6): 393–7.

[99] Hinton CP, Bishop HM, Holliday HW et al. A double-blind controlled trial of danazol and bromocriptine in the management of severe cyclical breast pain. Br J Clin Pract 1986; 40(8): 326–30.

[100] O'Brien PM, Abukhalil IE. Randomized controlled trial of the management of premenstrual syndrome and premenstrual mastalgia using luteal phase-only danazol. Am J Obstet Gynecol 1999; 180(1 Pt 1): 18–23.

[101] Gateley CA, Maddox PR, Mansel RE, Hughes LE. Mastalgia refractory to drug treatment. Br J Surg 1990; 77(10): 1110–2.

[102] Gartner R, Jensen MB, Nielsen J et al. Prevalence of and factors associated with persistent pain following breast cancer surgery. Jama 2009; 302(18): 1985–92.

[103] Crile G, Jr. Injection of steroids in painful breasts. Am J Surg 1977; 133(6): 705.

[104] de Miguel-Jimeno JM, Forner-Cordero I, Zabalza-Azparren M, Matute-Tobias B. [Postmastectomy pain syndrome in our region: characteristics, treatment, and experience with gabapentin]. Rev Neurol 2016; 62(6): 258–66.

[105] Cohen LS, Miner C, Brown EW et al. Premenstrual daily fluoxetine for premenstrual dysphoric disorder: a placebo-controlled, clinical trial using computerized diaries. Obstet Gynecol 2002; 100(3): 435–44.

[106] Tasmuth T, Hartel B, Kalso E. Venlafaxine in neuropathic pain following treatment of breast cancer. Eur J Pain 2002; 6(1): 17–24.

[107] Tomaszewski JE, Brooks JS, Hicks D, Livolsi VA. Diabetic mastopathy: a distinctive clinicopathologic entity. Hum Pathol 1992; 23(7): 780–6.

[108] Soler NG, Khardori R. Fibrous disease of the breast, thyroiditis, and cheiroarthropathy in type I diabetes mellitus. Lancet 1984; 1(8370): 193–5.

[109] Chan CL, Ho RS, Shek TW, Kwong A. Diabetic mastopathy. Breast J 2013; 19(5): 533–8.

[110] Moschetta M, Telegrafo M, Triggiani V et al. Diabetic mastopathy: a diagnostic challenge in breast sonography. J Clin Ultrasound 2015; 43(2): 113–7.

[111] Ely KA, Tse G, Simpson JF et al. Diabetic mastopathy. A clinicopathologic review. Am J Clin Pathol 2000; 113(4): 541–5.

[112] Li AM, Erickson LA. Diabetic Mastopathy. Mayo Clin Proc 2018; 93(9): 1334–5.

[113] Seidman JD, Schnaper LA, Phillips LE. Mastopathy in insulin-requiring diabetes mellitus. Hum Pathol 1994; 25(8): 819–24.

[114] Suvannarerg V, Claimon T, Sitthinamsuwan P et al. Clinical, mammographic, and ultrasonographic characteristics of diabetic mastopathy: A case series. Clin Imaging 2019; 53: 204–9.

[115] Thorncroft K, Forsyth L, Desmond S, Audisio RA. The diagnosis and management of diabetic mastopathy. Breast J 2007; 13(6): 607–13.

[116] Isomoto I, Wada T, Abe K, Uetani M. Diagnostic utility of diffusion-weighted magnetic resonance imaging in diabetic mastopathy. Clin Imaging 2009; 33(2): 146–9.

[117] Agochukwu NB, Wong L. Diabetic mastopathy: a systematic review of surgical management of a rare breast disease. Ann Plast Surg 2017; 78(4): 471–5.

2 Entzündliche Veränderungen

2.1 Mastitis puerperalis

Johannes Stubert

2.1.1 Definition

Eine entzündliche Veränderung der Brustdrüse im Zusammenhang mit der Laktation wird als Mastitis puerperalis bezeichnet (*puerperal mastitis, lactational mastitis*). Nach Definition der World Health Organization (WHO) ist eine begleitende bakterielle Infektion der Brust nicht zwingend erforderlich, da die entzündlichen Veränderungen allein infolge eines Michstaus auftreten können [1].

Eine Differenzierung der puerperalen Mastitis ist durch die Quantifizierung leukozytärer und bakterieller Zellen in der Muttermilch möglich [2] (s. Tab. 2.1):

Tab. 2.1: Klassifikation der Mastitis puerperalis (modifiziert nach [2]).

		Leukozyten pro ml Muttermilch	
		$< 10^6$	$\geq 10^6$
Bakterien pro ml Muttermilch	$< 10^3$	Milchstau	Nicht infektiöse Mastitis
	$\geq 10^3$		Infektiöse Mastitis

In der klinischen Praxis ist diese Form der Differenzialdiagnostik unüblich und für das therapeutische Vorgehen auch nicht relevant. Bedeutsam hingegen ist das Erkennen einer abszedierenden Entzündung.

Abzugrenzen ist die Mastitis puerperalis von der als physiologisch einzuordnenden Schwellung der Brustdrüse im Zusammenhang mit dem postpartalen Einsetzen der Laktation, dem sog. Milcheinschuss.

2.1.2 Häufigkeit

Die Angaben zur Häufigkeit einer Mastitis puerperalis variieren in einem weiten Bereich und liegen zwischen 1 und 33 % [1]. Ein Grund für diese ungenauen Angaben dürfte die unterschiedlich weit gefasste Definition einer Mastitis sein. In einer australischen Untersuchung aus dem Jahr 2007 lag die Häufigkeit bei 17 % [3]. In dieser Studie wurde vom Vorliegen einer Mastitis ausgegangen, wenn von den drei Symptomen Schmerz, Rötung und Schwellung mindestens zwei in Verbindung mit Fieber oder grippeähnlichen Allgemeinsymptomen vorlagen. 53 % dieser Fälle manifestierten sich in den ersten 4 Wochen nach Entbindung, 83 % innerhalb der ersten 3 Monate.

https://doi.org/10.1515/9783110611106-002

58 % der betroffenen Frauen konnten auch bei Vorliegen einer Mastitis weiter stillen. In 3 % kam es trotz therapeutischer Maßnahmen zu einer Abszessbildung. Ausgehend von einer klinisch behandlungsbedürftigen Erkrankung dürfte die Prävalenz eher niedriger, nämlich im einstelligen Prozentbereich liegen [1]. Bei Vorliegen einer infektiösen Mastitis kommt es ohne spezifische Therapie in 11 % der Fälle zu einer Abszedierung [4].

2.1.3 Pathologie und Pathophysiologie

2.1.3.1 Milcheinschuss

Der postpartal verstärkte Milcheinschuss ist pathophysiologisch von einem Milchstau abzugrenzen. Es handelt sich hierbei um eine primär ödematöse Schwellung der Brust im Zusammenhang mit der einsetzenden Laktation. Ursächlich sind eine Verstärkung der Durchblutung und eine Zunahme der Gefäßpermeabilität. Infolge des zunehmenden interstitiellen Drucks kann es zu einer venösen Stase kommen, durch welche die schmerzhafte Schwellung verstärkt wird. Durch die gestörte Gefäßperfusion wird zudem die lokale Oxytoxinwirkung abgeschwächt, was den myoepithelialen Milchspendereflex reduziert und das sekundäre Auftreten eines Milchstaus begünstigt.

2.1.3.2 Milchstau und nicht infektiöse Mastitis

Eine unzureichende Entleerung der laktierenden Brust bedingt einen Milchstau in den Drüsenläppchen. Durch Druckerhöhung und Überdehnung kann es zum Austritt von Milchbestandteilen in das umgebende Gewebe und in der Folge zu einer Entzündungsreaktion kommen. Verschiedene Faktoren können ursächlich für einen Milchstau sein [5]:
- sehr starke Milchproduktion,
- Stillschwierigkeiten mit unzureichender Entleerung der Brust,
- Verstopfung einzelner Milchgänge durch ausgefällte Milchbestandteile aus Kasein und Kalziumsalzen.

Gelegentlich ist die Entleerung des Milchgangs durch eine epitheliale Überhäutung im Brustwarzenbereich, *white spot* genannt, gehemmt.

Die Entzündungsreaktion in der Brust ist mit einer signifikanten, reversiblen Veränderung der Zusammensetzung der Muttermilch assoziiert [6],[7]. Auffällig ist eine Erhöhung der Konzentration an Natriumchlorid und eine Abnahme der Laktosekonzentration, wodurch die Milch einen verstärkten Salzgeschmack aufweist [8].

2.1.3.3 Infektiöse Mastitis

Durch einen Milchstau wird das Auftreten einer bakteriellen Infektion begünstigt. Häufigster Erreger einer infektiösen Mastitis puerperalis ist in über 90 % *Staphylococcus aureus*. Seltener sind koagulasenegative *Staphylokken*, *Streptokokken*, *Pseudomonaden* oder *Escherichia coli* Ursache der Infektion. Ausgangspunkt ist eine Kolonisation der Brustwarze, die vom kindlichen Nasen-Rachen-Raum ausgeht und durch Keimaszension eine klinisch manifeste Infektion bedingt. Diese kann sich sowohl interstitiell von Hautläsionen ausgehend über Lymphbahnen als auch kanalikulär entlang der Milchgänge ausbreiten. Histologisch zeigt sich das Bild einer phlegmonösen Entzündung, aus der sich im Verlauf eine abszedierende bzw. fistulierende Einschmelzung entwickeln kann [9].

2.1.4 Diagnostik

Die Diagnose der Mastitis puerperalis basiert auf dem Nachweis der klassischen klinischen Entzündungszeichen (s. Abb. 2.1a, b):
– Rötung (Rubor),
– Schwellung (Tumor),
– Überwärmung (Calor),
– Schmerz (Dolor),
– gestörter Milchfluss, Stillschwierigkeiten (Functio laesa).

Weitere Hinweiszeichen sind ein unilaterales Auftreten und eine systemische Begleitreaktion mit allgemeinem Unwohlsein (Abgeschlagenheit, Gliederschmerzen, Kopfschmerzen) sowie Fieber über 38,4° Celsius. Durch die Entzündungsreaktion kann eine dolente axilläre Lymphknotenschwellung vorliegen.

Der *Milchstau* ist klinisch durch eine lokale Begrenztheit der Symptome, subjektiv weniger stark ausgeprägte Beschwerden und fehlendes oder nur geringes Fieber ohne Allgemeinsymptome abgrenzbar. Die Durchführung einer Blutbilduntersuchung und die Bestimmung von CRP sind in der Regel verzichtbar. Auch eine mikrobiologische Untersuchung der Milch ist nicht Bestandteil der Routinediagnostik. Nach WHO ist eine mikrobiologische Diagnostik in folgenden Fällen zu veranlassen:
– fehlendes Ansprechen auf eine Antibiotikatherapie innerhalb von 48 Stunden,
– Rezidive,
– Notwendigkeit einer stationären Behandlung,
– Antibiotikaallergie,
– sehr schwere oder ungewöhnliche klinische Manifestation.

Die Entnahme der Milch erfolgt durch manuellen Druck, wobei die erste Portion zu verwerfen ist. Die Haut ist im Vorfeld zu desinfizieren.

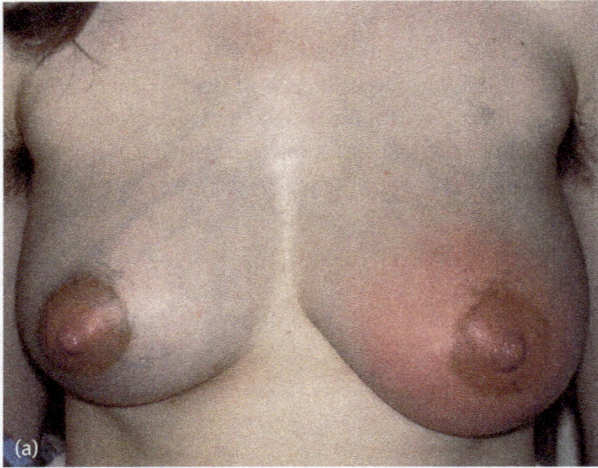

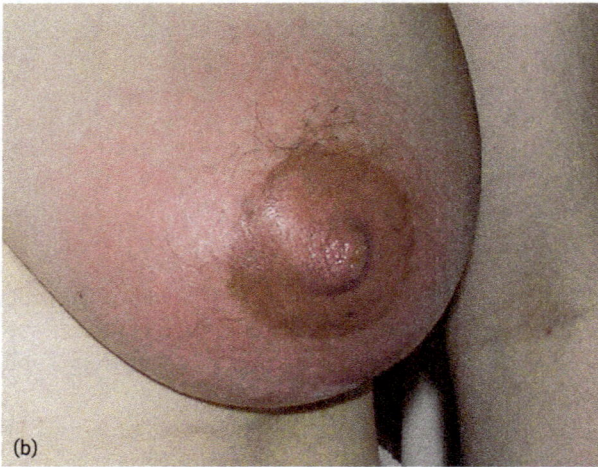

Abb. 2.1: (a) Mastitis puerperalis. Klinisches Bild mit schmerzhafter Rötung, Schwellung und lokaler Überwärmung; häufig tastbare dolente axilläre Lymphknotenschwellung. Typischerweise liegen Allgemeinsymptome wie hohes Fieber und Abgeschlagenheit vor; (b) Vergrößerungsaufnahme.

Im Rahmen der Inspektion ist auf *Hautläsionen der Brustwarzen* zu achten. Häufig finden sich Rhagaden und Schrunden als Eintrittspforte aszendierender bakterieller Infektionen (s. Abb. 2.2a–c).

Zu achten ist auf das Vorliegen eines blockierten Ausführungsgangs, der sich als pustelartige Überhäutung darstellt (*white spot*). Eine beginnende *Abszedierung* bzw. ein tief liegender Abszess sind klinisch nicht sicher abgrenzbar, sodass bei einer Mastitis immer eine ergänzende Mammasonografie erfolgen sollte.

> Zur Abgrenzung einer Abszedierung und aus differenzialdiagnostischen Gründen sollte bei einer Mastitis puerperalis immer eine Mammasonografie erfolgen.

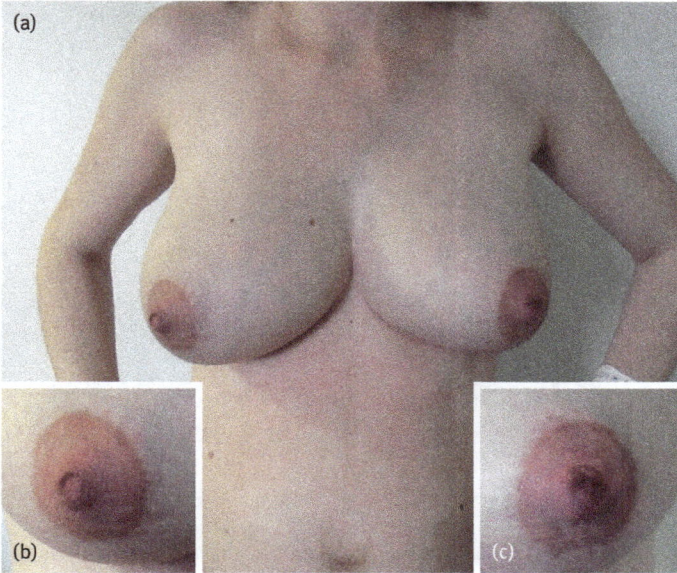

Abb. 2.2: (a) Hautläsion an beiden Brustwarzen. Dritter Tag nach Entbindung, 34-jährige Primipara. Schmerzhafte Brustwarzen durch regelmäßiges Anlegen des Neugeborenen; (b) Vergrößerungsaufnahme rechte Brust; (c) Vergrößerungsaufnahme linke Brust.

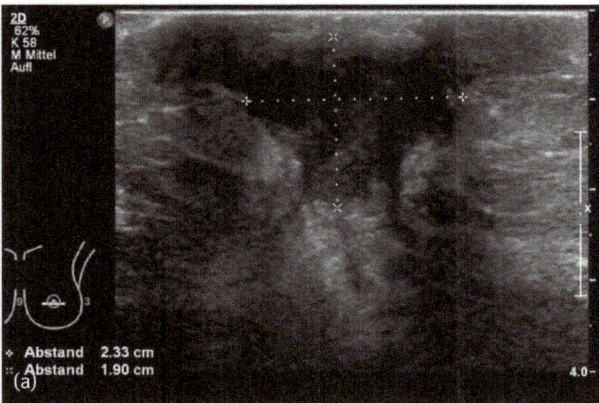

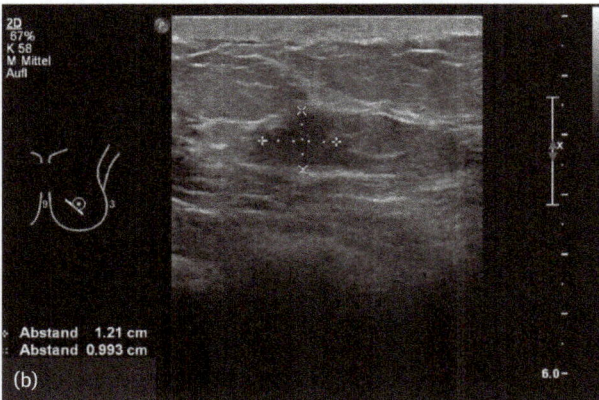

Abb. 2.3: Abszedierende Mastitis puerperalis links. 28-jährige Patientin 4 Monate nach Entbindung. Patientin stillt ab. Jetzt retroareoläre Rötung und palpable Infiltration. (a) Sonografie mit unregelmäßig begrenzter, echoarmer Einschmelzung. Der Befund wurde sonografisch gestützt punktiert; (b) Verlaufskontrolle nach 2 Tagen mit kleinem Restinfiltrat.

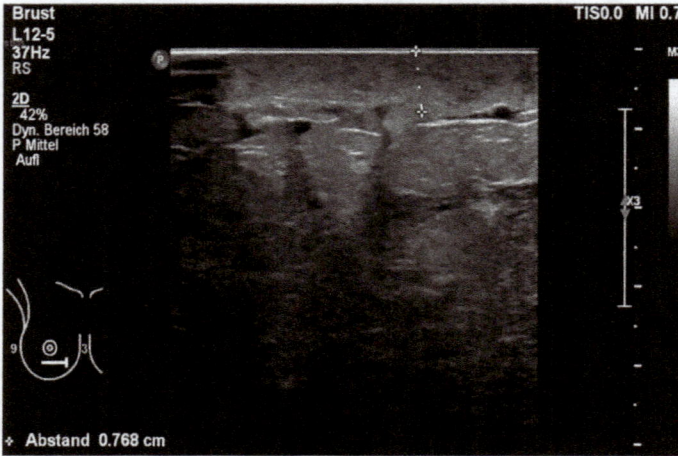

Abb. 2.4: Nicht abszedierende Mastitis puerperalis. 24-jährige Patientin 2 Wochen nach Entbindung, Z. n. Frühgeburt in der 26 SSW, Patientin pumpt Milch ab. Seit 6 Tagen Flucloxacillin wegen Rötung beider Brüste vor allem kaudal ohne umschriebenen Tastbefund, keine Lymphknotenschwellung. Sonografie: Ödematöse Hautverdickung und subkutan interstitielle Flüssigkeitseinlagerung. Drüsengewebe reflexreich und typisch für Mamma lactans. Keine Abszedierung.

Durch die Darstellung einer unregelmäßig begrenzten, echoarmen Raumforderung kann eine Einschmelzung sicher dargestellt werden (s. Abb. 2.3a, b). Differenzialdiagnostisch sind rund-ovale, glatt begrenzte und etwas echogener imponierende Galaktozelen (mit Milch gefüllte zystische Erweiterungen) und selten auch maligne Veränderungen zu bedenken. Die nicht abszedierende Entzündung ist durch ein unregelmäßig begrenztes, unscharfes Infiltrat gekennzeichnet. Typisch sind ödematöse Erweiterungen der subkutanen Lymphspalten und eine Verdickung der entzündlich infiltrierten Haut (s. Abb. 2.4).

3–5 Tage nach Entbindung können die Brüste durch die einsetzende Laktation schmerzhaft anschwellen. Der *Milcheinschuss* kann sehr schmerzhaft sein und ist durch eine generalisierte, ödematöse Schwellung charakterisiert. Die gerötete Haut ist glänzend gespannt. Durch das Ödem kann der Milchfluss beeinträchtigt werden. Begleitende Temperaturerhöhungen liegen in der Regel unter 38,5° Celsius.

2.1.5 Therapie

Zur Therapie der puerperalen Mastitis liegt eine deutsche S3-Leitlinie vor, wobei nur 3 der 26 aufgeführten Empfehlungen auf einer wissenschaftlichen Evidenz beruhen [10]. Grundlagen der Behandlung der nicht abszedierenden Mastitis puerperalis sind eine regelmäßige Entleerung der Brust und eine frühzeitige antibiotische Therapie.

2.1.5.1 Entleerung der Brust

Prinzipiell sind Stilltechnik, -frequenz und -dauer zu kontrollieren. Fehler beim Anlegen z. B. durch unzureichendes Umfassen des Warzenhofes durch das Kind oder langes „Nuckeln" an der Brustwarze mit Aufweichen der Haut begünstigen die Bildung von Schrunden und Rhagaden und damit das Auftreten einer Mastitis. Im Einzelfall ist eine professionelle Stillberaterin hinzuzuziehen.

Für die Therapie des Milchstaus ist es entscheidend, die gestauten Bereiche sorgfältig zu entleeren. Neben einem manuellen Ausstreichen blockierter Areale werden physikalische Maßnahmen wie lokale Wärme vor und Kühlung bzw. Kompression der Brust durch einen straff sitzenden BH nach dem Stillen empfohlen. Analgetika wie Ibuprofen (3–4 x 500 mg/d p. o.) oder Paracetamol (4 x 500 mg/d p. o.) können in der akuten Phase die Schmerzen bei der Brustentleerung lindern.

2.1.5.2 Antibiotische Therapie

Sollte durch die Maßnahmen zur Entleerung der Brust keine Besserung der Symptome auftreten, ist spätestens nach 48 Stunden eine antibiotische Behandlung zu beginnen. Medikament der Wahl ist ein orales, gegen Betalaktamasen resistentes Penicillin, z. B. Flucloxacillin 3 x 1 g täglich oder Dicloxacillin 4 x 1 g täglich. Alternativ kann parenteral mit einem Cephalosporin der 2. Generation (z. B. Cefazolin 2 g/d i. v.) oder bei Penicillin-Allergie mit einem Makrolid (Clarithromycin 4 x 500 mg/d p. o.) bzw. Clindamycin 3 x 600 mg/d p. o. behandelt werden. Die Therapie sollte über 10 (bis 14 Tage) durchgeführt werden. Ziel der frühen antibiotischen Therapie ist die Vermeidung einer abszedierenden Entzündung.

2.1.5.3 Sonstige Maßnahmen

In der Regel ist eine medikamentöse Hemmung der Laktation nicht indiziert. Im Einzelfall kann bei sehr starkem Milchfluss eine kurzzeitige Gabe von Bromocriptin erwogen werden (niedrige Dosierung, nicht mehr als 1,25–2,5 mg/d p. o.). Ein Abstillen ist in den meisten Fällen vermeidbar. Der Säugling kann die Milch der entzündeten Brust verabreicht bekommen. Nur bei vereiterter Milch oder Streptokokkeninfektion sollte die Milch verworfen werden.

> Sekundäres Abstillen bei Mastitis puerperalis sollte rezidivierenden oder therapieresistenten Fällen vorbehalten sein. Überstürztes Abstillen ist ebenso wie ein unreflektierter Stillkult abzulehnen.

Bei schmerzhaften Rhagaden der Mamille kann die temporäre Verwendung von Stillhütchen versucht werden. Alternativ ist bei starken stillbedingten Schmerzen auch die Verwendung einer Milchpumpe bzw. das manuelle Entleeren der Brust durch

Ausstreichen möglich. Eine lokale Pflege der Brustwarzen mit Lanolinsalbe ist empfehlenswert.

2.1.5.4 Abszessbehandlung: Sonografisch gestützte Punktion

Bei klinischem oder sonografischem Nachweis einer eitrigen Einschmelzung ist immer eine interventionelle Entlastung indiziert. Von wenigen Ausnahmen abgesehen, erfolgt die Therapie primär durch Punktion. Diese wird in der Regel unter sonografischer Kontrolle durchgeführt und muss je nach Situation mehrfach wiederholt werden.

Praktisches Vorgehen

1. Sonografische Dokumentation des eingeschmolzenen Herdes, Festlegen des optimalen Zugangs.
2. Desinfektion des Punktionsgebietes.
3. Infiltrationsanästhesie (z. B. mit 5 ml Lidocain 2 %).
4. Sonografisch gestützte Punktion mit „dicker" Kanüle (z. B. 2,0 mm-Aspirationskanüle einer 50 ml-Perfusorspritze) oder Einlage einer Verweilkanüle (Orange, G14 = 2,2 mm). Abnahme einer mikrobiologischen Probe.
5. Nach Punktion Spülung der Wundhöhle über den gleichen Zugang mit steriler 0,9 %iger NaCl-Lösung (s. Abb. 2.5a, b).
6. Entfernung der Kanüle und Wundverband oder Belassen der liegenden Kunststoffverweilkanüle. Letztere kann bei weiterer Eiterbildung wiederholt verwendet werden.

Bei großen Befunden ist eine Wiederholung der Punktion nicht ungewöhnlich, sodass tägliche bis zweitägige sonografische Kontrollen notwendig werden. Zusammenfassend ist festzustellen, dass die Abszesspunktion eine effektive und vergleichsweise nebenwirkungsarme Therapieoption darstellt, die von den Patientinnen gut akzeptiert wird [11]. Von Vorteil ist hierbei, dass keine Stillunterbrechungen und kein stationärer Aufenthalt notwendig werden.

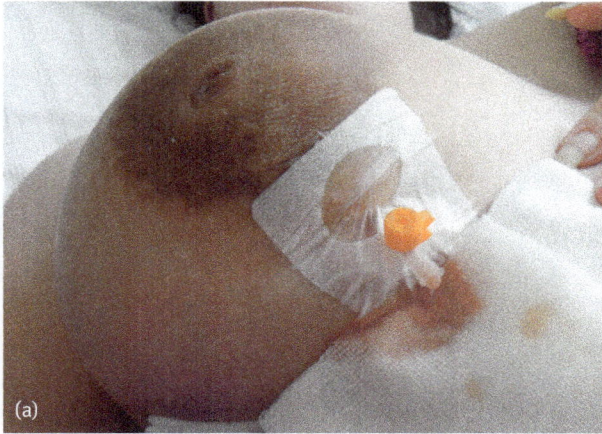

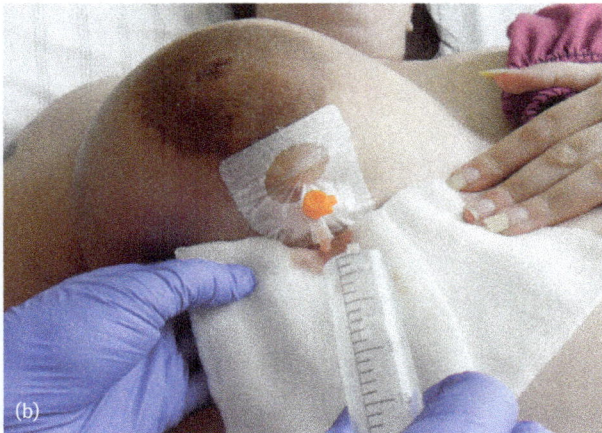

Abb. 2.5: Abszedierende Mastitis puerperalis. (a) Zustand nach sonografisch gestützter Punktion mit Einlage einer 14G-Verweilkanüle; (b) Die Abszesshöhle wird nach der Punktion mit steriler physiologischer Kochsalzlösung gespült. Die Verweilkanüle kann belassen werden, um die Spülung ggf. zu wiederholen. Im Verlauf unter zusätzlicher antibiotischer Therapie keine Notwendigkeit einer operativen Intervention.

2.1.5.5 Abszessbehandlung: Konventionelles operatives Vorgehen

Indikationen für ein konventionelles operatives Vorgehen können ausgedehnte Abszedierungen, perforierte oder kurz vor der Perforation stehende oder auch ungünstig lokalisierte Befunde sein (s. Abb. 2.6a, b).

Ebenso wird eine Operation bei fehlender Besserung trotz wiederholter Punktionen notwendig. Die Operation erfolgt in Vollnarkose. Die Milch sollte postoperativ einmalig verworfen werden.

Operative Therapie

1. Die kutane Inzision erfolgt mit semizirkulärer, bogenförmiger Schnittführung direkt über dem Punctum maximum der Abszedierung.
2. Entlastung des Abszesses mit mikrobiologischem Abstrich. Sorgfältiges digitales Austasten der Abszesshöhle. Je nach Situation sparsames Débridement nekroti-

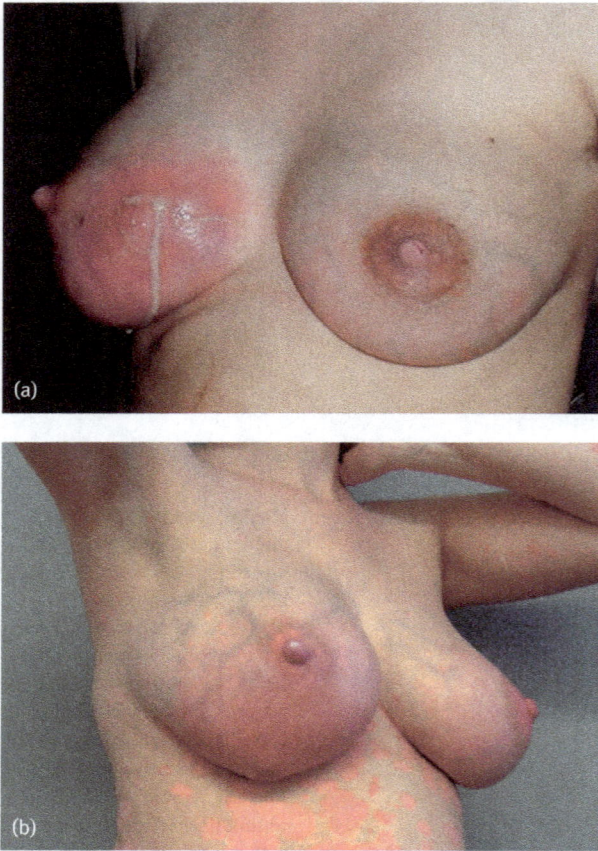

Abb. 2.6: Abszedierende Mastitis puerperalis. (a) Spontan perforierter Abszess; (b) Abszess kurz vor der Perforation stehend. In beiden Fällen ausgedehnte Abszesshöhle. Indikation zur operativen Abszessinzision mit Einlage einer Spüldrainage.

scher Gewebeanteile. Bei unklarem Befund Gewebsentnahme zur histologischen Sicherung.

3. Spülung der Wundhöhle mit steriler 0,9 %iger NaCl-Lösung oder PVP-Jod-Lösung.
4. Einlage einer Spüldrainage, Ausleitung über die Wundecken. Bewährt hat sich hier die u-förmige Einlage einer 15-Charrière-Robinsondrainage, in die mittig mit der Schere 3–4 Augen geschnitten werden; ein Ende wird an eine Redondrainage mit Sog angeschlossen, auf das andere Ende wird ein 3-Wege-Hahn gesteckt.
5. Adaptation der Haut durch mehrere Rückstichnähte (Polypropylen monofil, nicht resor-bierbar 2 x 0).
6. Steriles Wundpflaster.

Postoperativ ist somit ein regelmäßiges Spülen der Wundhöhle, in der Regel 1–2-mal täglich, möglich. Hierfür wird zuerst die Redondrainage geschlossen, dann der 3-Wege-Hahn gegenüber geöffnet und die Wundhöhle mit steriler Kochsalzlösung gespült.

Nach Schließen des 3-Wege-Hahns kann die Redondrainage wieder geöffnet und somit die Spüllösung abgesaugt werden. Sobald die Spülflüssigkeit klar bleibt, wird die Drainage gezogen. Die Entfernung der Fäden erfolgt 10–12 Tage postoperativ.

2.1.6 Prävention

Die Frauen sind mit dem Ziel einer primären als auch tertiären Prävention über die richtige Technik des Stillens aufzuklären. Hierbei kann das Hinzuziehen einer professionellen Stillberaterin sowie der betreuenden Hebamme hilfreich sein. Grundsätze der Stilltechnik sollten allerdings auch Bestandteil des ärztlichen Beratungsgespräches sein. Hinzuweisen ist auf nachfolgende Aspekte:

- Ruhe und Entspannung beim Stillen.
- Wechselseitiges Anlegen der Brüste, um eine vollständige Entleerung jeder Seite zu gewährleisten.
- Bei Milchstau Ausstreichen des gestauten Areals. Hier kann lokale Wärme hilfreich sein.
- Die Stillzeiten sind auf maximal 15–20 Minuten pro Seite zu begrenzen. In dieser Zeit kann der Säugling auch die nahrhafte Hintermilch aufnehmen. Längere Stillzeiten sind nicht notwendig und erhöhen stark das Risiko von Rhagaden und Schrunden der Brustwarzen. Insbesondere das Nuckeln des einschlafenden Kindes an der Brust ist zu vermeiden.
- Beim Anlegen müssen die Lippen des Kindes den Warzenhof großflächig umfassen und nicht nur die Brustwarze im Mund haben.
- Der beim Saugen aufgebaute Unterdruck sollte mit dem in den kindlichen Mund eingehenden Finger vorsichtig entlastet werden, wenn das Kind von der Brust genommen wird. Dies hilft, Alterationen der Brustwarze zu vermeiden.
- Eine Pflege der Brustwarzen mit Lanolinsalbe kann helfen, Risse beim Trocknen der Haut zu vermeiden. Gerade bei Stillbeginn sind die Brustwarzen häufig sehr empfindlich.

2.2 Mastitis non puerperalis

Steffi Hartmann

2.2.1 Definition

Die nonpuerperale Mastitis umfasst alle Entzündungen der Mamma außerhalb der Laktationsphase. Es werden die bakterielle und abakterielle Mastitis non puerperalis sowie Sonderformen unterschieden (s. Tab. 2.2). Aufgrund der Seltenheit der einzelnen Formen der abakteriellen Mastitiden wird in diesem Kapitel auf Diagnostik

Tab. 2.2: Einteilung Mastitis non puerperalis (modifiziert nach [12]).

Form	%
Bakteriell	59 %
– Galaktophoritis	
– Peri-/retroareoläre Mastitis mit Abszessbildung	
– Rezidivierende peri-/retroareoläre Mastitis mit Abszess und/oder Fistel-bildung	
Abakteriell	25 %
– Granulomatöse Mastitis	
– Plasmazellmastitis	
– Lymphozytische Mastitis	
Sonderformen	14 %
– Mastitis des Neugeborenen	
– Thelitis des Kindes	
– Mastitis factitia	
– Posttraumatische/iatrogene Mastitis	
– Mastitis tuberculosa	
Unklare Ätiologie	2 %

und Therapie der im klinischen Alltag am häufigsten auftretenden bakteriellen Mastitis eingegangen. Zur Behandlung der abakteriellen granulomatösen Mastitis siehe Kap. 2.5.

2.2.2 Häufigkeit

Die nonpuerperale Mastitis macht 1–2 % aller symptomatischen Brustveränderungen aus [13]. Die Inzidenz wird auf 1–2 Fälle/10.000 Frauen pro Jahr geschätzt. Die Entzündung kann (mit Ausnahme der seltenen Sonderformen, s. Tab. 2.2) ab der Thelarche bis ins hohe Alter auftreten mit einem Häufigkeitsgipfel zwischen dem 20. und 40. Lebensjahr [12]. Zu beachten ist, dass innerhalb der ersten 12 Monate nach der Erkrankung und Ausschluss eines inflammatorischen Mammakarzinoms eine signifikant erhöhte Mammakarzinominzidenz beobachtet wurde (1,81 % der Patientinnen), obwohl die nonpuerperale Mastitis nicht als Risikofaktor für die Entwicklung eines Mammakarzinoms gilt und die Ursache hierfür unklar ist. Alle hiervon betroffenen Frauen waren älter als 34 Jahre [14]. In bis zu 40 % der abszedierenden nonpuerperalen Mastitis treten Rezidive auf [15].

2.2.3 Bakterielle nonpuerperale Mastitis

2.2.3.1 Pathologie und Pathophysiologie

Die bakterielle nonpuerperale Mastitis entwickelt sich auf dem Boden eines Sekretstaus in den retroareolären Milchgängen [16]. Dieser *Sekretstau* führt zu einer Milchgangsdilatation und Vermehrung der physiologisch im Sekret vorhandenen Bakterien mit nachfolgender Ulzeration des Gangepithels und Ausbreitung der Infektion in das Brustdrüsengewebe. Entwickelt sich ein Abszess, so kann dieser bei Ruptur durch die Haut zur Bildung eines *infizierten Fistelganges* führen [16].

Der Sekretstau kann zum einen mechanisch bedingt sein durch eine vorbestehende Mamillenretraktion oder Narbenbildung nach Mamillenpiercing. Liegt kein *mechanisches Abflusshindernis* vor, so stellt *Nikotinabusus* den Hauptrisikofaktor für die Entwicklung einer nonpuerperalen bakteriellen Mastitis dar. Die überwiegende Mehrzahl der Betroffenen raucht. Der exakte Mechanismus, der bei Raucherinnen zur Mastitis führt, ist unklar. Zum einen wird ein direkter toxischer Effekt der Inhaltsstoffe des Zigarettenrauchs auf das Epithel der retroareolären Milchgänge diskutiert, zum anderen ein indirekter Effekt über die hormonelle Stimulation der Brustsekretion. Durch die Schädigung des Epithels resultiert einerseits eine Narbenbildung mit konsekutiver Gangobstruktion, andererseits wird bei Raucherinnen häufiger eine Plattenepithelmetaplasie der Milchgänge beobachtet, die durch die vermehrte Produktion von Keratinpfropfen zu einem Abflusshindernis führt. Rauchen ist zusätzlich ein Risikofaktor für Rezidive abszedierender nonpuerperaler Brustdrüsenentzündungen, wobei bislang unklar ist, ob eine Beendigung des Nikotinabusus nach nonpuerperaler Mastitis zu einer Prognoseverbesserung führt [17]. Beim Abszessrezidiv liegt in aller Regel eine Fistelbildung zwischen betroffenem Milchgang und Haut vor, wobei der Ausführungsgang der Fistel meist am Areolarand zu finden ist, klinisch jedoch nicht unbedingt sichtbar sein muss.

> Das Wissen um das Vorliegen von Fisteln ist entscheidend für die Therapie der rezidivierenden nonpuerperalen Brustabzesse, da die Entfernung dieser Fisteln zur weiteren Rezidivprophylaxe unbedingt notwendig ist.

Das nachgewiesene Keimspektrum entspricht der auf der Haut und in normalem Brustdrüsengewebe physiologischen Keimflora. In circa 40 % liegt eine Mischinfektion vor. Am häufigsten werden *Staphylokokken* nachgewiesen, insbesondere *Staphylococcus aureus* (ca. 30 %), aber auch *koagulasenegative Staphylokokken* (ca. 15 %). Seltenere Aerobier sind *Proteus mirabilis* (ca. 5 %), die am häufigsten nachgewiesenen Anaerobier sind *Peptostreptokokken*. Der MRSA-Anteil bei Nachweis von *Staphylococcus aureus* wird mit über 50 % angegeben [18].

2.2.3.2 Diagnostik

Zur Diagnosestellung ist das typische klinische Bild zielführend. Es zeigt sich eine hochdolente, in der Regel peri-/retroareoläre Schwellung und Rötung, Fieber ist in den meisten Fällen nicht nachweisbar, auch kann es reaktiv axillär zu einer Lymphknotenschwellung kommen (s. Abb. 2.7). Bei Abszedierung kann zusätzlich eine Fluktuation palpabel sein (s. Abb. 2.8). Um eine Galaktophoritis von einer abszedierenden Mastitis abgrenzen zu können, sollte eine Mammasonografie durchgeführt werden. Sonomorphologisch ist der Mammaabszess durch einen der Abszessmembran entsprechenden echoreichen Randsaum und inhomogene, teils echoreiche, teils echoarme Binnenstrukturen gekennzeichnet (s. Abb. 2.9). Da in der Literatur ein gleichbleibendes Keimspektrum beschrieben wird, ist ein Antibiogramm nur in Ausnahmefällen notwendig. Ab dem 35. Lebensjahr sollte nach Abklingen der akuten

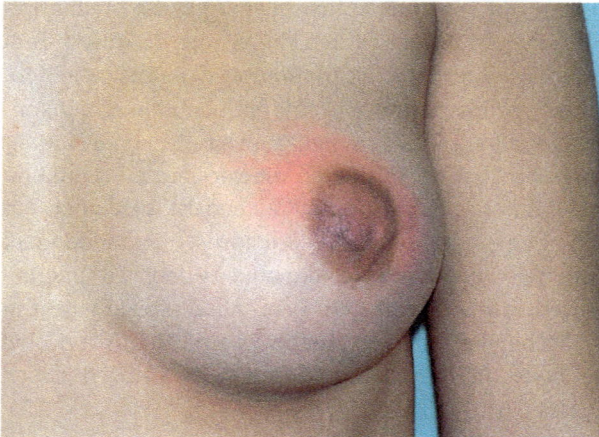

Abb. 2.7: Klinisches Bild einer nicht abszedierenden nonpuerperalen Galaktophoritis.

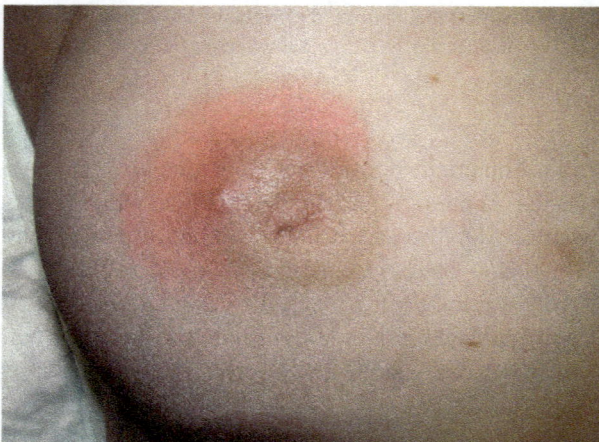

Abb. 2.8: Klinisches Bild einer abszedierenden nonpuerperalen Mastitis.

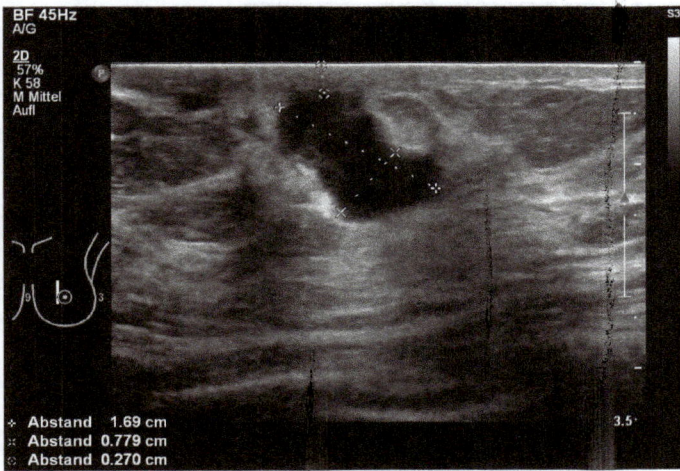

Abb. 2.9: Sonografisches Bild einer abszedierenden nonpuerperalen Mastitis.

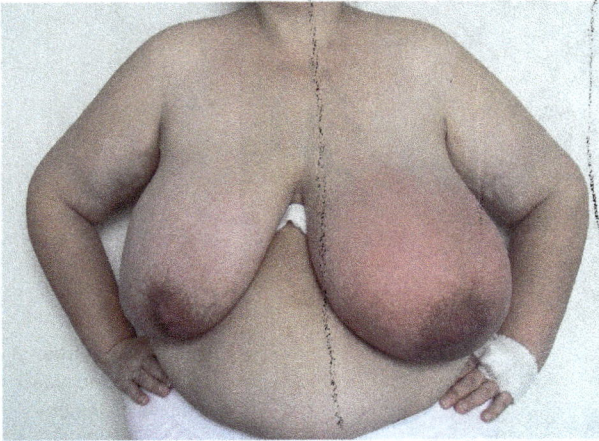

Abb. 2.10: Inflammatorisches Mammakarzinom bei einer 51-jährigen Patientin mit Makromastie.

Symptomatik im Intervall eine Mammografie zum Ausschluss eines koinzidenten Mammakarzinoms durchgeführt werden.

Differenzialdiagnostisch müssen insbesondere beim Fehlen von Risikofaktoren wie Nikotinabusus, Mamillenretraktion oder Nipplepiercing und bei Therapieresistenz neben abakteriellen Mastitiden und Mastitis-Sonderformen (s. Tab. 2.2) Malignome der Brust in Betracht gezogen werden, vor allem das inflammatorische Mammakarzinom (s. Abb. 2.10), aber auch der Morbus Paget der Mamille (s. Kap. 5.1). Im Unterschied zur nonpuerperalen Mastitis weisen Mammakarzinome ein höheres mittleres Erkrankungsalter auf, die Patientinnen sind deutlich weniger schmerzgeplagt und die Rötung breitet sich vergleichsweise langsamer aus. Sonomorphologisch kann auch ein triplenegatives Mammakarzinom (s. Abb. 2.11) und das seltene Plattenepi-

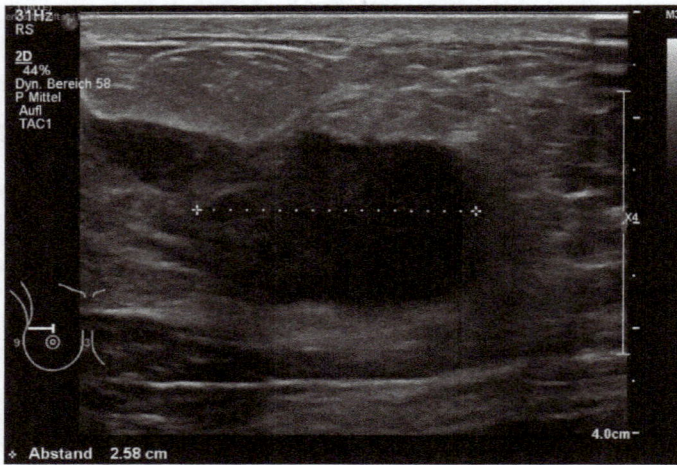

Abb. 2.11: Triple-negatives Mammakarzinom bei einer 54-jährigen Patientin.

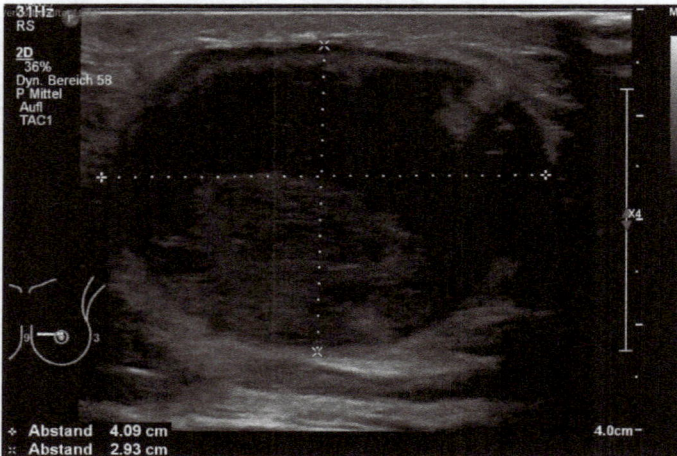

Abb. 2.12: Plattenepithelkarzinom der Mamma bei einer 50-jährigen Patientin.

thelkarzinom der Brust (s. Abb. 2.12) schwer von einem Abszess abzugrenzen sein. Sollte nach 7–10 Tagen Therapiedauer keine deutliche Befundregredienz auftreten, muss zum Ausschluss eines Malignoms eine weiterführende Diagnostik in Form einer histologischen Untersuchung in Verbindung mit einer Mammografie/Mammasonografie erfolgen.

2.2.3.3 Therapie

Galaktophoritis

Die Behandlung der bakteriellen Galaktophoritis ohne Abszedierung umfasst symptomatische Maßnahmen (Kühlen, Analgetika/Antiphlogistika) sowie die antibio-

Tab. 2.3: Empfohlene Therapieregime zur kalkulierten antibiotischen Therapie der bakteriellen nonpuerperalen Mastitis.

Wirkstoff	Dosierung pro Tag per os
Clindamycin	3 x 600 mg
Ciprofloxacin + Metronidazol	2 x 500 mg + 2 x 400 mg
Moxifloxacin	1 x 400 mg
Cotrimoxazol + Metronidazol	2 x 960 mg + 2 x 400 mg
Amoxicillin/Clavulansäure	2 x 875/125 mg

tische Therapie über mindestens 7 Tage. Die in Tab. 2.3 aufgelisteten empfohlenen Antibiotikaregime decken in ihrer Wirksamkeit auch das anaerobe Keimspektrum ab, wobei in der Regel eine orale Therapie unter ambulanten Bedingungen ausreichend ist. Clindamycin und Cotrimoxazol sind auch bei MRSA-bedingter Infektion wirksam [18].

Peri-/retroareoläre Mastitis mit Abszessbildung

Bei Vorliegen einer Abszedierung muss die Abszessentleerung in Kombination mit einer antibiotischen Therapie (s. Tab. 2.3) erfolgen. Bevorzugte Methode zur Abszessentleerung sollte die sonografisch gestützte Abszesspunktion sein, da diese im Gegensatz zur operativen Abszessspaltung in Lokalanästhesie an der nicht nüchternen Patientin unter ambulanten Bedingungen durchführbar ist und nur eine minimale Narbenbildung resultiert. Nachteilig sind die von den Patientinnen trotz Lokalanästhesie im akuten Entzündungsstadium vor allem im Rahmen der ersten Punktion angegebene Schmerzhaftigkeit der Punktion und die häufige Notwendigkeit wiederholter Punktionen. Die Patientinnen sind diesbezüglich unbedingt vor der Intervention aufzuklären. Erfahrungsgemäß präferieren die Patientinnen jedoch trotzdem dieses konservative Vorgehen. Die Erfolgswahrscheinlichkeit liegt bei mehr als 80 % [2]. Benötigte Utensilien für die Abszesspunktion sind neben einem hochauflösenden Ultraschallgerät mit mindestens 7–10 MHz-Linearschallkopf Chloräthylspray, eine weitlumige Kanüle (14–18), leere Spritzen zur Aspiration und ggf. NaCl-Lösung zum Spülen (s. Abb. 2.13).

Nach sonografischer Abszessdarstellung erfolgt die Desinfektion mit großzügiger Aufbringung des Chloräthylsprays im Gebiet der geplanten Punktion. Anschließend wird unter Ultraschallsicht die Kanüle mit aufsitzender leerer Spritze (10 oder 20 ml) in die Abszesshöhle eingeführt und der Pus möglichst bis zur vollständigen Entleerung abpunktiert (s. Abb. 2.14, Abb. 2.15). Sollte dies nicht gelingen, kann eine Spülung mit NaCl-Lösung zur Verbesserung der Aspirierbarkeit von sehr dickflüssigem Pus oder der Wechsel auf eine größerlumige Kanüle zum Erfolg führen. Gegebenen-

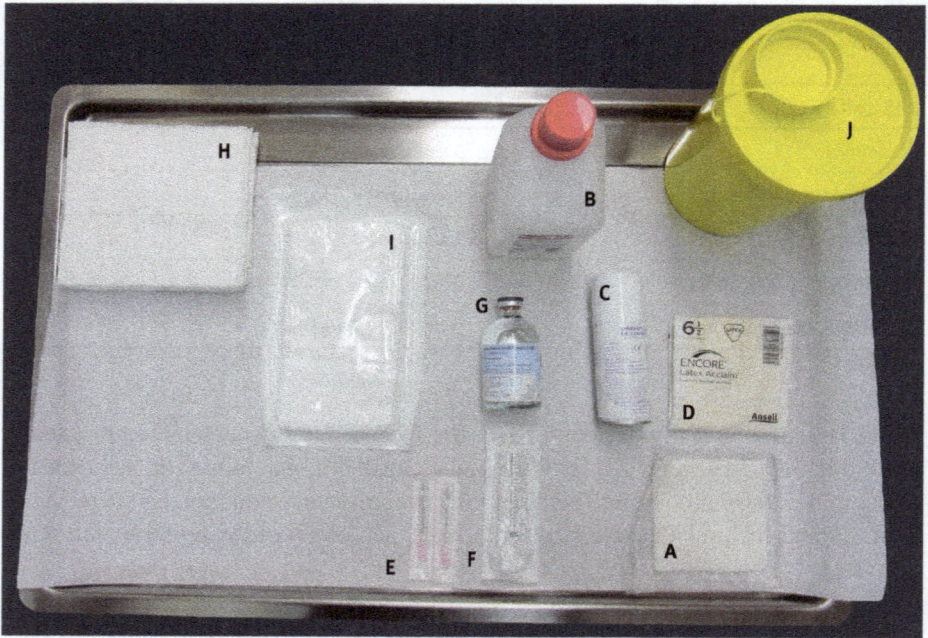

Abb. 2.13: Notwendiges Material zur sonografisch gestützten Abszesspunktion. A = Sterile Kompression zur Desinfektion; B = Desinfektion; C = Chloräthylspray; D = Sterile Handschuhe; E = Kanülen (14–18 G); F = Spritze zur Punktion und Spülung; G = Sterile physiologische Kochsalzlösung; H = Kompressen zum Reinigen nach Punktion; I = Kompresse für den Wundverband; J = Abwurf für Kanüle. Nicht abgebildet: Lokalanästhetikum.

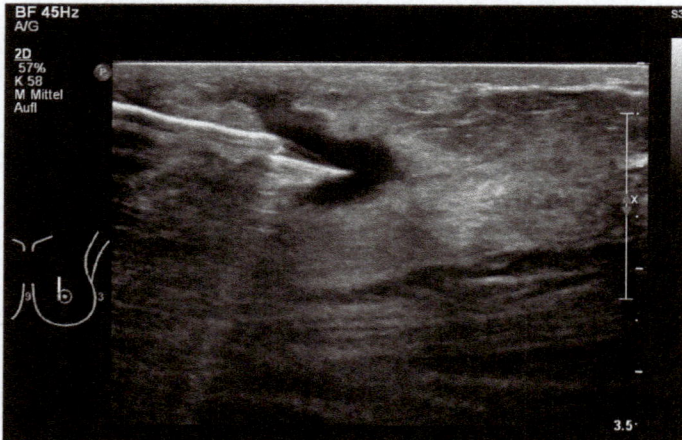

Abb. 2.14: Abszesspunktion unter Ultraschallsicht.

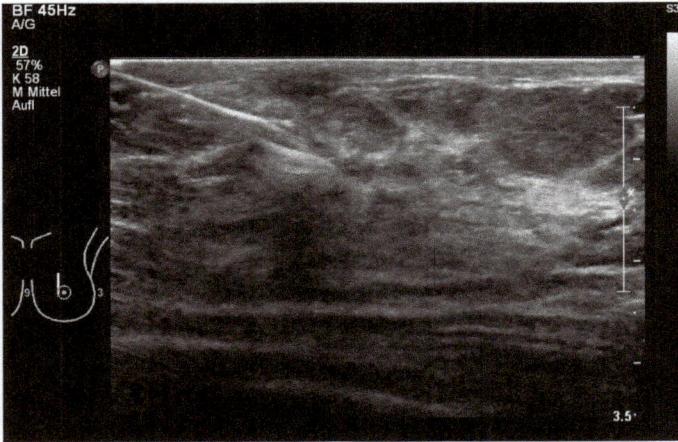

Abb. 2.15: Sono-
grafisches Bild nach
kompletter Abszess-
entleerung mit noch
liegender Punktions-
kanüle.

falls muss die Punktion nach 2–3 Tagen wiederholt werden. Bei Abszessgrößen bis
3 cm ist im Median mit 2 notwendigen Punktionen zu rechnen, bei größeren Abszessen mit 3–4 Punktionen [19].

Die Indikation zur operativen Abszesseröffnung in Narkose besteht bei frus-
tranem Punktionsversuch oder wenn die Patientin die Punktion schmerzbedingt
nicht toleriert/ablehnt. Die Inzision kann in der Regel kosmetisch günstig über einen
Areolarandschnitt erfolgen. Nach Pusentleerung, Spülung und digitaler Austastung
der Abszesshöhle erfolgt die Einlage einer Spüldrainage (s. Abb. 2.16). Der Hautver-
schluss erfolgt mittels Einzelknopfnähten. Postoperativ sollte 1–2-mal täglich eine
Wundspülung erfolgen, bis die Spülflüssigkeit klar ist. Dann kann die Drainage entfernt werden.

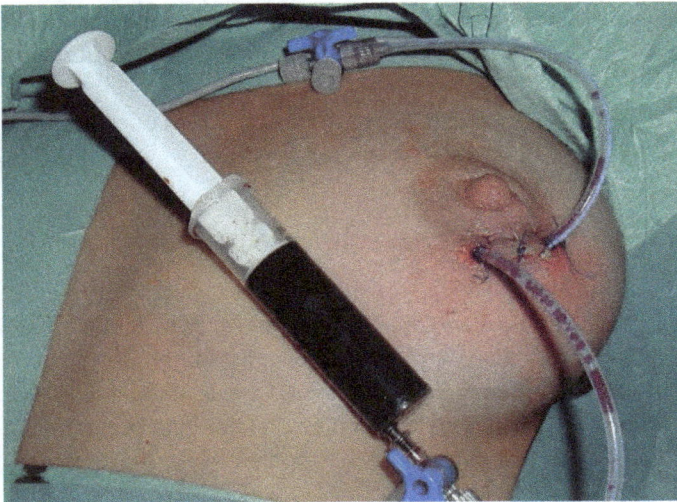

Abb. 2.16: Primärer
Wundverschluss nach
Abszessinzision und
Einlage einer Spül-
drainage.

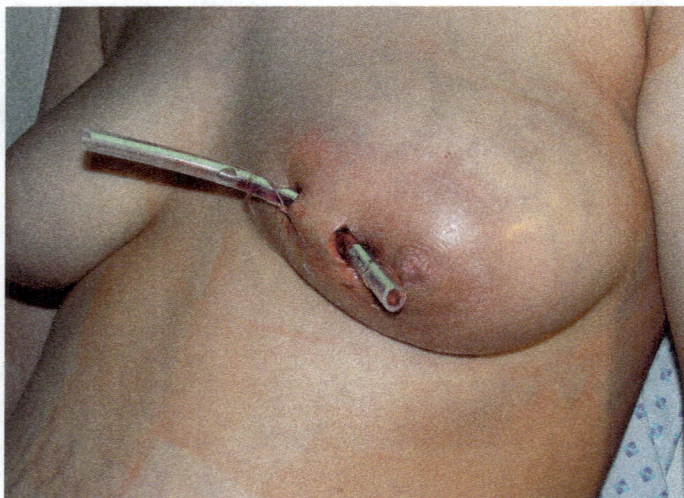

Obsolet bei der chirurgischen Sanierung von Mammaabszessen ist die Durchführung von Inzision und Gegeninzision (s. Abb. 2.17), da diese Technik mit schlechten kosmetischen Ergebnissen, längeren Heilungsverläufen und höheren Rezidivraten behaftet ist als das oben beschriebene Vorgehen.

Rezidivierende peri-/retroareoläre Mastitis mit Abszess- und/oder Fistelbildung

Da pathophysiologisch der rezidivierenden, abszedierenden Mastitis non puerperalis fast immer eine Fistel zugrunde liegt, stellt die Exstirpation der Fistel mit korrespondierendem Milchgang nach Abschluss der Akuttherapie (Abszessentleerung, Antibiose) die Therapie der Wahl dar, um möglichst weiteren Rezidiven vorzubeugen. Wie in Abb. 2.18 dargestellt, sollte der Fistelgang mittels Sonde oder Blaufarbstoff dargestellt und komplett inklusive entzündlich induriertem umgebenden Gewebe exzidiert werden.

Die Inzision an der Haut kann in radiärer Richtung (s. Abb. 2.19a) oder am Areolarand (s. Abb. 2.19b) erfolgen.

> Das den Ausführungsgang der Fistel enthaltene Hautareal sollte in jedem Fall mit exzidiert werden.

Ultima ratio bei weiteren Rezidiven ist die totale Milchgangsexstirpation nach Hadfield oder alternativ bei Makromastie die Mammareduktionsplastik mit freier Transplantation des Mamillen-Areola-Komplexes (s. Abb. 2.20a, b), beide Methoden führen jedoch zu einem Verlust der Stillfähigkeit. Weiterhin muss bei der Planung einer Reduktionsplastik darüber aufgeklärt werden, dass ein erhöhtes Risiko für Wundhei-

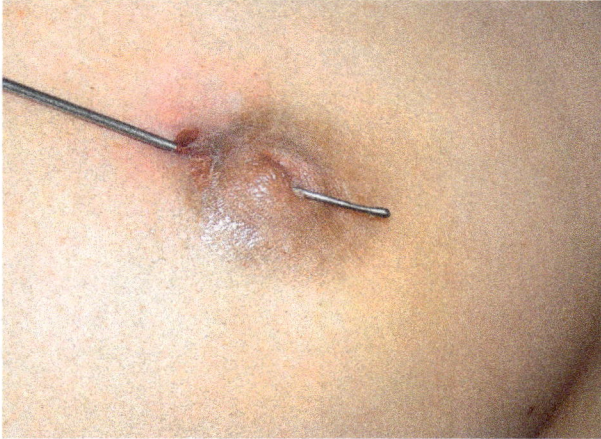

Abb. 2.18: Intraoperative Darstellung von Fistelgang und korrespondierendem Milchgang.

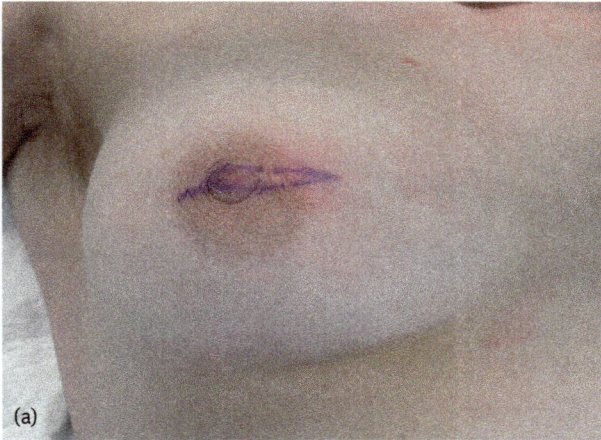

(a)

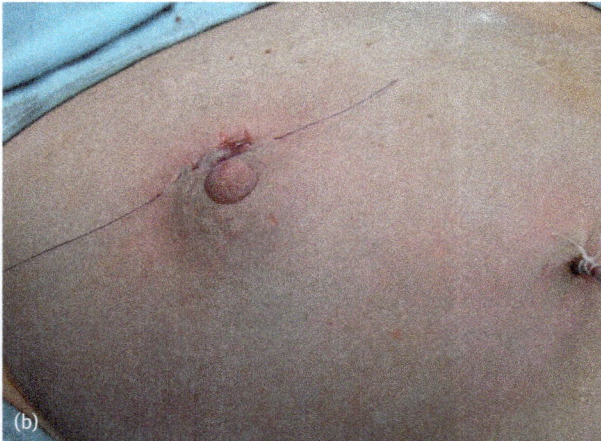

(b)

Abb. 2.19: (a) Präoperative Anzeichnung der Inzisionsfigur zur Fistel-/Milchgangsexstirpation (radiäre Schnittführung); (b) Postoperativer Situs nach Fistel-/Milchgangsexstirpation über einen Areolarandschnitt.

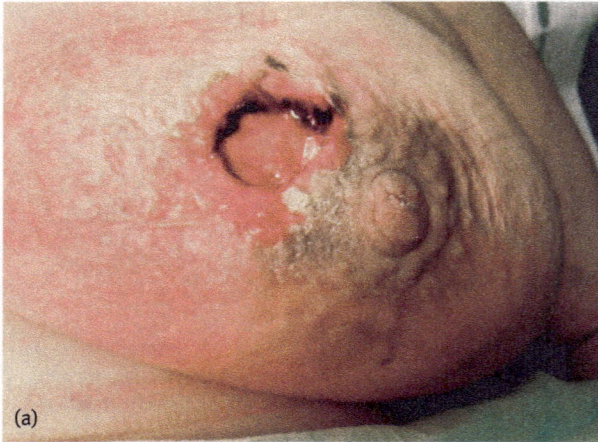

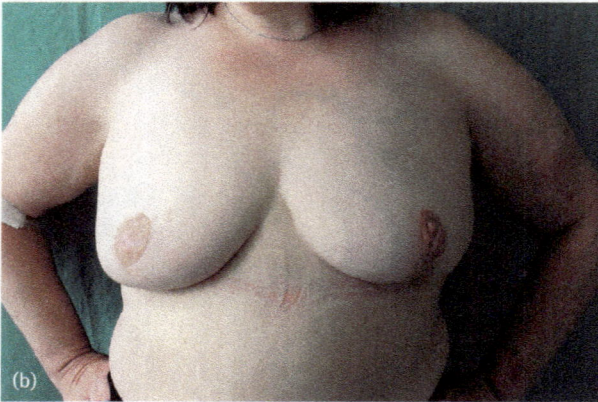

Abb. 2.20: (a) Mehrfach rezidivierende, spontan perforierte abszedierende Mastitis non puerperalis bei Makromastie; (b) Situs 3 Monate nach bilateraler Reduktionsplastik mit freier Transplantation des Mamillen-Areola-Komplexes.

lungsstörungen und eine Nekrose des Mamillen-Areola-Komplexes besteht, da in den meisten Fällen ein Nikotinabusus vorliegt.

Obsolet ist auch bei häufigen Rezidiven die Mastektomie. Obwohl Nikotinabusus das Risiko für Rezidive um ein Vielfaches erhöht, ist bis dato unklar, ob eine Nikotinentwöhnung als Rezidivprophylaxe effektiv ist [17].

2.2.4 Sonderfall: Nekrotisierende nonpuerperale Mastitis

Da es sich bei dieser Form der Mastitis um ein lebensbedrohliches Krankheitsbild handelt, das eine unverzügliche und in der Regel interdisziplinäre Therapie erfordert, soll auf dieses seltene Krankheitsbild an dieser Stelle explizit eingegangen werden. Betroffen sind in der Regel Patientinnen mit internistischen Begleiterkrankungen, als Hauptrisikofaktoren gelten Diabetes mellitus, Immunsupression und kardiovas-

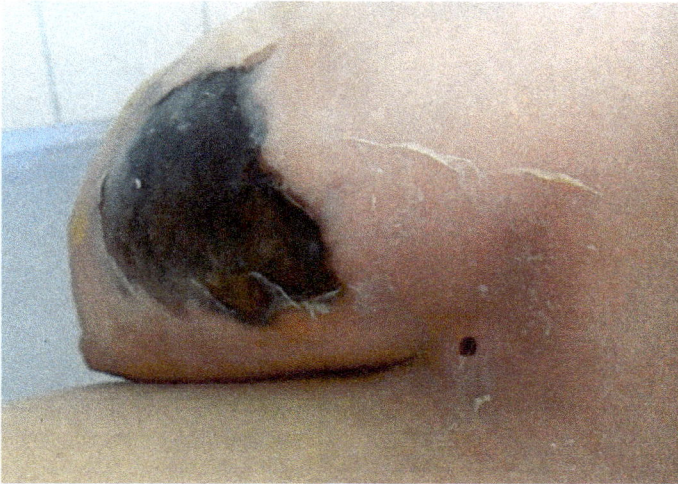

Abb. 2.21: Klinisches Bild einer nekrotisierenden nonpuerperalen Mastitis.

kuläre Erkrankungen. Die Mortalität nekrotisierender Weichteilinfektionen wird mit 34 % angegeben [20]. Klinisch zeigen sich im frühen Krankheitsstadium ein Ödem, Schmerzen und eine dunkellivide, gespannte Haut mit Blasenbildung der betroffenen Brust, in der Folge entsteht eine Nekrose (s. Abb. 2.21).

Unbehandelt kommt es zu einem raschen Progress der in der Regel polymikrobiellen Infektion entlang der Faszien mit der Entwicklung systemischer Komplikationen wie Sepsis und Multiorganversagen. Entscheidend ist daher die unverzügliche Therapie in Form einer konsequenten Nekrosenabtragung, die ggf. mehrfach wiederholt werden muss und als Ultima Ratio die Mastektomie beinhaltet, sowie nach Abstrichentnahme eine Breitspektrumantibiose. Die Verzögerung des chirurgischen Débridements hat einen Anstieg der Mortalität auf bis zu 70 % zur Folge [21]. Die histologische Untersuchung des abgetragenen Gewebes zum Ausschluss eines inflammatorischen Malignoms ist erforderlich.

2.3 Mamillenretraktion

Steffi Hartmann

2.3.1 Definition

Als Mamillenretraktion wird die sichtbare ein- oder beidseitige Einziehung der Brustwarze bezeichnet. Die angeborene Mamillenretraktion, welche in 86 % beidseitig ist, wird von der erworbenen Mamillenretraktion unterschieden [22]. Es werden klinisch drei Schweregrade unterschieden, wobei Grad 1 einer manuell leicht evertierbaren Brustwarze mit nur leichter oder fehlender Fibrose entspricht, die vorübergehend

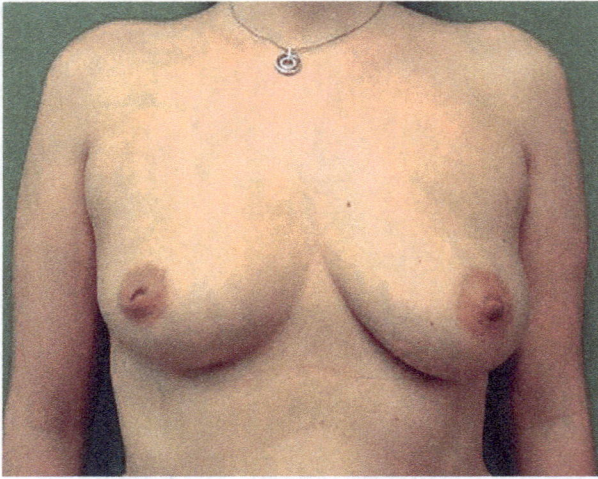

Abb. 2.22: Erworbene unilaterale Mamillenretraktion, klinisch Grad 2.

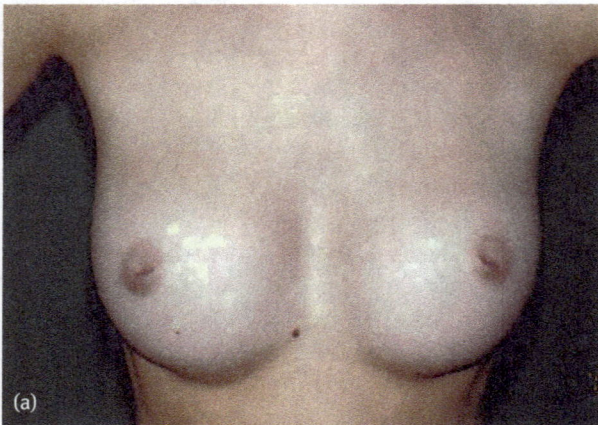

(a)

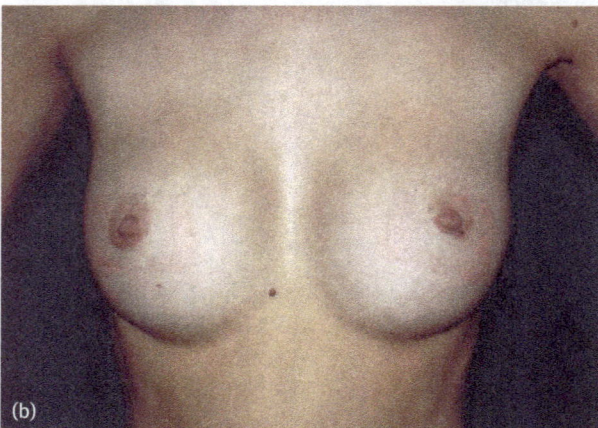

(b)

Abb. 2.23: (a) Angeborene bilaterale Mamillenretraktion, klinisch Grad 3; (b) postoperatives Ergebnis nach Mamillenelevationsplastik über einen Areolarandschnitt.

ihre Projektion beibehält. Liegt eine Mamillenretraktion Grad 2 vor (s. Abb. 2.22), so lässt sich die Brustwarze manuell nur mühsam hervorluxieren und diese zeigt die Tendenz, sich zügig wieder zu retrahieren. Die begleitende Fibrose ist moderat. Lässt sich die Mamille nur äußerst mühsam hervorluxieren und retrahiert sofort wieder, so liegt eine Mamillenretraktion Grad 3 mit Milchgangsverkürzung und stärkerer Fibrose vor (s. Abb. 2.23a–b) [23].

2.3.2 Häufigkeit und Pathopysiologie

Von einer Mamillenretraktion sind bis zu 10 % aller Frauen betroffen [24], die angeborene Form betrifft circa 3 % der Frauen [22].

2.3.2.1 Angeborene Mamillenretraktion

Es existieren zwei verschiedene Theorien bezüglich der Ursachen bzw. Entstehung der angeborenen Mamillenretraktion. Einerseits wird eine fehlende Proliferation des Mesenchyms mit der daraus resultierenden Unfähigkeit, die Mamille aus ihrer ursprünglich flachen Position hervorzuluxieren, verantwortlich gemacht. Eine andere These besagt, dass verkürzte, nicht entwickelte Milchgänge in Kombination mit vermindert elastischen Kollagenfasern ursächlich sind [25].

2.3.2.2 Erworbene Mamillenretraktion

Die Mamillenretraktion kann einerseits Folge entzündlicher Brusterkrankungen sein, stellt jedoch auch einen Risikofaktor für eine Mastitis dar. Weitere benigne Ursachen der erworbenen Mamillenretraktion sind postoperative Veränderungen, Fettgewebsnekrosen, fibrozystische Veränderungen, Tuberkulose und Morbus Mondor (s. Kap. 2.6).

> Bei retrahierter Mamille ist neben benignen Ursachen unbedingt ein Malignom der Mamma differenzialdiagnostisch in Erwägung zu ziehen.

Insbesondere mamillennahe, retroareoläre Mammakarzinome können zu einer Einziehung der Brustwarze führen. In der Literatur ist in bis zu 50 % der Fälle erworbener Mamillenretraktionen eine maligne Mammaerkrankung als ursächlich beschrieben [22]. Typisches klinisches Erscheinungsbild bei malignombedingter Retraktion ist der indolente, peri-/ oder retroareoläre Tastbefund, eine neu aufgetretene, einseitige, rasch progrediente Einziehung und ggf. eine lokale Verformung des Warzenhofes.

2.3.3 Diagnostik

Neben der klinischen Untersuchung der Mammae und der Axillen sollte eine bildgebende Diagnostik (Mammografie/Mammasonografie) insbesondere bei erworbener
Mamillenretraktion zur Ursachenklärung und zum Ausschluss eines Malignoms erfolgen. Die Mammasonografie insbesondere der retroareolären Region ist erschwert,
da die Retraktion zu Artefakten führen kann. Hilfreich kann es sein, das Ultraschall-
gel zu erwärmen, um die Retraktion durch den Kältereiz nicht zu forcieren. Führen
klinische Untersuchung, Mammografie und Mammasonografie nicht zu einer Ursachenklärung der erworbenen Mamillenretraktion, sollte großzügig eine MRT-Unter-
suchung veranlasst werden.

2.3.4 Therapie

Eine medizinische Indikation zur Therapie der benignen Mamillenretraktion besteht,
wenn Komplikationen wie Stillschwierigkeiten oder rezidivierende Mastitiden auftreten. Die Therapie sollte in diesem Fall im entzündungsfreien Intervall erfolgen. Die
Korrektur bei asymptomatischer Mamillenretraktion ist ein kosmetischer Eingriff und
es sollte daher in diesen Fällen die Kostenübernahme durch die Krankenkasse präoperativ geklärt werden.

Prinzipiell ist zwischen konservativen und operativen Maßnahmen zu unterscheiden, wobei für die chirurgische Mamillenelevation eine Vielzahl verschiedener
Techniken in der Literatur beschrieben wird, ein Teil davon auch milchgangs- und
damit laktationserhaltend. Es existieren bisher keine validen Daten, welche Technik
diejenige mit der höchsten Erfolgsrate bzw. geringsten Rezidivrate ist.

Konservative Therapie: Eine konservative Therapiemöglichkeit bei Stillschwierigkeiten ist die Verwendung sog. *Stillhütchen*. Diese Silikon-/ oder Latexaufsätze bedecken
die Areola und den Nippel und sollten individuell an Mutter und Kind angepasst sein.
Als weitere konservative Therapiemöglichkeit außerhalb der Laktationsperiode ist die
Nippelretraktion beschrieben, die in Lokalanästhesie durchgeführt wird. Hierbei wird
die Mamille mittels Nähten evertiert und diese für 3–6 Monate über eine Kunststoff-
hülse fixiert und in Position gehalten. Diese Technik ist vor allem für Retraktionen
Grad 1 und 2 effektiv und der Vorteil ist der Erhalt der Stillfähigkeit. Im Vergleich zu
früher beschriebenen konservativen Methoden unter Verwendung von Metallretrak-
toren ist kein „Nachspannen" der Nähte notwendig und es sind keine allergischen
Reaktionen auf das verwendete Material beschrieben. Mögliche Komplikationen sind
Fisteln, Erosionen, Ausreißen der Nähte und chronische Schmerzen [26].

Operative Therapie: Insbesondere bei der Mamillenretraktion Grad 3 ist die operative Korrektur am effektivsten, wobei abhängig vom gewählten operativen Verfahren
die Rezidivrate mit 0,6–9,9 % beschrieben wird. Da sich statistisch bisher keine Über-

legenheit der Techniken mit Milchgangsdurchtrennung zeigen ließ, sollte bei noch nicht abgeschlossener Familienplanung eine milchgangserhaltende Operationsmethode gewählt werden [25]. In der Literatur ist eine Vielzahl verschiedener operativer Techniken beschrieben, bei denen die Inzision sowohl transmamillär als auch über einen Areolarandschnitt möglich ist (s. Abb. 2.24). Eine leicht durchführbare Technik stellt der Zugang über einen Areolarandschnitt dar. Es wird zunächst von diesem aus bis unmittelbar retromamillär präpariert und die Milchgänge werden durchtrennt. Dann lässt sich die Mamille leicht elevieren und es wird mit einem resorbierbaren Nahtmaterial eine Tabaksbeutelnaht am Boden der Mamille zur Stabilisierung gelegt. Wichtig ist, auf eine sorgfältige Unterpolsterung der Mamille zur Verhinderung eines Rezidivs zu achten. Aufzuklären ist insbesondere über einen möglichen Verlust der Stillfähigkeit und Mamillennekrosen (s. Abb. 2.25).

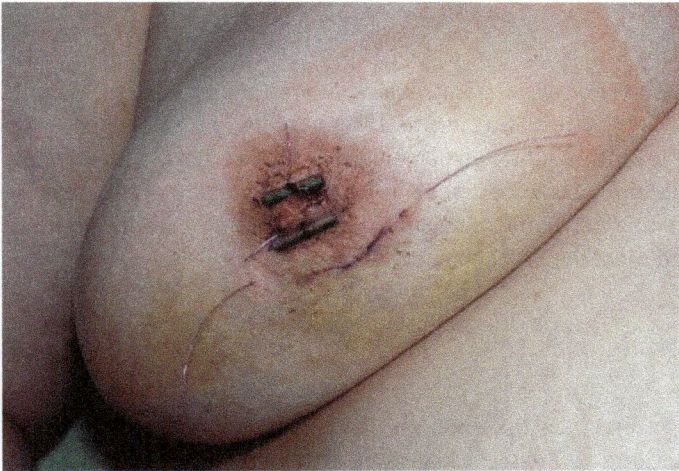

Abb. 2.24: Postoperativer Situs bei Z. n. Mamillenelevationsplastik über einen Areolarandschnitt.

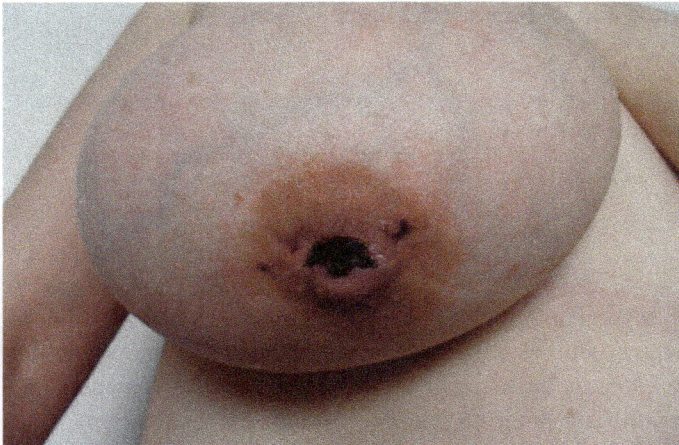

Abb. 2.25: Partielle Mamillennekrose nach Mamillenelevationsplastik.

2.4 Aktinomykose

Toralf Reimer

2.4.1 Definition

Die sog. Strahlenpilzkrankheit der Brustdrüse ist sehr selten [27]. Die Mehrzahl der Kasuistiken liegen für prämenopausale Patientinnen vor. Der Erreger der Krankheit – meist *Actinomyces (A.) israelii, A. gerencseriae* (am häufigsten in den USA) oder andere *Actinomyces sp. (A. viscosus, A. turicensis, A. radingae, A. europaeus)* – ist ein anaerober Saprophyt der normalen Schleimhäute und kommt bevorzugt in der Mundhöhle vor.

2.4.2 Ätiologie

Bei der primären Aktinomykose der Mamma gelangen die Erreger von der Mamille in die Sinus und in das Gangsystem, wo sie eine eitrig abzedierende Mastitis hervorrufen. Als Ursache für die Eintrittspforte an der Mamille sind Traumata (z. B. Piercing, Silikonprothese), Stillen und Küssen beschrieben [28]. Die sekundäre Aktinomykose als fortgeleitete Erkrankung der Lunge und der Thoraxwand mit Ausbildung retromammärer Abzesse wird nicht mehr beobachtet [27].

2.4.3 Klinik

Das frühe Stadium der subakuten Infektion ist durch rezidivierende retroareoläre Abzesse gekennzeichnet, die von einem „klassischen" Mammaabzess nicht zu unterscheiden sind. Für das spätere Stadium sind das blutig-tingierte Mamillensekret, Fistelbildung, Fibrosierung und Verformung der Brust typisch.

Die chronische Abzessbildung bei Aktinomykose ist als derbes Fibroseareal tastbar und von einem Karzinom kaum zu unterscheiden [28].

2.4.4 Diagnostik

Bildgebende Befunde per Mammografie und Sonografie sind unspezifisch und beinhalten Hautveränderungen durch Ödembildung und Dickenzunahme sowie den Nachweis einer irregulären Raumforderung in der Brust [29]. Zusätzlich können Flüssigkeitsansammlungen und Fistelgänge nachgewiesen werden.

Als Differenzialdiagnosen sind zu erwähnen: Neoplasien (Cave: inflammatorisches Mammakarzinom!), chronisch-eitrige Mastitis, Lues, Tuberkulose und chronische Osteomyelitis der Rippen. Die Fisteln bei einer Aktinomykose zeigen bröckeliges, rotes Granulationsgewebe, was untypisch für tuberkulose-bedingte Fisteln ist.

Die Verdachtsdiagnose wird durch den Nachweis von *Actinomyces sp.* im Feinnadelaspirat [30] oder Biopsiematerial bestätigt [31]. In Eiter oder Gewebe erscheint der Erreger als markante „Schwefelkörnchen" oder als unregelmäßige Anhäufungen von welligen bakteriellen Filamenten, Eiterzellen und Débris, die von einer äußeren Zone radialer, keulenförmiger, hyaliner und refraktärer Filamente umgeben sind, die sich im Gewebe bei der HE-Färbung anfärben und bei der Gram-Färbung grampositiv erscheinen [6]. Die mikrobiologische Diagnostik mittels aerober und anaerober Erregerkultur aus dem Abstrichmaterial ist in 50 % der Fälle negativ. *A. israelii* ist häufig assoziiert mit anderen Bakterien wie *Streptococcus sp.*, *Escherichia coli* und *Pseudomonas sp.*

2.4.5 Therapie

Die meisten Patientinnen sprechen auf Antibiotika an, der klinische Erfolg stellt sich allerdings aufgrund der ausgedehnten Gewebeverhärtung und der relativ avaskulären Natur der Läsionen meist nur langsam ein. Hohe Dosen von Penicillin G (z. B. 3–5 Mio. Einheiten i. v. alle 6 Stunden) sind meist wirksam. Nach 2–6 Wochen kann auf Penicillin V (1 g p. o. 4-mal täglich) oder auf Amoxicillin (500 mg 3–4-mal täglich) umgestellt werden. In Kasuistiken wurde die orale Antibiose bis zu einem Zeitraum von 6 Monaten fortgeführt. Anstelle von Penicillin kann auch Tetracyclin (500 mg p. o. alle 6 Stunden) gegeben werden. Auch Tigecyclin, Clindamycin und Erythromycin erwiesen sich als klinisch wirksam. Fallberichte weisen darauf hin, dass eine Therapie mit hyperbarem Sauerstoff hilfreich sein könnte [32]. Chirurgische Eingriffe wie Abzessdrainage oder Fistelgangexzision sind gelegentlich erforderlich [33].

2.5 Granulomatöse Mastitis

Toralf Reimer

2.5.1 Definition

Granulomatöse Mastitis, Plasmazellmastitis, Begleitmastitis oder spezifische Mastitis sind als abakterielle Varianten der nonpuerperalen Brustentzündung von der infektiologisch verursachten Verlaufsform in Bezug auf Genese, Diagnostik und Therapie zu unterscheiden.

Seit der Erstbeschreibung der granulomatösen Mastitis im Jahre 1972 [34] sind zahlreiche Kasuistiken oder Behandlungsserien publiziert worden. Aufgrund der Seltenheit der Diagnose fehlen jedoch suffiziente Studiendaten und es gibt keinen einheitlichen Konsensus zum Management der Erkrankung.

2.5.2 Ätiologie

Die granulomatöse Mastitis entsteht durch retiniertes Sekret, das aus einem beschädigten Duktus in das umgebende Brustdrüsenstroma gelangt und dort periduktale Veränderungen im Sinne eines von Plasmazellen dominierten Entzündungsbildes verursacht. Über Mikroabszesse führt dies zur Granulationsgewebeentwicklung [35].

Galaktostatische, destruierende Mastitis: Die granulomatöse Entzündung stellt mikroskopisch eine Intensitätssteigerung mit veränderten Qualitäten der retentionsbedingten Galaktophoritis (s. Kap. 2.2.3) dar, die sich zunächst intraduktal manifestiert und durch Ruptur der Gänge zu einer fortdauernden Entzündung des Stromas führt. In Abhängigkeit von den Lipidkomponenten des Sekrets entwickeln sich epitheloidzellige und riesenzellhaltige Granulome [36]. Bei einem Teil der Patientinnen lassen sich erhöhte Prolaktinspiegel nachweisen. Diese Patientinnen sind somit potenziell Kandidatinnen für eine Bromocriptin-Therapie [37].

Granulomatöse lobuläre Mastitis: Im Vergleich zur galaktostatischen und häufig destruierenden Form tritt die lobuläre Variante bei jüngeren Frauen auf und geht ebenfalls mit akuten Entzündungsreaktionen einher. Histologisch ist diese Form durch eine chronische granulomatöse Entzündung mit Riesenzellen und leukozytären Infiltraten bzw. Abszessen gekennzeichnet, die auf die Läppchen begrenzt und nicht mit Gangektasien oder Sektretretention korreliert sein soll [36]. Die Pathogenese ist unklar. Vermutet werden autoimmune Reaktionen auf Milch- oder Fettkomponenten. Besondere Erreger sind nicht feststellbar. Allerdings gibt es Berichte, dass vereinzelt in Läsionen der granulomatösen Mastitis das langsam wachsende *Corynebacterium kroppenstedtii* nachgewiesen werden konnte [38]. Die Autoren sprechen dann von einer zystischen neutrophilen granulomatösen Entzündung.

2.5.3 Klinik

Das Leitsymptom der granulomatösen Mastitis ist eine meist einseitige, schmerzhafte Raumforderung. Bis zu 50 % der Patientinnen zeigen ein Erythem und eine Schwellung als Zeichen der Entzündung in der betroffenen Brust. Weitere Symptome sind Hyperämie, Nippelretraktion, Fistelbildung und Ulzerationen. Etwa ein Drittel der Fälle zeigt Hinweise für einen Abszess. Meist ist die Läsion in der retromamillären Region lokalisiert, von wo sie sich radiär ausbreitet [39]. Eine Lymphknotenschwellung ist in bis zu 17 % der Fälle nachweisbar [40] und diese wird dann sonografisch meist als reaktiv eingestuft [41].

2.5.4 Diagnostik

Die Diagnosestellung erfolgt meist durch eine Biopsie bzw. durch eine histologische Bewertung, da sich klinisch ein Tastbefund erheben lässt, der mammografisch als Verschattung imponiert und nicht immer ganz scharf abgegrenzt ist. Die Feinnadelaspiration ist der Core-Biopsie deutlich unterlegen (Sensitivität um 20 %); hauptsächlich bedingt durch insuffizientes Material und unspezifische histologische Befunde (Fettgewebsnekrose etc.) [42].

Differenzialdiagnostisch kommen folgende Erkrankungen in Betracht:

- Tuberkulose,
- Sarkoidose,
- Wegener Granulomatose,
- Histoplasmose,
- Aktinomykose,
- Fettgewebsnekrose,
- inflammatorisches Mammakarzinom.

Die Patientinnen befinden sich in der Regel in den ersten Jahren nach einer Laktationsphase mit einem medianen Erkrankungsalter von 30 Jahren. Die granulomatöse Entzündung bleibt lange Zeit symptomarm [43]. Die Zeitspanne zwischen Beginn der Symptomatik und der exakten Diagnose kann deshalb mehrere Monate betragen.

Laborwerte (Rheumafaktor, Autoantikörper, ACE oder CRP etc.) sind in der Regel nicht erhöht. Die bildgebenden Befunde sind schwer abgrenzbar von malignen Läsionen. Durch die gewebedichte Brust wird ein signifikanter Teil der Raumforderungen in der Mammografie übersehen (okkulte Läsionen). In der Magnetresonanztomografie (MRT) sind die Befunde sehr variabel und in Abhängigkeit von der Schwere der Entzündung zu sehen [44].

2.5.5 Therapie

Aufgrund der Präsentation mit Zeichen einer Mastitis wird initial meist eine blinde Antibiotikatherapie begonnen. Da die granulomatöse Mastitis aber eine sterile Entzündung darstellt, bringt diese Antibiose keine Besserung der Symptomatik (Zusammenfassung in [39]).

Therapeutisch werden heutzutage langfristige Kortikosteroidgaben eingesetzt (z. B. Prednisolon anfänglich 30–40 mg täglich über 2 Wochen, dann über einen Zeitraum von 2 Monaten ausschleichend) [45]. Generell sollte diese Therapie mindestens über einen Zeitraum von 8 Wochen durchgeführt werden; maximal jedoch auf 6 Monate bei zu erwartenden Nebenwirkungen beschränkt sein [46].

In der Literatur wird die Rezidivrate einer chronischen granulomatösen Mastitis in Abhängigkeit von der Primärtherapie mit bis zu 50 % angegeben. Beispielsweise liegt die Rezidivrate nach einer oralen Steroidtherapie in einer aktuellen Metaanalyse bei 20 % [47]. Das chirurgische Vorgehen allein oder in Kombination mit Kortikosteroiden scheint die niedrigsten Rezidivraten von 6,8 % und 4 % aufzuweisen. In einer relativ großen, retrospektiven Multicenteranalyse (N = 720) wurden für das Auftreten eines Rezidivs eine Assoziation zum Stillen, zur Mastitis und zum Rauchen als potenzielle Risikofaktoren beschrieben [48].

Eine erneute Steroidtherapie zeigt gute Remissionsraten, wobei die Dauer bis zur Komplettremission mit 6 Wochen bis zu 11 Monaten angegeben wird. Eine Low-Dose-Prednisolon-Therapie sollte bis zur Komplettremission fortgeführt werden.

Neben der Steroidtherapie wird eine Methotrexat-Therapie (Low-Dose: 10–15 mg wöchentlich) diskutiert [36]. Hierzu liegen jedoch nur Kasuistiken vor. Alternativ wurden in der Literatur Therapieansätze mit Antituberkulostatika [49] und mit Mycophenolatmofetil [50] beschrieben. In einer laufenden Studie in China wird der mögliche Therapieeffekt einer lokalen Therapie mit 0,1 %iger Hydrocortison-Creme im Vergleich zum chirurgischen Vorgehen untersucht [51].

Der Zeitpunkt einer chirurgischen Therapie ist umstritten und primär bei den Fällen mit Abszessbildung indiziert. Die meisten Autoren führen eine Operation durch, wenn ein Versagen der konservativen Therapie vorliegt. Meist wird dann eine weite Exzision vorgenommen. Vereinzelt wird auch über eine notwendige Mastektomie berichtet [39].

2.6 Morbus Mondor

Toralf Reimer

2.6.1 Definition

Der Morbus Mondor (subakute obliterierende, sklerosierende Thrombophlebitis der Vena thoracoepigastrica) ist eine gutartige, selbstlimitierende Erkrankung der Brust. In der detaillierten Publikation einer Fallserie (N = 4) aus dem Jahre 1939 beschrieb Henri Mondor sie als Thrombophlebitis oberflächlicher Venen der Brust und der vorderen Thoraxwand [52]. Zusätzlich zu dieser klassischen Variante werden noch die Erkrankung am Penisrücken (penile Form) [53] und als Folge von chirurgischen Eingriffen das *axillary web syndrome* [54] abgegrenzt. Die Symptomatik äußert sich in einer strangartigen (stricknadelförmigen oder kabelartigen) Verhärtung im Subkutangewebe (sog. Eisendrahtphlebitis) an der betreffenden Stelle. Die Erkrankung heilt in der Regel nach 4–8 Wochen spontan aus.

2.6.2 Ätiologie

Insgesamt handelt es sich um eine seltene Erkrankung; überwiegend liegen in der Literatur nur Kasuistiken bzw. Fallserien vor. Die Inzidenz an einem Brustzentrum scheint zwischen 0,07–0,96 % zu liegen. Die Läsion ist überwiegend einseitig lokalisiert; betroffen sind meist Frauen in der mittleren Altersgruppe [55]. Nach einem aktuellen Review sind etwa 45 % der Fälle als idiopathisch einzustufen [56]. Für die restlichen Morbus-Mondor-Diagnosen kommen folgende Ursachen in Betracht:
– 22 % traumatisch bedingt (übermäßige körperliche Aktivität, straffer BH etc.),
– 20 % iatrogen (Operation am Thorax bzw. an der Brust, Bestrahlung, Hormontherapie etc.),
– 5 % mammakarzinom-assoziiert,
– 8 % sonstige (z. B. Vaskulitis, Thrombophilie, Schwangerschaft/Wochenbett, Hepatitis C, Drogenabusus).

Pathophysiologisch sind mehrere Phasen zu unterscheiden: Initial tritt das thrombotische Ereignis in der oberflächlichen Vene auf. Als Folge wird das Venenlumen durch Fibrin und Entzündungszellen verschlossen. Nachfolgend bildet das perivaskuläre Bindegewebe eine derbe, strangartige Induration aus. Die abschließende Rekanalisation der Vene dauert über mehrere Wochen an.

2.6.3 Klinik

Bei der körperlichen Untersuchung lassen sich typischerweise einzelne oder mehrere Stränge tasten. Diese können linear (s. Abb. 2.26) oder verzweigt verlaufen und gelegentlich schmerzhaft sein. Bisweilen zeigt der Lokalbefund eine rötliche oder violette Verfärbung der über den betroffenen Venen liegenden Haut [52].

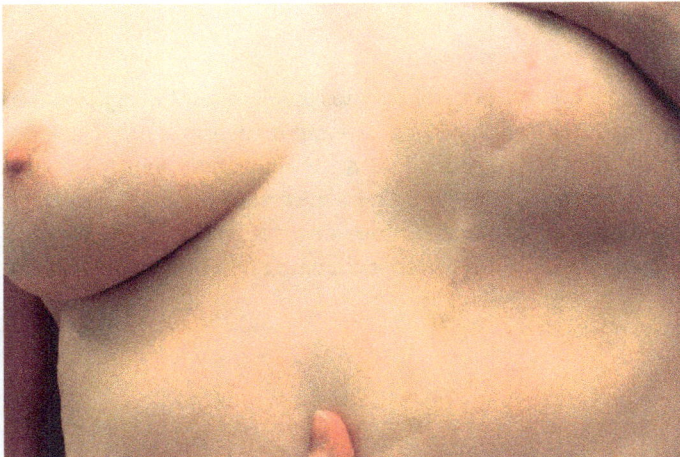

Abb. 2.26: Morbus Mondor (idiopathisch) mammär und submammär links.

2.6.4 Diagnostik

Anamnestisch sollten folgende Punkte abgeklärt werden [57]:
- diagnostische/kosmetische Brusteingriffe,
- Traumata,
- Mammakarzinom in der Familie,
- ungeschützter Geschlechtsverkehr,
- Drogenabusus,
- unklare Lymphknotenschwellungen,
- Zeichen einer Lungenembolie oder tiefen Venenthrombose (WELLS-Score).

Ergänzend zur Anamnese und zur körperlichen Untersuchung bietet sich die Farb-duplexsonografie oder Kompressionssonografie (auch zum Ausschluß einer tiefen Beinvenenthrombose!) an, um den Verdacht auf einen Morbus Mondor abzusichern [58]. Die strangförmigen Verhärtungen stellen sich duplexsonografisch als venöse Gefäße dar, die auf Sondendruck nicht komprimierbar sind. Auch ein intraluminaler Flow läßt sich im Farbdoppler-Modus nicht nachweisen. Die walzenförmige Verdich-tung unter der Haut kann bei entsprechender Lokalisation auch in der Mammografie abgegrenzt werden.

Eine Biopsie ist meist nicht notwendig. Diese invasive Diagnostik sollte nur durchgeführt werden bei Verdacht auf Karzinom, Vaskulitis oder wenn der Befund über 4–8 Wochen hinaus persistiert.

Nach der Diagnose Morbus Mondor bleibt meist das Problem, die idiopathische von der sekundären Form abzugrenzen. Hierzu sind im Einzelfall weiterführende Zu-satzuntersuchungen je nach assoziierter Grunderkrankung notwendig. Die Bestim-mung der D-Dimere ist bei klinisch gesicherter oberflächlicher Venenthrombose im Akutstadium nicht sinnvoll [57].

2.6.5 Therapie

Die Erkrankung heilt meist nach 4–8 Wochen folgenlos aus; eine Antikoagulation in prophylaktischer oder therapeutischer Dosierung ist somit nicht erforderlich [58]. Bei schmerzhaften Verläufen können nicht steroidale Antiphlogistika (eher lokal statt oral) zur Schmerzlinderung eingesetzt werden. Bei schwersten lokalen Schmerzen kann die chirurgische Entfernung der Venenstränge erwogen werden [56]. Bei den sekundären Formen steht die Therapie der Grunderkrankung im Vordergrund, da der Morbus Mondor selbst nicht bedrohlich ist.

Literatur

[1] World Health Organization. Mastitis: causes and management. Geneva: World Health Organization 2000.

[2] Thomsen AC, Hansen KB, Moller BR. Leukocyte counts and microbiologic cultivation in the diagnosis of puerperal mastitis. Am J Obstet Gynecol 1983; 146(8): 938–41.

[3] Amir LH, Forster DA, Lumley J, McLachlan H. A descriptive study of mastitis in Australian breastfeeding women: incidence and determinants. BMC Public Health 2007; 7: 62.

[4] Thomsen AC, Espersen T, Maigaard S. Course and treatment of milk stasis, noninfectious inflammation of the breast, and infectious mastitis in nursing women. Am J Obstet Gynecol 1984; 149(5): 492–5.

[5] Claudon C, Francin M, Marchal E, Straczeck J et al. Proteic composition of corpora amylacea in the bovine mammary gland. Tissue Cell 1998; 30(5): 589–95.

[6] Say B, Dizdar EA, Degirmencioglu H et al. The effect of lactational mastitis on the macronutrient content of breast milk. Early Hum Dev 2016; 98:7–9.

[7] Fetherston CM, Lai CT, Hartmann PE. Relationships between symptoms and changes in breast physiology during lactation mastitis. Breastfeed Med 2006; 1(3): 136–45.

[8] Yoshida M, Shinohara H, Sugiyama T et al. Taste of milk from inflamed breasts of breastfeeding mothers with mastitis evaluated using a taste sensor. Breastfeed Med 2014; 9(2): 92–7.

[9] Klöppel G, Kreipe HH, Remmele W, Dietel M. Pathologie: Mamma, Weibliches Genitale, Schwangerschaft und Kindererkrankungen. 3. Aufl. Berlin, Heidelberg: Springer 2013.

[10] Jacobs A, Abou-Dakn M, Becker K et al. S3-Leitlinie „Therapie entzündlicher Brusterkrankungen in der Stillzeit". Senelogie Z Mammadiagn Ther 2014; 11(01): 50–6.

[11] Irusen H, Rohwer AC, Steyn DW, Young T. Treatments for breast abscesses in breastfeeding women. Cochrane Database Syst Rev 2015; (8): CD010490.

[12] Peters F. Die nonpuerperale Mastitis. Gynäkologe 2001; 34: 930–9.

[13] Kasales CJ, Han B, Stanley Smith Jr J et al. Nonpuerperal mastitis and subareolar abscess of the breast. Am J Roentgenol 2014; 202: 133–9.

[14] Peters F, Kiesslich A, Pahnke V. Coincidence of nonpuerperal mastitis and no inflammatory breast cancer. Eur J Obstet Gynecol Reprod Biol 2002; 105: 59–63.

[15] Watt-Boolsen S, Rasmussen NR, Blichert-Toft M. Primary periareolar abscess in the nonlactating breast: risk of recurrence. Am J Surg 1987; 153: 571–3.

[16] Zuska JJ, Crile Jr G, Ayres WW. Fistulas of lactiferous ducts. Am J Surg 1951; 81: 312–7.

[17] Gollapalli V, Liao J, Dudakovic A et al. Risk factors for development and recurrence of primary breast abscesses. J Am Coll Surg 2010; 211: 41–8.

[18] Moazzez A, Kelso RL, Towfigh S et al. Breast abscess bacteriologic features in the era of community-acquired methicillin-resistant Staphylococcus aureus epidemics. Arch Surg 2007; 142: 881–4.

[19] Imperiale A, Zandrino F, Calabrese M et al. Abscesses of the breast. US-guided serial percutaneous aspiration and local antibiotic therapy after unsuccessful systemic antibiotic therapy. Acta Radiol 2001; 42: 161–5.

[20] Keune JD, Melby S, Kirby JP, Aft RL. Shared management of a rare necrotizing soft tissue infection of the breast. Breast J 2009; 15: 321–3.

[21] Ward ND, Harris JW, Sloan DA. Necrotizing fasciitis of the breast requiring emergent radical mastectomy. Breast J 2017; 23: 95–9.

[22] Geffroy D, Doutriaux-Dumoulins I. Clinical abnormalities of the nipple-areola complex: the role of imaging. Diagn Interv Imaging 2015; 96: 1033–44.

[23] Han S, Hong YG. The inverted nipple: its grading and surgical correction. Plast Reconstr Surg 1999; 104: 389–95.

[24] Gould DJ, Nadeau MH, Macias LH, Stevens WG. Inverted nipple repair revisited: a 7-year experience. Aesthet Surg J 2015; 35: 156–64.

[25] Hernandez Yenty QM, Jurgens WJ, van Zuijlen PP et al. Treatment of the benign inverted nipple: a sytematic review and recommendations for future therapy. Breast 2016; 29: 82–9.

[26] Yukun L, Ke G, Jiaming S. Application of nipple retractor for correction of nipple inversion: a 10-year experience. Aesth Plast Surg 2016; 40: 707–15.

[27] Kaufmann M, Costa SD, Scharl A (Hrsg). Die Gynäkologie. Berlin: Springer 2002.

[28] Agarwal MD, Venkataraman S, Slanetz PJ. Uncommon infections in the breast. Semin Roentgenol 2017; 52: 108–113.

[29] de Barros N, Issa FKK, Barros ACSD et al. Imaging of primary actinomycosis of the breast. AJR 2000; 174: 1784–6.

[30] Gosavi AV, Anvikar AR, Sulhyan KR et al. Primary actinomycosis of breast: A diagnosis on cytology. Diagn Cytopathol 2016; 44: 693–5.

[31] Gupta C, Singh P, Bedi S et al. Primary actinomycosis of the breast masquerading as malignancy: Diagnosis by fine needle aspiration cytology. Breast Care 2012; 7: 153–4.

[32] Das MSD Manual der Diagnostik und Therapie. 7. Aufl. München: Urban & Fischer bei Elsevier 2007.

[33] Salmasi A, Asgari M, Khodadadi N et al. Primary actinomycosis of the breast presenting as a breast mass. Breast Care 2010; 5: 105–7.

[34] Kessler E, Wolloch Y. Granulomatous mastitis: A lesion clinically simulating carcinoma. Am J Clin Pathol 1972; 58: 642–6.

[35] Strauss A. Die gerötete Brust – harmlos oder Warnzeichen? Gynäkologe 2017; 50: 441–54.

[36] Friedrich M, Diedrich K. Granulomatöse Mastitis. Gynäkologe 2004; 37: 169–70.

[37] Li J, McGregor HP. Idiopathic granulomatous mastitis associated with hyperprolactinemia: A nonoperative approach. Breast J 2017; 23: 742–4.

[38] Johnstone KJ, Robson J, Cherian SG et al. Cystic neutrophilic granulomatous mastitis associated with Corynebacterium including Corynebacterium kroppenstedtii. Pathology 2017; 49: 405–412.

[39] Wolfrum A, Kümmel S, Theuerkauf I et al. Granulomatous mastitis: A therapeutic and diagnostic challenge. Breast Care 2018; 13: 413–8.

[40] Calis H, Karabeyoglu SM. Follow-up of granulomatous mastitis with monitoring versus surgery. Breast Dis 2017; 37: 69–72.

[41] Fazzio RT, Shah S, Sandhu NP et al. Idiopathic granulomatous mastitis: imaging update and review. Insights Imaging 2016; 7: 531–9.

[42] Hovanessian Larsen LJ, Peyvandi B, Klipfel N et al. Granulomatous lobular mastitis: imaging, diagnosis and treatment. AJR 2009; 193: 574–81.

[43] Peters F. Die nonpuerperale Mastitis. Gynäkologe 2001; 34: 930–9.

[44] Sripathi S, Ayachit A, Bala A et al. Idiopathic granulomatous mastitis: a diagnostic dilemma for the breast radiologist. Insights Imaging 2016; 7: 523–9.

[45] Freeman CM, Xia BT, Lewis JD et al. Idiopathic granulomatous mastitis: A diagnostic and therapeutic challenge. Am J Surg 2017; 214: 701–6.

[46] Akcan A, Öz AB, Dogan S et al. Idiopathic granulomatous mastitis: comparison of wide local excision with or without corticosteroid therapy. Breast Care 2014; 9: 111–5.

[47] Lei X, Chen K, Zhu L et al. Treatments for idiopathic granulomatous mastitis: systematic review and meta-analysis. Breastfeed Med 2017; 12: 415–21.

[48] Uysal E, Soran A, Sezgin E. Factors related to recurrence of idiopathic granulomatous mastitis: what do we learn from a multicentre study? ANZ J Surg 2018; 88: 635–9.

[49] Liu L, Zhou F, Zhang X et al. Granulomatous lobular mastitis: antituberculous treatment and outcome in 22 patients. Breast Care 2018; 13: 359–63.

[50] Di Xia F, Ly A, Smith GP. Mycophenolate mofetil as a successful therapy for idiopathic granulo-
      matous mastitis. Dermatol Online J 2017; 23: 13030.

[51] U. S. National Library of Medicine. Medical and surgical treatment for idiopathic granuloma-
      tous mastitis (MSTIGM). https://clinicaltrials.gov/ct2/show/NCT02959580 (letzter Zugriff:
      25.06.2019).

[52] Mondor H. Tronculité sous cutanée subaigue de la paroi thoracique antéro latérale. Mem Acad
      Chir 1939; 65: 258–71.

[53] Helm JD Jr, Hodge ID. Thrombophlebitis of a dorsal vein of the penis: report of a case treated by
      phenylbutazone (butazolidin). J Urol 1958; 79: 306–7.

[54] Moskovitz AH, Anderson BO, Yeung RS et al. Axillary web syndrome after axillary dissection.
      Am J Surg 2001; 181: 434–9.

[55] Salemis NS, Vasilara G, Lagoudianakis E. Mondor's disease of the breast as a complication of
      a ultrasound-guided core needle biopsy: Management and review of the literature. Breast Dis
      2015; 35: 73–6.

[56] Amano M, Shimizu T. Mondor's disease: a review of the literature. Intern Med 2018; 57:
      2607–12.

[57] Königer C, Kühn B, Lutzenberger HP et al. Morbus Mondor: Update – Diagnose- und Behand-
      lungspfade der oberflächlichen Venenthrombose. Z Allg Med 2014; 90: 39–42.

[58] Kreuzpointner R. Weiterführende Informationen und Differenzialdiagnostik zur Zertifizierten
      Kasuistik „Strangförmige Verhärtungen im Bereich der Mamma". https://www.aekno.de/
      default-cb786f9536-1-1-1 (letzter Zugriff: 25.06.2019).

3 Benigne tumoröse Veränderungen

Angrit Stachs

3.1 Fibroepitheliale Läsionen

3.1.1 Definition und Häufigkeit

Fibroepitheliale Läsionen der Brust stellen eine morphologisch und biologisch heterogene Gruppe biphasischer Tumoren dar, die sich aus einer epithelialen und einer
stromalen Komponente zusammensetzen und ein unterschiedliches klinisches Verhalten aufweisen. *Fibroadenome* sind häufig vorkommende benigne Tumoren mit
einem Erkrankungsgipfel in den ersten drei Lebensjahrzehnten, wobei das Auftreten
in jedem Lebensalter möglich ist. Eine höhere Prävalenz bei jungen Frauen, die Tendenz, im Alter zu schrumpfen und zu hyalinisieren, sowie das vermehrte Vorkommen
bei Frauen unter Hormonersatztherapie legen eine Rolle von Sexualhormonen in der
Entstehung und im Wachstum von Fibroadenomen nahe. Fibroadenome sind häufig
klein (< 3 cm) und langsam wachsend, aber insbesondere *juvenile Fibroadenome* können rasch wachsen und eine beträchtliche Größe erreichen. Von den Fibroadenomen
abzugrenzen ist die Gruppe der seltenen *Phylloidtumoren*, bei denen man in Abhängigkeit von histologischen Merkmalen zwischen benignen, malignen sowie Tumoren
mit Borderline-Malignität unterscheidet [1].

3.1.2 Pathologie und Pathophysiologie

3.1.2.1 Fibroadenome

Fibroadenome sind glatt begrenzte Tumoren mit Epithel- und Stromaproliferationen,
die von der terminalen duktulo-lobulären Einheit (TDLU) ausgehen. Makroskopisch
finden sich von einer Pseudokapsel umgebene runde, ovale oder grobknotige Formen
mit weißlicher Schnittfläche (s. Abb. 3.1).

Mikroskopisch differenziert man entsprechend der Anordnung von epithelialer und Stromakomponente zwischen intrakanalikulärem und perikanalikulärem
Wachstum, wobei häufig Mischformen vorkommen und die Unterscheidung klinisch
und prognostisch nicht relevant ist. Gewöhnlich gleicht die Stromazellularität der
von normalem perilobären Stroma. Das Stroma von Fibroadenomen kann fibrös,
myxoid, hyalinisiert oder gemischt erscheinen, was sich klinisch in der unterschiedlichen Elastizität der Tumoren widerspiegelt. Selten tritt benignes heterologes Stroma
auf, dann am ehesten in lipomatöser Form mit myoider, kartilaginärer oder ossärer
Metaplasie. *Komplexe Fibroadenome* weisen intratumoral Areale von sklerosierender
Adenose, papillärer apokriner Metaplasie, Zysten oder Kalzifikationen auf [2].

https://doi.org/10.1515/9783110611106-003

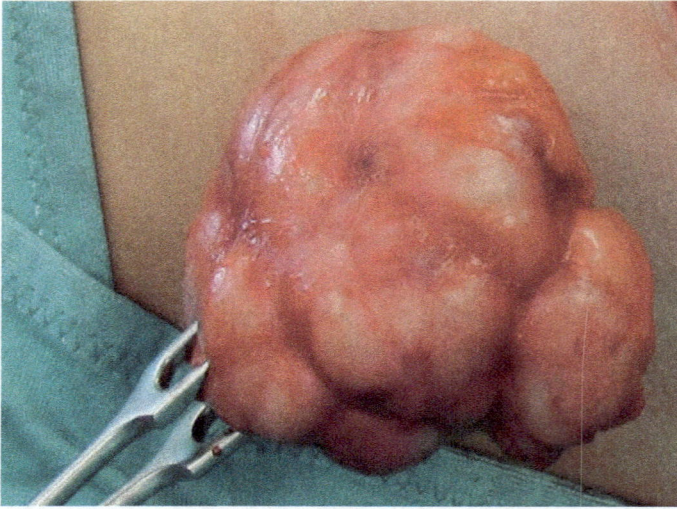

Abb. 3.1: 4 cm großes Fibroadenom nach Exstirpation in toto.

Juvenile Fibroadenome: Eine vermehrte Zellularität des Stromas, perikanalikuläres Wachstum und einfache, teils mikropapilläre Epithelhyperplasie kennzeichnen juvenile Fibroadenome. Sie zeigen eine Tendenz zum raschen Wachstum und sind daher von Phylloidtumoren abzugrenzen. Die Prognose ist gut, eine alleinige Exzision wird als ausreichend erachtet [3].

Die Ätiopathogenese von fibroepithelialen Läsionen ist noch nicht vollständig klar. Interaktionen zwischen Brustdrüsenepithel und stromaler Komponente sollen für Entstehung und Wachstum verantwortlich sein. Eine Rolle des stromalen Insulin-like-growth-Faktors (IGF) über den IGF-2-Signalweg wird vermutet. Sowohl die epidemiologische, klinische und pathologische Evidenz als auch die stromale Expression des Östrogenrezeptors ERβ unterstützen den Einfluss hormonaler Faktoren auf die Entstehung von Fibroadenomen. In jüngeren molekulargenetischen Studien von Fibroadenomen wurde der Nachweis rekurrierender Mutationen im MED12-Gen erbracht, einer Komponente des Mediatorkomplexes Subunit 12, der für die Multiprotein-Transkriptionsregulation verantwortlich ist. Mutationen im Exon 2 des MED12-Gens wurden in bis zu 65 % aller Fibroadenome gefunden. Allerdings korrelieren die MED12-Mutationen nicht eindeutig mit der stromalen bzw. epithelialen Expression von ERα/ERβ, sodass der funktionelle Zusammenhang von MED12-Mutationen mit dem ER-Signalweg noch nicht endgültig erforscht ist [2],[4].

3.1.2.2 Phylloidtumoren

Phylloidtumoren sind selten und repräsentieren 2,5 % aller fibroepithelialen Tumoren bzw. 0,3–1 % aller primären Mammatumoren. Sie weisen in Abhängigkeit vom histologischen Grad ein uneinheitliches Verhalten bezüglich Rezidivneigung und Metastasierungspotenzial auf.

Mit 60–75 % sind Phylloidtumoren in der Mehrzahl benigne, in 15–20 % finden sich Tumoren von Borderline-Malignität und in 10–20 % kommen maligne Phylloidtumoren vor.

Klinisch fallen Phylloidtumoren als schnell wachsende Knoten auf, die sich sonomorphologisch jedoch nicht von Fibroadenomen unterscheiden. Die Knoten sind durchschnittlich 4–5 cm groß, wobei ein Spektrum von wenigen Millimetern bis zu einer Größe von über 30 cm möglich ist. Größere Tumoren können zu sekundären Hautveränderungen wie livider Verfärbung, extremer Hautverdünnung bis hin zu Ulzerationen führen. Häufig treten reaktiv bedingte axilläre Lymphknotenschwellungen auf, Lymphknotenmetastasen sind jedoch äußerst selten. Der Erkrankungsgipfel ist mit 40–50 Jahren deutlich später als bei Fibroadenomen, jedoch kommen Phylloidtumoren in jedem Lebensalter vor. Histopathologisch weisen Phylloidtumoren vorwiegend ein intrakanalikuläres Wachstum auf, wobei das blattartig verzweigte hyperzelluläre Stroma in z. T. zystisch dilatierte Hohlräume hineinragt und diese ausfüllt. Nach den Empfehlungen der World Health Organization (WHO) erfolgt die Differenzierung in benigne, Borderline-Malignität oder maligne anhand des Ausmaßes der Stromazellularität, des Vorhandenseins von Atypien, der mitotischen Aktivität, gut begrenzter versus infiltrierter Ränder und einer übermäßigen Stromawucherung, dem sog. *stromal overgrowth* (s. Tab. 3.1). *Stromal overgrowth* ist durch eine Proliferation des Stromas mit Fehlen epithelialer Strukturen in mindestens einem gering vergrößerten Mikroskopausschnitt (*low-power field*, 4 x Objektiv, 10 x Okular) definiert. Das Grading, d. h. die Einteilung in gutartige, Borderline- und maligne Phylloidtumoren, dient der Einschätzung des Rückfallrisikos bzw. Metastasierungspotenzials. Aufgrund der Hetero-

Tab. 3.1: Klassifikation der Phylloidtumoren anhand von histologischen Merkmalen (modifiziert nach [1]).

	Benigne	Borderline	Maligne
Hyperzellularität des Stromas	Gering, ungleichmäßig oder diffus	Mäßig, ungleichmäßig oder diffus	Deutlich, gewöhnlich diffus
Mitose-Aktivität	0–4/10 HPF	5–9/10 HPF	≥ 10/10 HPF
Stromale Zellatypien	Gering oder keine	Gering bis mäßig	Deutlich
Stromaüberwucherung	Nicht vorhanden	Kann fokal vorhanden sein	Gewöhnlich vorhanden, oft diffus
Tumorgrenze	Umschrieben	Umschrieben oder fokal infiltrierend	Infiltrierend
Maligne heterologe Differenzierung	Nicht vorhanden	Nicht vorhanden	Vorhanden

HPF = high power field.

genität phylloider Tumoren sollte die Festlegung des Gradings durch Beurteilung der Gesamtläsion nach Exzisionsbiopsie erfolgen [2].

Das Grading korreliert mit dem biologischen Wachstumsverhalten der Phylloid-tumoren. Maligne Phylloidtumoren haben das höchste Risiko für Rezidive (23–30 %) und besitzen auch Potenzial zu metastasieren (in bis zu 22 % der Patientinnen). Borderline-Tumoren bilden hingegen äußerst selten Metastasen (0–4 %), während benigne Phylloidtumoren als nicht metastasierend gelten [2].

3.1.3 Diagnostik

Fibroadenome stellen sich mit bildgebenden Methoden in der Regel als ovale bis rundliche glatt begrenzte Herdbefunde dar. Die diagnostische Herausforderung liegt in der Abgrenzung gegenüber glatt begrenzten malignen Tumoren. Dazu gehören zum einen invasiv-duktale Mammakarzinome mit hoher Proliferation (häufig triple-negatives Mammakarzinom), zum anderen besondere histologische Subtypen wie das muzinöse, medulläre oder papilläre Mammakarzinom. Des Weiteren sind die seltenen intramammären Manifestationen von Lymphomen, Sarkomen und Metastasen anderer Primärtumoren differenzialdiagnostisch zu berücksichtigen. Als glatt begrenzte Herdbefunde treten auch benigne Veränderungen wie Papillome, Zysten und die bereits im Kap. 3.1.2.2 erwähnten Phylloidtumoren in Erscheinung [5].

Das diagnostische Vorgehen ist abhängig vom Alter der Patientin und der klinischen Symptomatik. Bei jüngeren Frauen (< 40 Jahre) mit neu aufgetretenem Tastbefund ist die Sonografie die Methode der ersten Wahl. Aufgrund der höheren Brustdichte bei jungen Frauen und der daraus folgenden geringeren Sensitivität der Mammografie sollte diese nur erfolgen, wenn mittels Sonografie (und ggf. perkutaner Biopsie) ein Mammakarzinom nicht ausreichend sicher auszuschließen ist.

Bei symptomatischen Frauen ab dem 40. Lebensjahr ist die Mammografie die Methode der Wahl. Eine ergänzende Mammasonografie ist bei Frauen mit hoher Brustdichte bzw. eingeschränkter mammografischer Beurteilbarkeit indiziert. Die Sonografie sollte ebenfalls zur Abklärung unklarer mammografischer oder kernspinto-mografischer Befunde (der BI-RADS-Kategorie 0, 3, 4 und 5) durchgeführt werden [6].

Fibroadenome werden häufig als Zufallsbefund im Rahmen des Mammografie-Screenings entdeckt.

3.1.3.1 Mammografischer Befund

Fibroadenome imponieren mammografisch als ovale oder rundliche glatt begrenzte Herdbefunde (s. Abb. 3.2a, b). Sie sind scharf begrenzt und typischerweise durch einen Halo-Saum umgeben. Man bezeichnet einen Herdbefund als glatt begrenzt, wenn sein Rand scharf begrenzt und in 75 % ohne Überlagerungen beurteilbar ist. Bei Vorliegen eines solchen Befundes kann man mit hoher Wahrscheinlichkeit (mehr als 98 %) von einem benignen Tumor ausgehen (BI-RADS 2). Die Wahrscheinlichkeit eines benignen Befundes erhöht sich, wenn mehrere glatt begrenzte ovale Läsionen vorhanden sind. In Abhängigkeit von der mammografischen Dichte können Fibroadenome auch nur als Halbschatten sichtbar bzw. gar nicht abgrenzbar sein oder eine uncharakteristische Parenchymverdichtung verursachen [5].

Pathognomonisch ist das Bild des typisch *verkalkten Fibroadenoms*. Hierbei handelt es sich um schattendichte grobschollige bizarre Verkalkungen. Ein umgebender Herdschatten ist manchmal im dichten Parenchym nicht abgrenzbar bzw. verschwindet bei älteren Fibroadenomen gelegentlich völlig. Diese Befunde werden als BI-RADS Kategorie 2 eingestuft. Hier ist keine weitere Diagnostik erforderlich [5].

Die Verkalkung eines Fibroadenoms beginnt häufig in der Peripherie und nimmt im Laufe der Jahre zu. Zu Beginn können die Verkalkungen auch uncharakteristisch sein: rundliche bzw. stippchenförmige Verkalkungen, strichförmige Verkalkungen und z. T. auch pleomorphe Verkalkungen. Das Verkalkungsmuster korreliert teilweise mit dem histopathologischen Subtyp. Das perikanalikuläre Fibroadenom ist durch duktale Verkalkungen (strichförmig oder ausgussförmig) gekennzeichnet. Beim intrakanalikulären Fibroadenom hingegen finden sich häufiger rundliche bis punktförmige Verkalkungen [5].

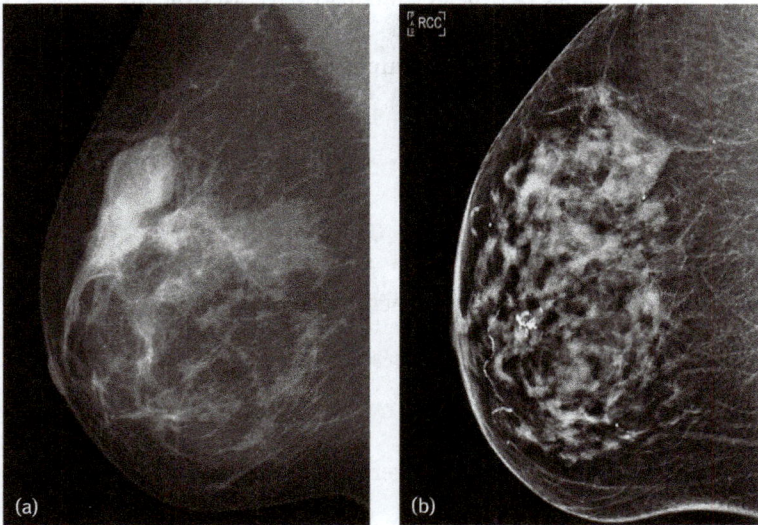

Abb. 3.2: Typische mammografische Befunde bei Fibroadenom. (a) Glatt begrenzter ovaler homogener Herdbefund mit Halo-Zeichen; (b) Rechts retromamillär typische popcornartige schattendichte Verkalkungen ohne umgebende Verdichtung bei älterem hyalinisierten Fibroadenom.

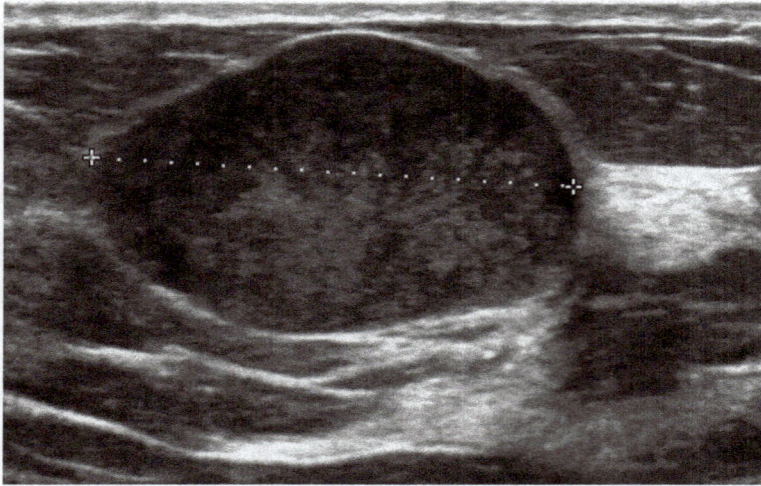

Abb. 3.3: Sonografischer Befund eines typischen Fibroadenoms: Ovaler glatt begrenzter homogener echoarmer Herdbefund mit horizontaler Ausrichtung, angedeuteten lateralen Schallschatten und dorsaler Schallverstärkung. Das umgebende Gewebe wird verdrängt.

3.1.3.2 Sonografischer Befund

Das typische sonografische Erscheinungsbild eines Fibroadenoms (s. Abb. 3.3) weist alle Merkmale eines benignen Befundes auf, die in den Ultraschallkriterien der Deutschen Gesellschaft für Ultraschall in der Medizin e. V. (DEGUM) beschrieben werden [7]:

– ovaler Herdbefund mit horizontaler Ausrichtung,
– homogene Binnenstruktur (echoarm),
– vollständig glatte Begrenzung,
– homogene dorsale Schallverstärkung,
– ggf. schmale laterale Randschatten,
– Verdrängung des umgebenden Parenchyms.

Häufig finden sich jedoch Abweichungen in einem oder mehreren der Ultraschall-kriterien. So können Fibroadenome

– gelappt oder unregelmäßig begrenzt sein,
– eine runde Form aufweisen,
– die Binnenstruktur kann inhomogen sein,
– eine dorsale Schallauslöschung kann vorliegen.

Diese Veränderungen sind durch zunehmende Fibrosierung und Bildung von Kalk-konkrementen zu erklären. Hier ist eine Abgrenzung gegenüber einem Malignom sonografisch nicht sicher möglich. Größere Kalkkonkremente sind sonografisch als echogene Strukturen sichtbar, die eine dorsale Schallauslöschung verursachen. Dieses sonografisch für einen benignen Tumor untypische Bild ist jedoch im Zusammenhang mit in der Mammografie dargestellten typischen Verkalkungen als eindeutig gutartig einzuordnen. Gelegentlich weisen Fibroadenome die gleiche Echogenität wie das umgebende Fettgewebe auf und sind dann in diesem schwer abzugrenzen.

3.1.3.3 Magnetresonanztomografie

In der Magnetresonanztomografie hängt das Erscheinungsbild von Fibroadenomen von deren Zusammensetzung ab. Fibrosierte Fibroadenome reichern in der Regel wenig bis kein Kontrastmittel an, während das zellreiche junge Fibroadenom eine deutliche, aber meist protrahierte Kontrastmittelanreicherung aufweist. Eine sichere Differenzierung letzterer von ebenfalls protrahiert anreichernden Malignomsonderformen, wie papillären oder medullären Karzinomen, langsam wachsenden duktalen Karzinomen bzw. dem duktalen Carcinoma in situ (DCIS), ist nicht möglich. Deshalb sind in diesen Fällen eine Second-Look-Sonografie und stanzbioptische histologische Diagnosesicherung indiziert [5].

3.1.4 Weiteres Vorgehen und Therapie

Die Vorgehensweise bei Verdacht auf ein Fibroadenom ist abhängig von Symptomatik, klinischem Befund, Alter und bildgebender Diagnostik. Fibroadenome werden häufig als Zufallsbefunde in der Brustkrebsfrüherkennung diagnostiziert. Neu aufgetretene Fibroadenome können im Verlauf von 12–24 Monaten eine Größenprogredienz aufweisen, erreichen jedoch selten eine Größe von mehr als 3 cm. Ältere Fibroadenome haben die Tendenz zu schrumpfen.

Das Entartungsrisiko von Fibroadenomen ist sehr gering mit einer Inzidenz unter 1 % [8],[9].

Von einem im Fibroadenom entstandenen Karzinom geht man aus, wenn die Neoplasie sich auf das Fibroadenom beschränkt. Daneben ist auch die Möglichkeit der Karzinomentstehung im benachbarten Brustdrüsengewebe mit sekundärer Infiltration des Fibroadenoms in Betracht zu ziehen. Laut einer im Jahre 1994 veröffentlichten Studie [8] ist das Risiko eines Karzinoms bei folgenden Bedingungen erhöht:
– Nachweis proliferierender Epithelveränderungen im umgebenden Bindegewebe,
– Brustkrebs bei Verwandten ersten Grades,
– Nachweis einer BRCA-Mutation.

Ob komplexe Fibroadenome ein erhöhtes Brustkrebsrisiko darstellen, ist unklar. Während vielerorts aus Sicherheitsbestrebungen eine Exstirpation komplexer Fibroade-

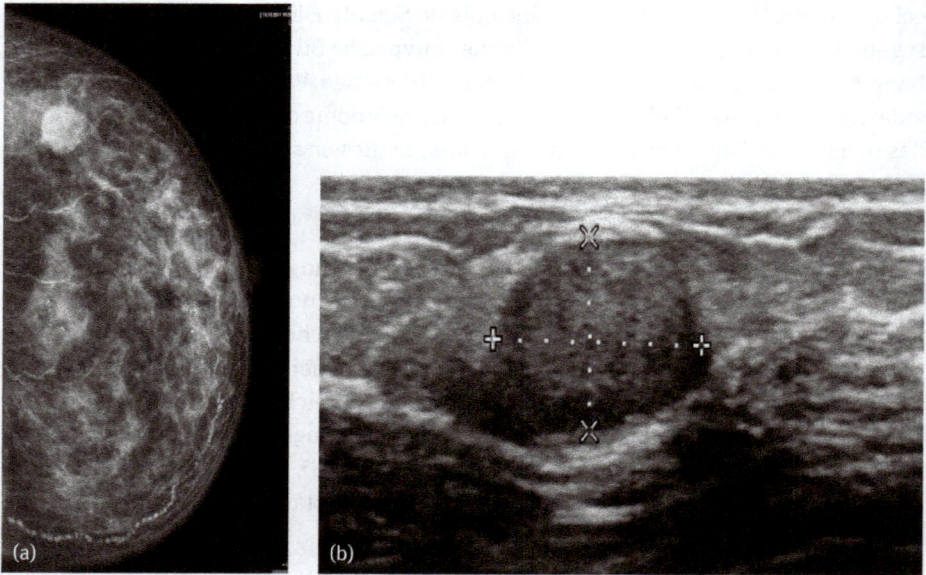

Abb. 3.4: Neu aufgetretener Tastbefund von 1 cm Größe bei 80-jähriger Patientin. (a) Mammografisch und (b) sonografisch glatt begrenzter Herdbefund mit benignen Zusatzkriterien. Stanzbiopsie aufgrund des Alters mit histologischem Nachweis eines muzinösen Mammakarzinoms.

nome in toto empfohlen wird, zeigten jüngere Studien eine Malignomhäufigkeit unter 2% [10]. Unter den in Fibroadenomen diagnostizierten Malignomen finden sich in einem Drittel nicht invasive Vorstufen (DCIS, lobuläres Carcinoma in situ [LCIS]) [11].

Beispiele für mammografische und sonografische Befunde eines Mammakarzinoms finden sich in den Abb. 3.4a, b und Abb. 3.5a, b.

Somit liegt die Herausforderung in erster Linie in der Absicherung der klinischen und bildgebenden Verdachtsdiagnose Fibroadenom und der Abgrenzung gegenüber einem Malignom.

Von der histologischen Diagnosesicherung sämtlicher glatt begrenzter Herdbefunde mit dem Ziel des sicheren Ausschlusses eines seltenen Malignoms wird dringend abgeraten.

In Abhängigkeit von der klinischen und diagnostischen Ausgangssituation wird folgendes Vorgehen entsprechend der S3-Leitlinie für die Früherkennung, Diagnostik, Therapie und Nachsorge des Mammakarzinoms [12] empfohlen:

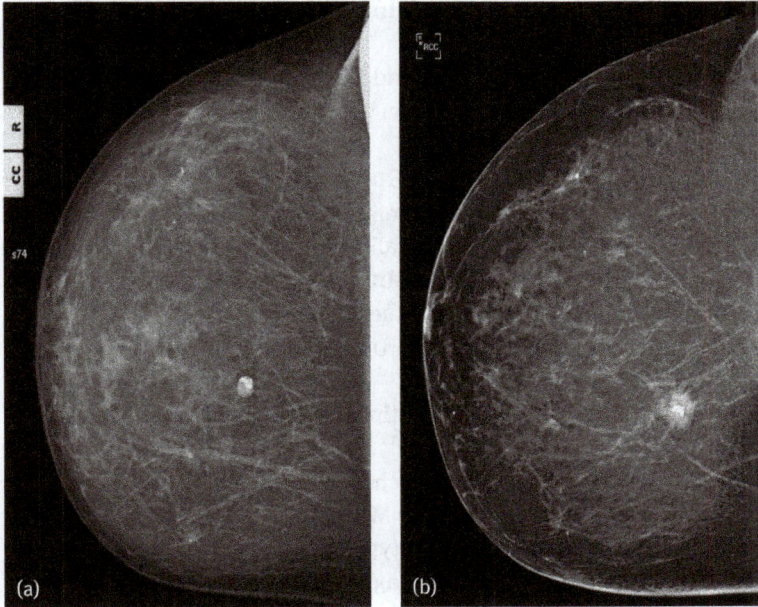

Abb. 3.5: 70-jährige Patientin mit unregelmäßiger Mammografie im Rahmen der Brustkrebsfrüh-erkennung. (a) 2008 rechts zentral Nachweis eines verkalkten Fibroadenoms; (b) 2017 zeigt sich im Bereich des Fibroadenoms ein jetzt unscharf begrenzter Herdbefund mit Spiculae. Histologisch Nachweis eines mäßig differenzierten invasiv-duktalen Mammakarzinoms pT1cN0M0.

1. **Zufallsbefund in Brustkrebsfrüherkennung bei asymptomatischer Patientin**
   - Mammografie mit typischen (popcornartigen) Verkalkungen, ggf. mit umgebendem, glatt begrenztem Herdbefund (BI-RADS 2): weitere Kontrolle im Mammografie-Screening möglich
   - Mammografie mit atypischen Verkalkungen (BI-RADS 4): Diagnosesicherung durch minimalinvasive Biopsie
   - Mammografischer Herdbefund, nur partiell glatt begrenzt durch Parenchymüberlagerung: ergänzende Sonografie. Bei eindeutig zystentypischem Befund (BI-RADS 2) und bei benignem Befund (Fibroadenom) sonografische Verlaufskontrolle nach 6, 12 und 24 Monaten (BI-RADS 3)
   - Mammografischer Herdbefund mit teils unscharfem Rand ohne Parenchymüberlagerung (BI-RADS 4): ergänzende Sonografie und Biopsie zur Diagnosesicherung

2. **Neu aufgetretener Tastbefund bei Patientin < 40 Jahre ohne anamnestische Risikofaktoren**
   - Sonografisch typischer Befund für Fibroadenom (BI-RADS 3): sonografische Kontrolle nach 6, 12 und 24 Monaten, bei größenkonstantem Befund Rückstufung in die BI-RADS-Kategorie 2
   - Sonografisch atypischer Befund (BI-RADS 4): sonografische Stanzbiopsie zur histologischen Diagnosesicherung, bei benignem Befund (B2-Läsion) und Korrelation mit sonografischem Befund einmalige Kontrolle nach 6–12 Monaten
3. **Neu aufgetretener Tastbefund bei Patientin < 40 Jahre mit anamnestischen Risikofaktoren (positive Familienanamnese, BRCA-Mutation)**
   - Großzügige Indikation zur histologischen Diagnosesicherung durch sonografisch gestützte Stanzbiopsie
4. **Neu aufgetretener Tastbefund bei Patientin ≥ 40 Jahre unabhängig von Risikofaktoren**
   - Mammografisch und sonografisch typischer Befund für Fibroadenom (BI-RADS 2): Verlaufskontrolle nach 12 und 24 Monaten
   - Mammografisch und/oder sonografisch atypischer Befund (BI-RADS 4): minimalinvasive Biopsie zur histologischen Diagnosesicherung

Fibroadenome mit Größenprogredienz oder Schmerzen

Bei Fibroadenomen mit Größenprogredienz oder Schmerzen stehen folgende Therapieoptionen zur Verfügung:
- Die *offene Exzisionsbiopsie* ist sinnvoll bei symptomatischen Fibroadenomen > 2 cm, bei haut- oder mamillennahen Befunden.
- Bei kleineren und nicht oberfächennahen Befunden ist die *sonografische Vakuumbiopsie* eine therapeutische Option. Vorteilhaft ist hierbei die geringe Narbenbildung und die Exzision in Lokalanästhesie. Nachteile sind die gelegentlich unvollständige Entfernung und Bildung von Rezidiven. Als Komplikation erwähnenswert ist die Bildung von Hämatomen, die sich in der Regel spontan zurückbilden [13].
- Fibroadenome < 2 cm sind ebenfalls geeignet für eine *Kryoablation* unter Ultraschallkontrolle. Dieses Verfahren wurde 2008 von der Food and Drug Administration (FDA) in den USA als geeignete Methode zur Therapie von Fibroadenomen zugelassen, nachdem Studien eine signifikante Verkleinerung der Tumoren und nach 12 Monaten eine Patientenzufriedenheit von ca. 90 % zeigten [14]. Auch eine deutsche Multicenterstudie konnte die guten Resultate bestätigen [15]. Von Nachteil ist, dass die Methode nur an ausgewählten Einrichtungen zur Verfügung steht.
- Eine ebenfalls ultraschallbasierte neuere Methode stellt die Behandlung mit *hochintensivem fokussierten Ultraschall (HIFU)* dar. Beim HIFU-Verfahren werden Schallwellen mit Frequenzen im niedrigen Megahertz-Bereich in einem Fokus ge-

bündelt, der sich in einem Abstand von mindestens 1 cm vom Schallgeber befindet. Dabei werden im Brennpunkt Temperaturen bis 90°C erreicht mit dem Ziel einer thermischen Gewebsnekrose. Studien haben nach einmaliger Behandlung eine Verkleinerung von Fibroadenomen um ca. 70 % und nach zweimaliger Behandlung um 90 % gezeigt [16],[17]. Als Nebenwirkungen werden vorübergehende Ödembildung sowie Hautrötung beschrieben. Die Langzeiteffektivität dieser Methode muss durch weitere Studien validiert werden.

– Bei den seltenen im Jugendalter vorkommenden *Riesenfibroadenomen* kann aufgrund der Größe des Befundes nach Exzision eine Defektdeckung durch plastisch-rekonstruktive Maßnahmen erforderlich sein.

Phylloidtumoren

Für die Exzision benigner Phylloidtumoren wird ein minimaler Resektionsrand von 1 mm empfohlen, um das Rezidivrisiko zu minimieren [18].

3.2 Hamartom

3.2.1 Definition

Der 1971 von Arrigoni erstmals verwendete Begriff Hamartom beschreibt eine gut abgrenzbare Tumorbildung der Brust, die aus variierenden Anteilen gutartiger epithelialer Komponenten, Bindegewebe und Fett besteht [19]. Synonyme sind Fibroadenolipom, Lipofibroadenom oder Adenolipom.

3.2.2 Häufigkeit

Hamartome sind mit ca. 4,8 % aller gutartigen Tumoren der Brust eher selten [20]. Aufgrund des uncharakteristischen pathologischen Erscheinungsbildes werden sie häufig unterdiagnostiziert. Hamartome treten vorwiegend zwischen der dritten und siebenten Lebensdekade auf. Durch Anwendung der Mammografie im Rahmen der Brustkrebsfrüherkennung werden Hamartome in den letzten Jahren häufiger diagnostiziert.

3.2.3 Pathologie und Pathophysiologie

Die Pathogenese von Hamartomen ist noch unklar. Man geht aber eher von einer Entwicklungsstörung (Dysgenese) als von einer echten Neubildung aus [21]. Der Nachweis von Östrogen- und Progresteronrezeptoren in epithelialen Anteilen sowie

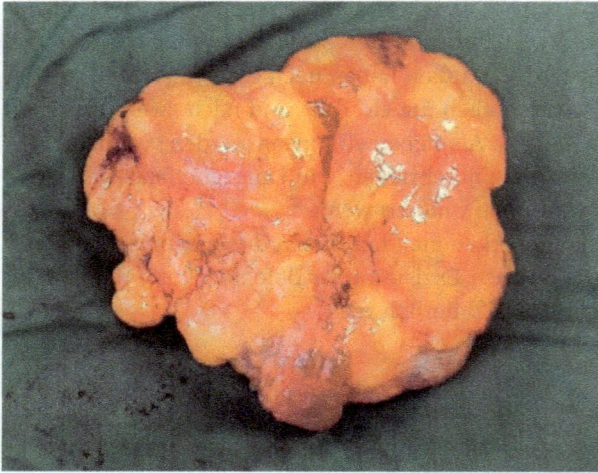

Abb. 3.6: Exstirpation eines 6 cm großen Hamartoms. Der umschriebene Tumor hat eine lobulierte Oberfläche und enthält im Unterschied zum Fibroadenom Fettgewebe.

Stromazellen impliziert einen Einfluss der weiblichen Sexualhormone [22]. Die früher vermutete Assoziation von Hamartomen mit dem mit einem erhöhten Malignomrisiko einhergehenden Cowden-Syndrom konnte in jüngeren Arbeiten nicht bestätigt werden [23],[24].

Makroskopisch sind Hamartome typischerweise gut begrenzte Tumoren mit glatten Konturen (s. Abb. 3.6). Die Größe variiert zwischen 2 und mehr als 10 cm und beträgt durchschnittlich 3,8 cm.

Histologisch findet sich normales Brustdrüsen- und Fettgewebe, das knotenbildend angeordnet ist und durch ein fibrosiertes Stroma um und zwischen den einzelnen Läppchen gekennzeichnet ist. Diffrenzialdiagnostisch ist bei Vorhandensein einer interlobulären Fibrose auch die sklerosierende Hyperplasie zu erwägen. Fibroadenome sind durch das Fehlen von Fettgewebe abgrenzbar. Hamartome zeigen nicht selten Anteile einer pseudoangiomatösen Stromahyperplasie (PASH). Das Drüsenepithel kann Veränderungen im Sinne einer einfachen Hyperplasie ohne Atypien, zystischer Veränderungen, apokriner Metaplasie und Adenose aufweisen. Äußerst selten wird das Auftreten einer Neoplasie (duktales Carcinoma in situ, lobuläres Carcinoma in situ, invasiv duktales oder lobuläres Karzinom) beschrieben [22].

3.2.4 Diagnostik

Der klinische Untersuchungsbefund entspricht einem weichen glatt begrenzten Tumor, der mäßig verschieblich ist und eine variable Größe aufweist.

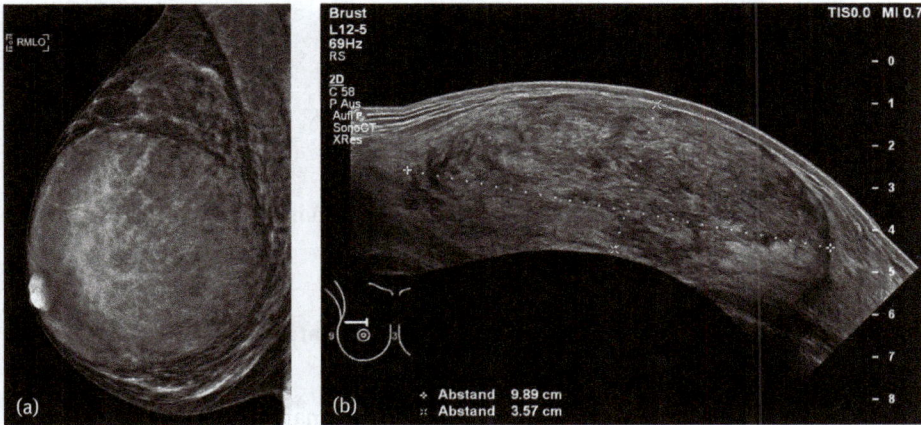

Abb. 3.7: (a) Mammogramm einer 47-jährigen Patientin mit nach Gewichtsreduktion neu aufgetretenem 7 cm großen elastischen verschieblichen Tastbefund. Mammografisch zeigt sich ein glatt begrenzter mäßig strahlentransparenter Tumor mit Verdrängung des Drüsenparenchyms, typisch für Hamartom; (b) Sonografisch (hier in der Panaroma-Aufnahme) findet sich ein glatt begrenzter gemischt echogener Herd von 10 cm Durchmesser.

3.2.4.1 Mammografischer Befund

Pathognomonisch ist eine ovale Raumforderung mit Anteilen unterschiedlicher Dichte einschließlich strahlendurchlässigen Fettgewebes, die von einer dünnen Pseudokapsel aus verdrängtem Brustdrüsengewebe umgeben ist (s. Abb. 3.7a).

3.2.4.2 Sonografischer Befund

Der sonografische Befund eines Hamartoms ist weniger typisch (s. Abb. 3.7b). Reflexreiches Drüsengewebe und Fettgewebe sind manchmal nur durch eine dünne Kapsel vom oft ebenfalls heterogenen umgebenden Drüsenparenchym abzugrenzen. Die sonografische Diagnose eines Hamartoms sollte nur im Zusammenhang mit dem charakteristischen Befund der Mammografie gestellt werden [5].

3.2.4.3 Minimalinvasive Diagnostik

Die sonografisch gestützte Stanzbiopsie wird bei größeren Tastbefunden in der Regel zum Ausschluss eines Malignoms durchgeführt. Da die Biopsate mikroskopisch Anteile normalen Brustdrüsengewebes aufweisen, ist für den Pathologen die Mitteilung des klinischen und bildgebenden Befundes essenziell. Nur wenn der histopathologische Befund von normalem Brustparenchym mit dem mammografischen und sonografischen Bild korreliert, ist die zuverlässige Diagnose eines Hamartoms möglich. Bei größeren Befunden steigt die diagnostische Treffsicherheit mit der Anzahl der entnommenen Biopsiezylinder. Die Befunde sollten in einer postinterventionellen multidisziplinären Fallkonferenz diskutiert werden [5].

3.2.5 Therapie

Hamartome sind gutartige Tumoren der Brust, die selten intrafokale Neoplasien ausbilden.

> Eine Exstirpation ist bei eindeutiger bildgebender Diagnostik nicht zwingend erforderlich.

Bei atypischen bildgebenden Befunden oder Größenzunahme sowie Schmerzsymptomatik sollte die Exstirpation in toto erfolgen. Bei vollständiger Entfernung ist das Auftreten von Rezidiven unwahrscheinlich.

3.3 Adenom

3.3.1 Definition

Adenome sind seltene gutartige Neubildungen der Brust, die ausschließlich aus epithelialen Drüsenanteilen und Myoepithelien bestehen. Sie werden in tubuläre, laktierende, apokrine, duktale und sog. pleomorphe Adenome unterteilt [25],[26]. Tubuläre und laktierende Adenome treten gewöhnlich im reproduktiven Alter bzw. letztere in Schwangerschaft und Stillzeit auf.

Tubuläre Adenome: Einen Anteil von weniger als 2% aller benignen Brustneubildungen bilden tubuläre Adenome. Klinisch imponieren sie als solitäre umschriebene Knoten von bis zu 3 cm Größe.

Laktierende Adenome: Im dritten Schwangerschaftstrimenon bzw. während der Stillzeit, jedoch selten im ersten und zweiten Trimenon fallen laktierende Adenome als weiche singuläre palpable Tumoren von 1–3 cm Größe auf. Manchmal finden sich auch multiple oder bilaterale Läsionen. Sie entwickeln sich aufgrund des proliferativen Stimulus der gesteigerten hormonellen Aktivität in Schwangerschaft und Stillzeit. Bei rascher Größenzunahme können sie infarzieren und bilden dann dolente harte Knoten. Laktierende Adenome treten selten auch an ektopischen Lokalisationen wie Brustwand, Axilla und Vulva auf. Nach Beendigung der Stillzeit bilden sich laktierende Adenome meistens spontan zurück. Häufige klinische Differenzialdiagnosen sind Zysten, Fibroadenome und Galaktozelen.

Apokrine, duktale und pleomorphe Adenome: Diese Adenome der Brust sind ausgesprochene Raritäten. Pleomorphe Adenome treten bevorzugt retroarelolär auf.

3.3.2 Pathologie

Tubuläre Adenome: Makroskopisch sind tubuläre Adenome gut begrenzte, teilweise gekapselte feste Läsionen mit einer weißlich-gelben Schnittoberfläche. Mikroskopisch zeigt sich ein umschriebener benigner Tumor, der aus einer Proliferation von eng gepackten kleinen runden Tubuli, die von wenig stromalem Gewebe umgeben sind, besteht. Die Tubuli sind mit normalen Epithelzellen und Myoepithelzellen mit runden Zellkernen ausgekleidet, die keine Atypien aufweisen. Das Lumen der Tubuli kann amorphes eosinophiles Sekret beinhalten. Immunhistochemisch dient der Nachweis der Myoepithelzellen durch Expression des p63 Proteins bzw. SMA (*smooth muscle actin*) der Abgrenzung gegenüber dem tubulären Mammakarzinom. Durch die geringe stromale Komponente, die mittels CD34 dargestellt werden kann, gelingt der differenzialdiagnostische Ausschluss stromareicherer benigner Brustveränderungen, wie z. B. eines Fibroadenoms [27].

Laktierende Adenome: Makroskopisch erscheinen laktierende Adenome als gut begrenzte lobulierte feste Tumoren mit gelber Schnittfläche. Sie weisen keine Kapsel auf. Mikroskopisch findet sich eine Proliferation sekretorisch aktiver Lobuli, die durch zarte Bindegewebssepten geteilt sind. Die Lobuli sind durch eine Lage kuboider Epithelzellen, die von einer Myoepithelschicht umgeben sind, ausgekleidet. Im dilatierten Lumen der Alveolen finden sich Proteine, Lipide und Kolostrum. Immunhistochemisch zeigt sich eine starke Färbung mit dem S-100 Protein [28].

Apokrine Adenome: Die erstmals von Hertel et al. 1976 beschriebenen Adenome der Brust mit rein apokriner Differenzierung (apokrine Adenome) sind ungewöhnliche benigne Tumoren, die komplett aus apokrinen Zellen bestehen. Makroskopisch sind die homogenen Tumoren durch eine scharfe Abgrenzung gegenüber dem umgebenden Drüsengewebe gekennzeichnet. Mikroskopisch bestehen sie aus proliferierenden epithelialen Komponenten, die von einer minimalen stromalen Komponente umgeben sind [29].

Pleomorphe Adenome: Das pleomorphe Adenom der Brust ist makroskopisch als umschriebener, teils lobulierter fester Knoten mit weißlich-gelber Schnittfläche charakterisiert. Mikrokopisch finden sich Zellen epithelialen und myoepithelialen Phänotyps, die in reichlich Stroma eingebettet sind, das myxoide, chondroide und ossäre Metaplasien aufweisen kann. Das Fehlen zellulärer Atypien sowie mitotischer Aktivität und die teilweise erhaltene Myoepithelschicht sprechen für eine benigne Wachstumsform, obwohl in Einzelfällen Rezidive und die Entstehung eines Karzinoms auf der Basis eines pleomorphen Adenoms berichtet wurden [30],[31],[32]. Immunhistochemisch findet sich ein charakteristisches Profil aus triple-negativem Phänotyp und dualer Expression von luminalen und basalen Zytokeratinen [33]. Histopathologische Differenzialdiagnosen des pleomorphen Adenoms der Brust sind das matrix-produzierende metaplastische Karzinom, Adenomyolipome und Papillome mit kartilaginärer Metaplasie.

3.3.3 Diagnostik

Tubuläre Adenome: Das mammografische und sonografische Erscheinungsbild tubulärer Adenome entspricht dem von nicht kalzifizierenden Fibroadenomen. Gelegentlich können die mammografisch glatt begrenzten Läsionen jedoch auch gruppierte rundliche Verkalkungen aufweisen [27]. Sonografisch findet man glatt begrenzte rundliche oder ovale homogen echoarme Herdbefunde mit lateralen Randschatten und dorsaler Schallverstärkung (s. Abb. 3.8). Die Diagnosesicherung erfolgt durch Stanzbiopsie.

Laktierende Adenome: Das laktierende Adenom ist der häufigste Tumor der Brust bei Schwangeren und Wöchnerinnen. Die Mammografie spielt diagnostisch eine untergeordnete Rolle, da das Drüsengewebe durch hormonelle Veränderungen eingeschränkt beurteilbar ist und in der Schwangerschaft eine unnötige Strahlenexposition vermieden werden sollte. Sonografisch findet sich typischerweise eine ovale glatt begrenzte homogene echoarme Läsion mit dorsaler Schallverstärkung und vermehrter Vaskularisation [34],[35] (s. Abb. 3.9a, b). Peripartal scheinen laktierende Adenome die größte Ausdehnung aufzuweisen. Sie zeigen sowohl im zeitlichen Verlauf als auch im Vergleich mit anderen Fällen eine erhebliche Variabilität des sonografischen Erscheinungsbildes.

Zum Ausschluss eines schwangerschaftsinduzierten Mammakarzinoms sollte in jedem Fall eine histologische Diagnosesicherung durch Stanzbiopsie erfolgen. Die Stillfähigkeit wird dadurch nicht negativ beeinträchtigt [36].

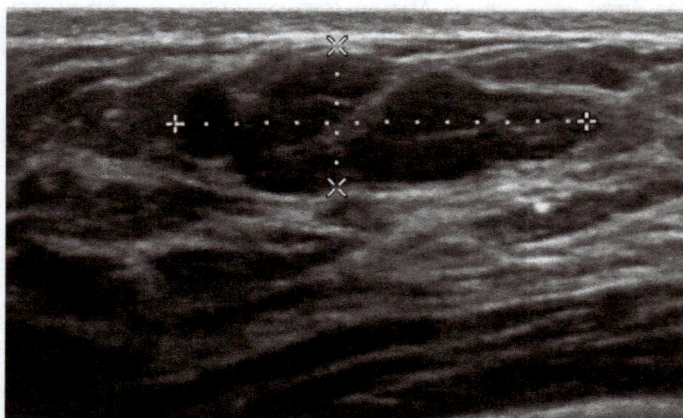

Abb. 3.8: Tubuläres Adenom: Sonografisch lobulierter echoarmer Herdbefund mit horizontaler Ausrichtung und indifferentem dorsalen Schallverhalten.

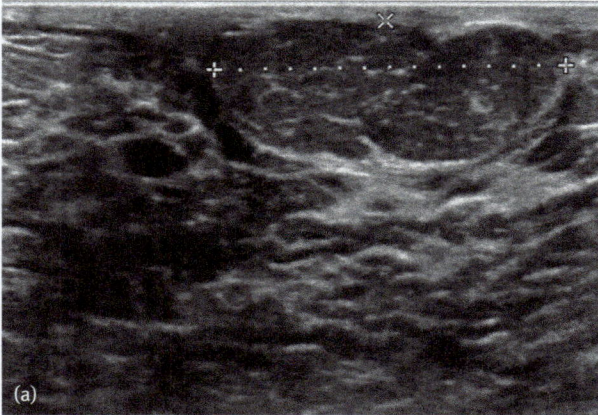

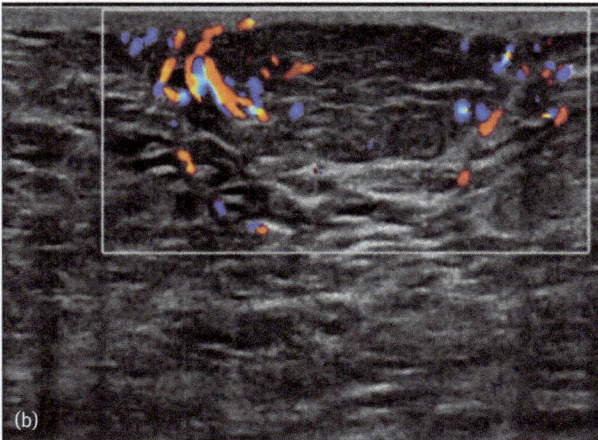

Abb. 3.9: 31-jährige Patientin mit weichem perimamillären Tastbefund post partum. (a) Sonografisch zeigt sich eine ovale glatt begrenzte Läsion mit gleicher Echogenität wie das umgebende Fettgewebe; (b) Dopplersonografisch ist im Randbereich eine vermehrte Vaskularisation nachweisbar. Histologische Diagnosesicherung durch Stanzbiopsie mit dem Ergebnis eines laktierenden Adenoms.

Apokrine, duktale und pleomorphe Adenome: Die bildgebenden Befunde apokriner, duktaler und pleomorpher Adenome sind vergleichbar mit den tubulären Adenomen. Da das pleomorphe Adenom histologisch ein inhomogenes Bild aufweist, ist die Stanzbiopsie nicht geeignet, ein Malignom auszuschließen.

3.3.4 Therapie

Tubuläre Adenome: Das tubuläre Adenom geht nicht mit einem erhöhten Brustkrebsrisiko einher. Allerdings sind in der Literatur Einzelfälle von mit einem tubulären Adenom assoziierten Mammakarzinomen beschrieben [37]. Die Therapie besteht daher in der Exzision in toto.

Laktierende Adenome: Da das laktierende Adenom eine hohe Spontanremissionsrate zeigt, ist ein abwartendes Verhalten indiziert. Bei Persistenz der Tumoren nach Beendigung der Stillperiode oder bei rapidem Wachstum kann eine chirurgische Exzision erfolgen.

Pleomorphe Adenome: Das pleomorphe Adenom ist nicht selten mit einer papillären Läsion assoziiert. Da die Diagnosestellung mittels Stanzbiopsie nicht immer sicher möglich ist, zählen manche Autoren die pleomorphen Adenome zu den Läsionen mit unsicherem malignen Potenzial und empfehlen die Komplettexzision [30]. Bei vollständiger Entfernung ist die Rezidivrate gering.

3.4 Papillom

3.4.1 Definition

Papillome gehören wie Fibroadenome zu den fibroepithelialen Mischtumoren der Brust. Man unterscheidet das überwiegend zentral vorkommende *solitäre intraduktale Papillom* von den meist peripher lokalisierten *multiplen Milchgangspapillomen* und der *juvenilen Milchgangspapillomatose* junger Frauen, bei der sich die Papillome rasenartig entlang eines Milchgangs ausbreiten [38],[39].

> Obwohl intraduktale Papillome ohne Atypien als benigne gelten, ist das Malignomrisiko geringgradig erhöht. Aufgrund ihres Potenzials, sich zur atypischen duktalen Hyperplasie, zum duktalen Carcinoma in situ und invasiven Karzinomen zu entwickeln, sowie der häufigen Assoziation peripherer Papillome mit o. g. Neoplasien gelten Papillome als High-Risk-Läsionen [40],[41].

3.4.2 Häufigkeit

Ihre Häufigkeit beträgt 1–1,5 % aller Mammatumoren und 5–10 % der benignen Neubildungen [5]. Papillome können in jedem Alter auftreten, wobei der Erkrankungsgipfel zwischen 30 und 50 Jahren liegt [42]. Die juvenile Papillomatose ist definiert als ausgeprägte intraduktale Papillomatose bei Frauen < 30 Jahre [21].

3.4.3 Pathologie

Intraduktale Papillome: Bei den intraduktalen Papillomen handelt es sich um kleine rundliche Tumoren mit einer blumenkohlartigen Oberfläche. Solitäre Papillome haben einen Durchmesser von ca. 0,5–1 cm. Sie sind gestielt, ihre Basis sitzt in der Wand des sezernierenden Milchgangs. Diese sind meist mit klarem oder blutigem Sekret gefüllt und können zystisch dilatiert sein.

Papillomatose (multiple Papillome): Eine Papillomatose ist definiert durch das Auftreten von mindestens 5 klar abgrenzbaren Papillomen in einem definierten Milchgangssegment. Sie gehen von der terminalen duktulo-lobulären Einheit (TDLU) aus. Gewöhnlich findet sie sich in einem peripheren oder direkt subareolär gelegenen Gangabschnitt. Multiple Papillome treten häufiger bilateral auf und sind eher mit weiteren Neoplasien wie DCIS und invasivem Karzinom assoziiert [43].

Mikroskopisch bestehen Papillome aus zottenartigen bzw. baumartig verzweigten Epithelausstülpungen, die in einen dilatierten Milchgang hineinragen. Sie weisen eine luminale Epithel- und eine basale Myoepithelschicht sowie ein fibrosiertes Stroma als Stützgerüst auf (s. Abb. 3.10). Die Epithelschicht besteht aus einer monomorphen Lage kuboidaler Zellen bzw. Kollumnarzellen. Die epitheliale Komponente kann ein weites Spektrum morphologischer Veränderungen zeigen, von apokriner oder squamöser Metaplasie zu einfacher duktaler Hyperplasie, atypischer duktaler Hyperplasie und fokalem Carcinoma in situ. Gelegentlich tritt durch Stieldrehung einer Zotte bzw. des gesamten Papilloms eine hämorrhagische Infarzierung auf. Papillome können zu einer partiellen oder kompletten Obliteration des betroffenen Ganges, zu periduktaler Fibrose und Entzündung führen. Häufig finden sich Mikrokalkablagerungen, die überwiegend mit Stromasklerosierung assoziiert sind und dann grobkörnig und pleomorph erscheinen, seltener kommen auch feine, eher monomorphe subepitheliale Mikrokalzifikationen vor.

Die Heterogenität der Papillome führt zu einem erheblichen Sampling Error bei Diagnosestellung durch minimalinvasive Biopsie. So werden Papillome in der sog.

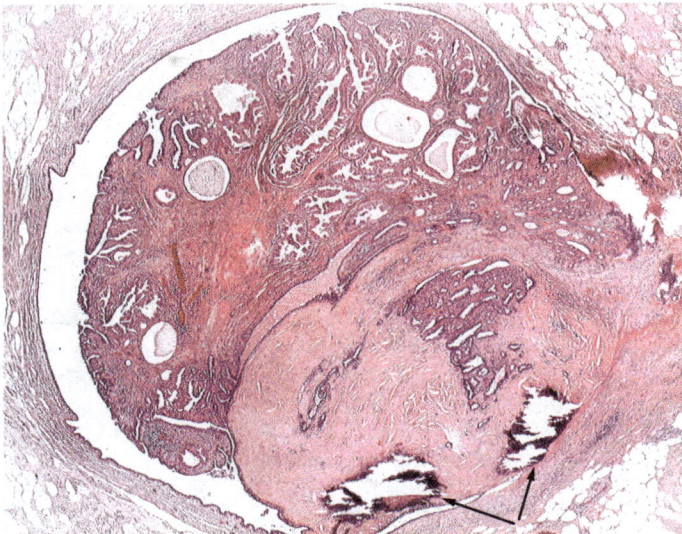

Abb. 3.10: HE-Präparat eines Milchgangspapilloms. Im Bereich der Basis (Pfeile) deutliche Fibrose und dystrophe Verkalkungen. Zentral sichtbare Einblutung. HE = Hämatoxylin-Eosin.

Biopsat-Klassifikation (s. Tab. 3.2) je nach Befund in unterschiedliche Kategorien eingeordnet [44]:

–   Papillome ohne Atypien werden als sicher benigne (B2-Kategorie) bezeichnet, dies kann nach minimalinvasiver Biopsie jedoch nur für in toto entfernte Papillome gelten.
–   Partiell entfernte Papillome ohne Atypien gelten als Läsionen mit unsicherem malignen Potenzial (B3-Kategorie).
–   Finden sich in den Biopsat-Zylindern atypische Zellen, ist eine Klassifikation als B3-Läsion (Papillom mit ADH) möglich oder aber als malignitätsverdächtig (B4), wenn ausgeprägte atypische intraduktale Epithelproliferate das Vorliegen eines DCIS bzw. papillären (gekapselten) Malignoms vermuten lassen.

Immunhistochemische Färbungen mit myoepithelialen Markern wie p63, SMMHC (*smooth muscle myosin heavy chain*) und bestimmte Zytokeratine dienen vorrangig dem Nachweis der manchmal nicht klar erkennbaren Myoepithelschicht als Abgrenzung zu malignen papillären Läsionen [41, 45].

Tab. 3.2: Biopsat-Klassifikation (modifiziert nach [45]).

B-Kategorie	Definition	Diagnosen
B1	Nicht verwertbar bzw. Normalgewebe	– Nur Fettgewebe (Ausnahme: Lipom – B2) oder nur Stroma ohne weitere Auffälligkeiten (Ausnahme: Hamartom – B2) – Regressive Veränderungen/Involution – Minimale Mastopathie/Fibrose/apokrine Metaplasie, auch mit nicht signifikantem Mikrokalk (< 100 µm) – Laktationsveränderungen (Ausnahme: Laktierendes Adenom – B2)
B2	Benigne Läsionen	**Herdbefund** – Fibroadenom, tubuläres Adenom – Fibrozystische Läsionen, Adenose – Hamartom – Komplett erfasstes kleines Papillom – Pseudoangiomatöse Stromahyperplasie (PASH) – Mastitis, Abszess – Fettgewebsnekrose – Myofibroblastom **Radiologisch relevanter Mikrokalk** – Fibrös-zystische Mastopathie/(papilläre) apokrine Metaplasie – Blunt-Duct-Adenose, sklerosierende Adenose – Verkalkte Fettgewebsnekrose

Tab. 3.2: (fortgesetzt) Biopsat-Klassifikation (modifiziert nach [45]).

B-Kategorie	Definition	Diagnosen
B3	Benigne Läsionen mit unsicherem biologischen Potenzial	**Läsionen mit erhöhtem Risiko eines assoziierten DCIS oder invasiven Karzinoms** – Atypische duktale Hyperplasie (ADH) bzw. atypische Epithelproliferation vom duktalen Typ (in Abhängigkeit von der Ausdehnung ggf. B4) – Flache epitheliale Atypie (FEA) – Klassische lobuläre Neoplasie (LN; ALH und LCIS) – Atypische apokrine Adenose **Potenziell heterogene Läsionen mit Risiko eines unvollständigen Samplings** – Zellreiche fibroepitheliale Läsion oder Phylloidtumor ohne Malignitätsverdacht – Intraduktales Papillom ohne/mit Atypien, nicht sicher vollständig entfernt (bei Atypien in Abhängigkeit von der Ausdehnung ggf. B4) – Radiäre Narbe bzw. komplexe sklerosierende Läsion (Ausnahme: Wenn radiäre Narbe nicht Ursache der radiologischen Veränderung – B2) – Hämangiom – Atypische vaskuläre Läsion **Seltene Veränderungen** – Adenomyoepitheliom – Mikroglanduläre Adenose – Mukozelenartige Läsion – Noduläre Fasziitis – Fibromatose vom Desmoidtyp
B4	Malignitätsverdächtig	– Atypische intraduktale Epithelproliferation in Abhängigkeit von Ausdehnung und Grad der Atypien – Nicht zu entscheiden, ob lobuläre Neoplasie oder Low-Grade-DCIS – Zu wenige verdächtige Zellen für definitive Karzinomdiagnose – Karzinomverdacht, aber hochgradige Fixationsartefakte oder Quetschartefakte

Tab. 3.2: (fortgesetzt) Biopsat-Klassifikation (modifiziert nach [45]).

B-Kategorie	Definition	Diagnosen
B5	Malignom	**B5a: In-situ-Karzinom** – Duktales Carcinoma in situ (DCIS) – Klassische LN/LCIS mit Komedotyp-Nekrosen und pleomorphe(s) LN/LCIS – Morbus Paget der Mamille ohne Invasion – Maligne, nicht invasive papilläre Läsion (gekapseltes papilläres Karzinom, solid-papilläres Karzinom) **B5b: Invasives Karzinom** – Mikroinvasives Karzinom – Invasives Karzinom (kein spezieller Typ, NST oder spezielle Typen) **B5c: Nicht zu entscheiden, ob invasiv oder in situ** **B5d: Malignom anderer Histogenese oder Metastase** – Maligner Phylloidtumor – Malignes Lymphom – Sarkom (z. B. Angiosarkom) – Intramammäre Metastase eines andernorts gelegenen Primärtumors

ALH = Atypische lobuläre Hyperplasie; DCIS = Duktales Carcinoma in situ; LCIS = Lobuläres Carcinoma in situ; LN = Lobuläre Neoplasie; NST = no special type.

3.4.4 Diagnostik

Klinisch äußern sich Papillome in etwa 80 % durch pathologische *Milchgangssekretion*, d. h., es tritt meist einseitig eine spontane Absonderung von klarem bernsteinfarbenen oder blutigen Sekret aus einem Milchgang auf. Bei blutiger Milchgangssekretion ist differenzialdiagnostisch an ein Karzinom zu denken, das dieser in 25 % der Fälle zugrunde liegt. Durch Druck an Triggerpunkten kann die Sekretion provoziert werden, um die Lokalisation des Papilloms näher zu bestimmen [5],[43].

Aufgrund der geringen Größe sind Papillome selbst oft nicht palpabel. Häufig können aber sekundäre Veränderungen infolge Gangobstruktion wie Retentionszysten oder hämorrhagische Zysten zu einem klinisch relevanten Tastbefund führen.

Bei pathologischer Mamillensekretion sollte zunächst eine *zytologische Untersuchung* nach Anfertigung eines Ausstrichpräparates erfolgen. Als positiver Befund gelten Verbände von papillären Zellen, atypische Zellen sowie Blut im Mamillensekret. In diesem Fall ist eine weiterführende Diagnostik bis zum sicheren Malignomausschluss indiziert.

Die Zytologie des Mamillensekrets hat nur eine mäßige Sensitivität und Spezifität, d. h., eine negative Zytologie schließt ein Karzinom nicht aus und bei positiver Zytologie ist keine sichere Differenzierung zwischen Papillom und Karzinom möglich [47],[48].

Für die *bildgebende Diagnostik* ergeben sich folgende Fragestellungen:
–   Liegt der pathologischen Milchgangssekretion eine papilläre Läsion zugrunde? Welche Differenzialdiagnosen müssen in Betracht gezogen werden (s. Kap. 4)?
–   Wie ist die Lokalisation der zugrunde liegenden Pathologie (Versuch der Zuordnung zu einem Milchgangssegment und Bestimmung des Mamillenabstandes durch Druck auf Triggerpunkte)?
–   Liegt ein solitäres Papillom oder eine Papillomatose vor?

3.4.4.1 Mammografischer Befund

Intraduktale Papillome sind mammografisch aufgrund ihrer geringen Größe und der bevorzugten Lokalisation im retromamillären dichteren Drüsenparenchym häufig nicht abgrenzbar.

Größere Papillome fallen in fettreicher Brust als umschriebene retromamillär liegende rundliche bis ovale Knoten auf. Gelegentlich zeigt sich retroareolär ein solitärer dilatierter Milchgang. Bei zystischer Erweiterung eines Milchgangs kann diese als glattwandiger Herdbefund mit oder ohne Halo sichtbar sein. Bei einem Teil der Papillome kommt es aufgrund sklerotischer Veränderungen zu Verkalkungen. Diese sind typischerweise intraduktal entlang eines Milchgangs angeordnet und weisen eine eher grobschollige, schalenförmige Morphologie auf. Bei Vorhandensein eines Herdbefundes können intrafokal ebenfalls grobschollige Stromverkalkungen auftreten, aber auch feine punktförmige Epithelverkalkungen [5]. Dem mammografischen Bild einer radiären Narbe evtl. assoziiert mit Mikrokalkablagerungen kann ebenfalls eine papilläre Läsion zugrunde liegen. Zusammenfassend erlaubt nur die typische Manifestation eines retroareolären Herdbefundes mit oder ohne Mikrokalzifikationen die mammografische Verdachtsdiagnose einer papillären Läsion (s. Abb. 3.11).

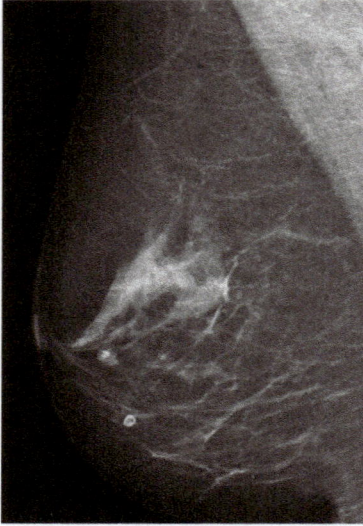

Abb. 3.11: Mammogramm bei Patientin mit pathologischer Mamillensekretion. Retromamillär rundlicher glatt begrenzter Herdbefund mit am Rande liegenden Makroverkalkungen, typisch für Papillom.

3.4.4.2 Galaktografie

Durch Sondierung des sezernierenden Milchgangs und Injektion eines wasserlöslichen Kontrastmittels lassen sich intraduktale Papillome als Füllungsdefekte oder Gangabbruch darstellen (s. Abb. 3.12). Die Sensitivität und Spezifität der Galaktografie liegt bei 80 % bzw. 27 %, d. h., eine intraduktale Läsion kann in den meisten Fällen nachgewiesen werden. Allerdings ist eine Differenzierung zwischen Papillom und Malignom nicht möglich. Eine negative Galaktografie schließt ein Malignom nicht

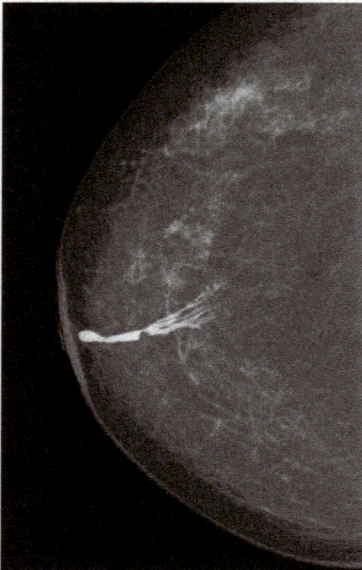

Abb. 3.12: Galaktografie bei pathologischer Mamillensekretion. Der ektatische Milchgang weist in ca. 25 mm Mamillenabstand eine intraduktale Kontrastmittelaussparung auf, typisch für eine papilläre Läsion.

aus. Bei positivem Befund ist die Lokalisation der Läsion feststellbar. Die genaue Ausdehnung der Läsion ist jedoch nicht darstellbar, da sich der Gang nur bis zum Stopp füllt und sich das Milchgangsystem nach dem Gangabbruch der Betrachtung entzieht. Der Kontrastmittelstopp stellt somit nur das proximale Ende der Läsion dar, was für die Planung der chirurgischen Exzision zu berücksichtigen ist [5].

3.4.4.3 Sonografischer Befund

Papilläre Läsionen können sich im Ultraschall in folgender Weise darstellen:
- als hypoechogene Läsion in einem dilatierten Milchgang oder einer Zyste (s. Abb. 3.13a, c),
- als komplexe zystische Läsion (s. Abb. 3.14),
- als solider glatt begrenzter echoarmer Herdbefund (s. Abb. 3.13b).

Dopplersonografisch läßt sich häufig eine charakteristische baumartig verzweigte Vaskularisation im Herdbefund darstellen [49]. Jedoch ist eine Unterscheidung zwischen benigner und maligner papillärer Neoplasie sonografisch nicht möglich.

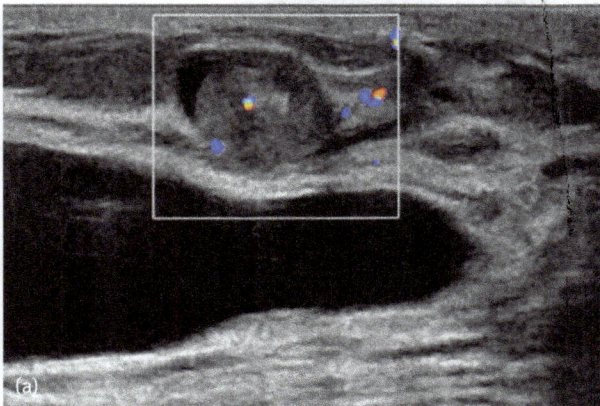

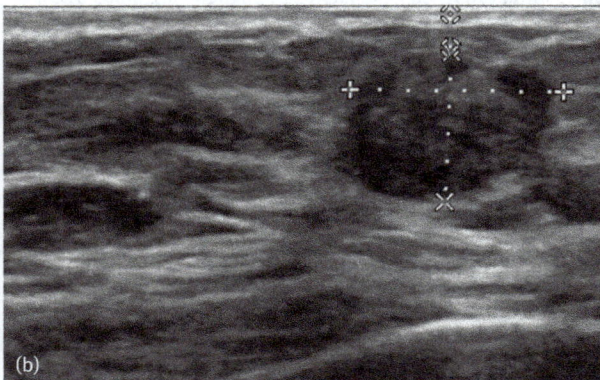

Abb. 3.13: Sonografischer Befund von solitären papillären Läsionen. (a) Rundliche echoarme vaskularisierte Läsion, die eine Zyste nahezu komplett ausfüllt. Das Papillom liegt unmittelbar ventral eines Silikonimplantates; (b) Ovaler leicht unscharf begrenzter echoarmer Herdbefund von 1 cm Größe – stanzbiotisch gesichertes Papillom ohne Atypien.

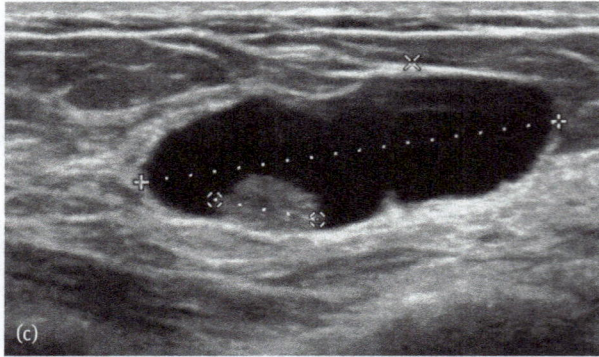

Abb. 3.13: (Fortsetzung) (c) Zystische Läsion bei prämeno- pausaler Patientin mit rand- ständiger echoreicher Läsion ohne Veränderung nach Lage- wechsel – Komplettexzision durch sonografische Vakuum- biopsie mit dem Ergebnis eines intrazystischen Papilloms.

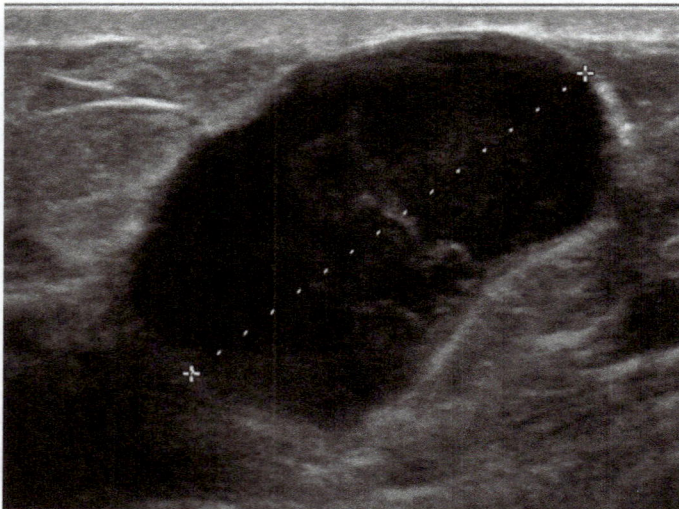

Abb. 3.14: Sonografisch komplexe zystische Läsion mit Binnensepten und Sedimentablagerung als Hinweis auf Einblutung. Bei Verdacht auf intrazystische Neoplasie Komplettexzision durch offene Biopsie – histologischer Nachweis eines intrazystischen gekapselten papillären Karzinoms pTis – R0.

3.4.4.4 Magnetresonanztomografie

Papillome haben in der Magnetresonanztomografie (MRT) ein sehr variables Er- scheinungsbild. Am häufigsten präsentieren sie sich laut einer aktuellen Studie als Herdbefund (77 %), seltener als *non mass enhancenment* (21 %) oder okkulte Läsion (2 %) [49]. Die Kontrastmittelkinetik kann ebenfalls sehr unterschiedlich sein, da sklerosierende Papillome nicht oder nur wenig anreichern, während selbst kleine nicht sklerosierende Papillome eine deutliche Kontrastmittelanreicherung aufwei- sen. So zeigten in einer Studie 36 % der Papillome eine langsam ansteigende Kurve, ca. 30 % einen raschen Anstieg mit Plateau und 34 % sogar ein pathologisches Wash-out-Muster [50]. Daher ist eine Unterscheidung zwischen benignen Papillomen und einem Malignom mittels MRT nicht möglich. Dennoch kann die MRT sinnvoll sein, nämlich bei pathologischer Milchgangssekretion und fehlenden mammografischen, galaktografischen und sonografischen Befunden. Kommt es in der MRT zu keiner Kontrastmittelanreicherung, kann ein Malignom mit hoher Wahrscheinlichkeit ausgeschlossen werden (negativer Vorhersagewert > 95 %) [5].

3.4.4.5 Duktoskopie

Die Duktoskopie erlaubt durch Einführung eines flexiblen Duktoskopes mit geringem Durchmesser (ca. 1 mm) in den sezernierenden Milchgang eine Darstellung der intraduktalen Proliferationen. In einer deutschen Multicenterstudie zeigte die Duktoskopie eine vergleichbare Sensitivität und Spezifität wie die Standardverfahren. Ein Vorteil moderner Duktoskope ist die Möglichkeit der Biopsie. Des Weiteren wird durch die Duktoskopie die Lokalisation der papillären Läsion verbessert und damit eine selektive Duktektomie ermöglicht [51],[52]. Die Methode ist jedoch noch nicht standardmäßig etabliert und nur an wenigen Zentren verfügbar.

3.4.5 Weiteres Vorgehen und Therapie

Obwohl Papillome per se gutartige Neubildungen darstellen, werden sie als Risikoläsionen bezeichnet. Das Risiko der Karzinomentwicklung bei Patientinnen mit Papillomen ist bisher nicht abschließend erforscht. Man betrachtet Papillome heute als eine Indikator-Läsion, d. h., es besteht eine Assoziation zu In-situ- oder invasiven Karzinomen, die bei atypischen Papillomen bis zu 20 % beträgt, sowie ein erhöhtes ipsilaterales Karzinomrisiko [53]. Das Risiko ist bei zentralen solitären Milchgangspapillomen geringer als bei der meist peripher lokalisierten Papillomatose, wahrscheinlich weil mit dieser häufiger assoziierte Läsionen wie komplexe sklerosierende Läsion, *usual ductal hyperplasia* (UDH), ADH und DCIS gefunden werden.

Stellt sich bei Verdacht auf ein Papillom ein mammografischer und/oder sonografischer Herdbefund dar, sollte dieser durch minimalinvasive Biopsie histologisch gesichert werden. Die exakte histopathologische Zuordnung der papillären Läsion anhand von Stanzbiopsaten ist aufgrund der Heterogenität der Läsion manchmal schwierig (Risiko eines unvollständigen Samplings). Dementsprechend gibt es zahlreiche Studien zum Prozedere bei Nachweis von papillären Läsionen in der minimalinvasiven Biopsie, deren Spektrum der Empfehlungen von der einfachen Kontrolle bis zur offenen Biopsie reicht. Um unnötige Operationen zu vermeiden, ist ein differenziertes Vorgehen ratsam. Dabei ist zu berücksichtigen, ob die minimalinvasive Diagnostik in Form der *Stanzbiopsie* oder als *Vakuumbiopsie* erfolgte. Während durch Stanzbiopsie in den seltensten Fällen eine komplette Exzision des Papilloms erreicht wird, ist dies aufgrund der größeren Volumina der Biopsate bei der Vakuumbiopsie prinzipiell möglich. Eine wichtige Information ist daher die Angabe, ob das bildgebende Substrat (Mikrokalk oder Herdbefund) komplett entfernt wurde. Dementsprechend ist die Rate an Unterschätzung, d. h., dass bei der nachfolgenden offenen Biopsie eine höhergradige Läsion – z. B. DCIS oder papilläres Karzinom – gefunden wird, nach Vakuumbiopsie geringer als nach Stanzbiopsie [54]. Das Upgrade-Risiko nach papillärer Läsion in der Stanzbiopsie betrug in einer aktuellen Metaanalyse 15,7 %. Betrachtet man ausschließlich papilläre Läsionen ohne Atypien, wird ein Upgrade-Risiko von 0–10 % berichtet [56].

Adaptiert an die Empfehlungen der Arbeitsgemeinschaft für Gynäkologische Onkologie (AGO) im Jahre 2018 [57] wird folgendes Vorgehen als sinnvoll erachtet:

– Das inzidentell in der Stanz- oder Vakuumbiopsie entdeckte kleine Papillom < 2 mm wird als B2-Läsion bezeichnet und bedarf keiner weiteren Therapie.
– Durch Vakuumbiopsie vollständig entfernte größere Papillome ohne Atypien (B3-Läsion) bedürfen keiner weiteren Therapie, wenn in der postinterventionellen Fallkonferenz die Konkordanz von Pathologie und Bildgebung zweifelsfrei besteht.
– Unvollständig entfernte Papillome ohne Atypien sollten vollständig exzidiert werden. Dabei ist in Abhängigkeit von Lage und Größe nach stanzbioptischer Sicherung eines Herdbefundes dessen komplette Exzision durch Vakuumbiopsie legitim. Die Patientin sollte jedoch darüber aufgeklärt werden, dass bei Vorliegen eines Malignoms nach Vakuumbiopsie eine chirurgische Exzision notwendig ist.
– Papillome mit Atypien werden je nach Ausprägung der atypischen Befunde als B3- oder B4-Läsion bezeichnet. Hier ist in jedem Fall eine offene Biopsie indiziert.

Nach Exzision von solitären benignen Papillomen besteht keine Notwendigkeit der gesonderten intensiven Überwachung. Bei Vorliegen assoziierter Läsionen wie ADH ist die jährliche Mammografie-Kontrolle indiziert, da bei ADH ein erhöhtes Brustkrebsrisiko besteht.

Findet sich in der Bildgebung kein lokalisierbarer Herdbefund oder Mikrokalk, ist bei pathologischer Milchgangssekretion und positiver Zytologie die *Milchgangsexstirpation nach Urban* indiziert [58]. Zur Erleichterung der Präparation wird der sezernierende Milchgang mit einem Farbstoff (Indigokarmin, Patentblau) angefärbt. Dazu wird er wie bei der Galaktografie unter Anheben der Mamille mit einer stumpfen Nadel sondiert und mit der Farbstofflösung gefüllt. Nach Hautinzision durch Areolarandschnitt wird der gefärbte Milchgang bis zur Haut der Mamille präpariert und dort abgesetzt. Anschließend wird das betreffende Milchgangssegment exstipiert.

Die *juvenile Papillomatose* ist mit Rezidiven und einem erhöhten Brustkrebsrisiko assoziiert. Neben der Exzision in sano sind langjährige Kontrollen zur Brustkrebsfrüherkennung indiziert [59],[60].

3.5 Pseudoangiomatöse Stromahyperplasie

3.5.1 Definition

Der Begriff pseudoangiomatöse Stromahyperplasie (PASH) im Zusammenhang mit einem klinisch palpablen Tumor wurde erstmals 1986 in der Literatur erwähnt [61]. PASH stellt eine gutartige hormonell getriggerte Proliferation der stromalen Myofibroblasten mit pseudovaskulären schlitzartigen Hohlräumen dar. Ihr klinisches Erscheinungsbild ist sehr variabel und reicht vom typischen tastbaren Herdbefund über diffus-flächige Veränderungen bis zu zufällig entdeckten mikroskopischen Veränderungen [5].

3.5.2 Häufigkeit

Die noduläre Form der PASH ist eher selten und wird in der Literatur bisher mit etwa 150 Fallberichten repräsentiert. Am häufigsten findet sich die PASH als mikroskopischer Zufallsbefund im Rahmen von Brustbiopsien [62]. Meistens handelt es sich um eine einseitige Brustveränderung, aber auch bilaterale Fälle wurden beschrieben. In 60 % erscheint sie multifokal. Das durchschnittliche Erkrankungsalter liegt in der Prä- und Perimenopause, aber auch Jugendliche und postmenopausale Frauen können betroffen sein. Auch extramammäre Lokalisationen wie Axilla und Vulva wurden beschrieben [63]. Selten tritt PASH auch bei Männern im Zusammenhang mit Gynäkomastie auf [64].

3.5.3 Pathologie

Die noduläre PASH ähnelt makroskopisch einem Fibroadenom. Typisch ist ein umschriebener solitärer fester Knoten. Die Schnittfläche besteht aus homogenem weißlichen fibrösen Gewebe mit schlitzartigen Hohlräumen. Die Größe variiert von mikroskopisch kleinen Herden bis zu klinisch tastbaren Knoten von 1–12 cm Größe. In Einzelfällen wurden rapide wachsende Tumoren bis 35 cm beschrieben [61],[62],[65],[66],[67].

Histologisch besteht die PASH aus einem Netzwerk schlitzartiger Hohlräume, die von Myofibroblasten ausgekleidet werden und Blutgefäßen ähneln. Im Gegensatz zu diesen finden sich in den Hohlräumen aber keine Erythrozyten. Das umgebende Stroma enthält Kollagen. Immunhistochemisch sind die stromalen Myofibroblasten positiv für Vimentin, CD34, Progesteronrezeptor, *smooth muscle actin*, Desmin und Bcl2, reagieren aber negativ mit dem endothelialen Marker Faktor VIII [68],[69].

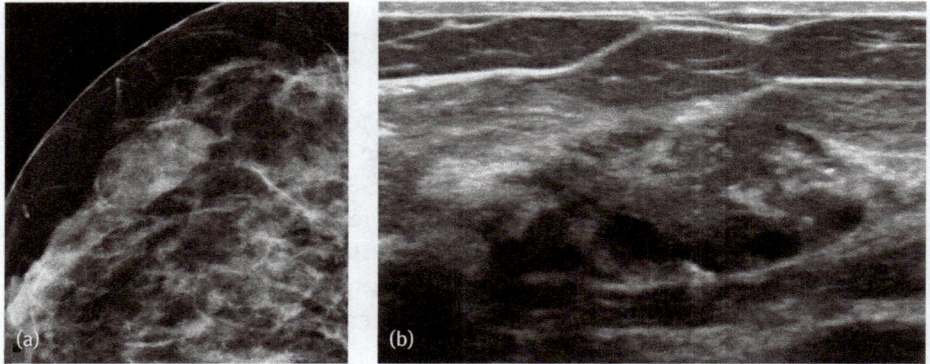

Abb. 3.15: (a) Mammografischer Befund bei der nodulären Form der PASH: Glatt begrenzter ovaler Herdbefund mit punktförmigen intrafokalen Mikrokalkablagerungen; (b) Sonografisch zeigt sich ein ovaler inhomogener Herd mit randständigen zystischen Arealen. PASH = Pseudoangiomatöse Stromahyperplasie.

3.5.4 Diagnostik

Die bildgebenden Befunde einer PASH sind unspezifisch und können bei der nodulären Form der von Fibroadenomen ähneln. *Mammografisch* zeigt sich hier ein überwiegend glatt begrenzter solitärer Herdbefund (s. Abb. 3.15a). *Sonografisch* findet sich ein glatt begrenzter ovaler hypoechogener Herd mit dorsaler Schallverstärkung. Bisweilen zeigt das sonografische Bild auch eine heterogene Echogenität, unregelmäßige Ränder und ein indifferentes dorsales Schallverhalten [6] (s. Abb. 3.15b).

Die diffuse nicht herdförmige Form der PASH weist in der Bildgebung keine charakteristischen Befunde auf und kann somit nicht von anderen benignen Veränderungen unterschieden werden. Zum Nutzen der *Magnetresonanztomografie* in der Diagnostik der PASH ist die Datenlage unzureichend.

Die minimalinvasive perkutane Biopsie ist Standard in der Diagnostik von unklaren Herdbefunden. Die Befunde einer PASH in der Stanzbiopsie sind jedoch nicht spezifisch. Deshalb muss in der interdiziplinären postinterventionellen Fallkonferenz sichergestellt werden, dass Klinik, Bildgebung und histologischer Befund kongruent sind.

3.5.5 Therapie

Gutartige Zufallsbefunde ohne Symptomatik können im Verlauf kontrolliert werden. Bei symptomatischem Tastbefund, Größenzunahme oder fehlender Korrelation zwischen Bildgebung und Histologie wird die chirurgische Exzision empfohlen. Die Rezidivirate wird mit 13–26 % angegeben [71]. Deshalb sind postoperativ klinische und sonografische Verlaufskontrollen indiziert.

> Das Auftreten einer pseudoangiomatösen Stromahyperplasie ist nicht mit einem erhöhten Brustkrebsrisiko assoziiert [70].

3.6 Lipom

3.6.1 Definition und Häufigkeit

Lipome sind langsam wachsende gutartige mesenchymale Tumoren, die vom reifen Fettgewebe ausgehen. Sie präsentieren sich gewöhnlich als weicher umschriebener beweglicher Knoten. Lipome sind häufig und repräsentieren ca. 5 % aller gutartigen Neubildungen. Sie fallen oft als Zufallsbefund bei der Sonografie auf. Lipome können einseitig oder bilateral und als solitäre Knoten bzw. multipel auftreten. Der Erkrankungsgipfel liegt zwischen dem 40. und 60. Lebensjahr.

3.6.2 Pathologie

Makroskopisch sind Lipome gut begrenzte gelbliche weiche Tumoren, die von einer zarten Bindegewebskapsel umgeben sind. Histologisch bestehen Lipome aus einer Ansammlung reifer Adipozyten. Varianten der Lipome sind das spindelzellige Lipom, das Angiolipom, das Hibernom und das Chondrolipom.

3.6.3 Diagnostik

Mammografisch stellen sich Lipome als ovale strahlentransparente (fettdichte) Tumoren dar, die von zarten Bindegewebssepten durchzogen und von einer dünnen Kapsel umgeben sind. Das mammografische Bild ist so eindeutig, dass keine histologische Diagnosesicherung notwendig ist [5]. Jedoch können kleinere Lipome im dichten Drüsengewebe maskiert sein.

Sonografisch imponieren Lipome als ovale glatt begrenzte homogene Läsionen mit variabler Echogenität: isoechogen wie das umgebende Fettgewebe oder auch hyperechogen bei einer dichteren Anordnung der Adipozyten (s. Abb. 3.16).

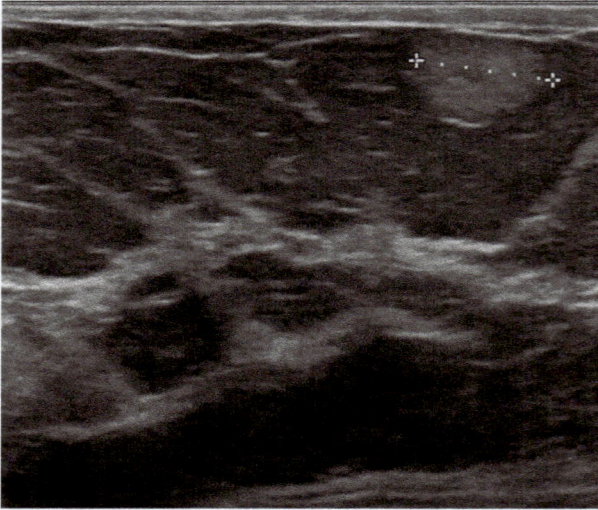

Abb. 3.16: Sonografischer Zufallsbefund eines Lipoms: Ovaler glatt begrenzter echoreicher Herdbefund.

3.6.4 Therapie

Eine Therapie in Form der chirurgischen Exzision ist nur bei großen Lipomen über 10 cm Durchmesser notwendig. Das Auftreten von atypischen lipomatösen Tumoren bzw. Liposarkomen im Bereich der Brust ist eine ausgesprochene Rarität [72].

3.7 Seltene benigne Tumoren

Folgende benigne Tumoren stellen in der Brust eine ausgesprochene Rarität dar und werden deshalb nur kurz beschrieben:
– gutartige mesenchymale Tumoren (Leimyom, Neurofibrom, benigner Spindelzelltumor, Myofibroblastom, Chondrom, Osteom),
– Angiome,
– Granularzelltumoren.

Gutartige mesenchymale Tumoren

Leiomyome sind Proliferationen aus der glatten Muskulatur von Gefäßen, der Mamille oder der Milchgänge.

Das *Neurofibrom* und das noch seltenere *Neurilemmom* entstehen aus den Nervenscheiden peripherer Nerven. Neurilemmome kommen gelegentlich in der Axilla vor und können dort Lymphknotenmetastasen vortäuschen (s. Abb. 3.17).

Das benigne *Myofibroblastom* ist ebenso wie die metaplastisch entstandenen *Chondrome* und *Osteome* mesenchymalen Ursprungs.

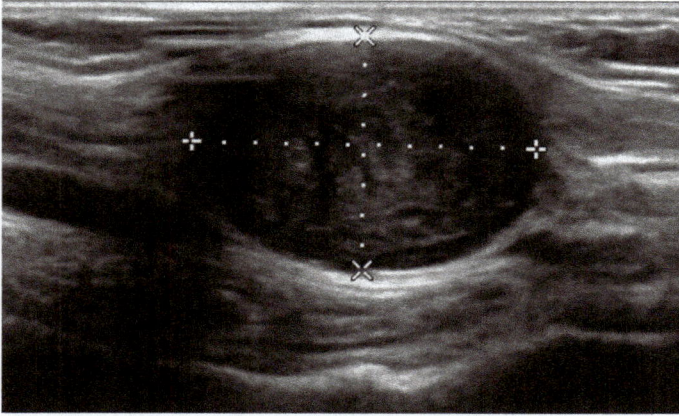

Abb. 3.17: Prämenopausale Patientin mit 2 cm großem Tastbefund rechts axillär – klinisch Verdacht auf Lymphknotenschwellung. Sonografisch ovaler glatt begrenzter echoarmer Herd in unmittelbarer Nachbarschaft der Vena axillaris. Die umgebenden Strukturen werden verdrängt. Es handelt sich um ein Neurilemmom.

Diese Tumoren sind histologisch durch eine noduläre Wuchsform gekennzeichnet. In der Bildgebung erscheinen sie als glatt begrenzte ovale bis runde Herdbefunde und sind nicht von Fibroadenomen zu unterscheiden. Das diagnostische und therapeutische Vorgehen entspricht daher dem bei Fibroadenomen [5],[73].

Angiome

Zu den äußerst seltenen intramammären Angiomen zählen die Hämangiome, das Lymphangiom, die fettreichen Angiolipome und die Angiomatose. Diese Tumoren zeichnen sich durch eine gute Vaskularisation aus. Klinisch fallen sie kaum auf. Bei subkutaner Lage können sie als livide Verfärbung der Haut wahrgenommen werden und schwammartig ertastbar sein.

Hämangiome stellen sich mammografisch als umschriebene Herdbefunde mit großer Ähnlichkeit zu Fibroadenomen dar. Sonografisch weisen die glatt begrenzten ovalen bis lobulierten Läsionen eine variable Echogenität auf und sind in 45 % hypoechogen. Dopplersonografisch können sie wenig oder stark vaskularisiert erscheinen, je nach Anzahl der blutzuführenden Gefäße [74]. Eine maligne Entartung ist unwahrscheinlich [75].

Lymphangiome, *Angiolipome* und die *Angiomatose* fallen durch diffuses flächiges oder gelapptes Wachstum auf. Lymphangiome sind seltene gutartige Malformationen der Lymphgefäße mit Dilatation und Lymphozelenbildung. Sie treten bevorzugt im Kindesalter auf, in 20 % mit Lokalisation in der Axilla. Die Therapie besteht in der Exzision [76]. Angiolipome stellen eine benigne Neoplasie von reifen Adipozyten und vaskulären Proliferationen mit zarter Kapsel dar. Mammografisch ist ein glatt berandeter Herd sichtbar, sonografisch eine ovale gut begrenzte hyperechogene Läsion mit Vaskularisation [77],[78]. Eine Exzision ist bei rascher Größenzunahme indiziert.

Granularzelltumoren

Granularzelltumoren (früher Myoblastom genannt) sind benigne Tumoren, die von den perineuralen Scheiden bzw. Schwann'schen Zellen peripher Nerven ausgehen. Sie können im gesamten Körper vorkommen, bevorzugt jedoch in der oberen Körperhälfte. In der Brust sind sie eher im oberen inneren Quadranten lokalisiert. Granularzelltumoren fallen klinisch als indolente tastbare Knoten von 1–5 cm Größe auf. Im Gegensatz zu anderen benignen Tumoren können Granularzelltumoren in der Bildgebung mit unscharf begrenztem Rand und mammografischem Nachweis von Spiculae erscheinen und sind somit nicht von malignen Tumoren unterscheidbar. Die histologische Diagnosestellung erfolgt durch Stanzbiopsie. Histopathologisch typisch sind Zellen, die neben einem kleinen Zellkern massenhaft granuläres eosinophiles Zytoplasma aufweisen Die Therapie besteht in der Exzision in sano. Die Rezidivrate beträgt 2–8 %. Sehr selten entwickeln sich maligne Granularzelltumoren mit Metastasierungspotenzial. Die Wahrscheinlichkeit ist höher bei Tumoren > 5 cm oder palpablen Lymphknoten [79].

3.8 Zysten

3.8.1 Definition

In der Brust stellen Zysten mit Flüssigkeit gefüllte umschrieben dilatierte periphere Milchgangssegmente dar. Sie gehören damit zu den nicht proliferierenden Mammaläsionen. Zysten sind in Form und Größe variabel und können solitär oder multipel vorkommen. Sie entwickeln sich aus der terminalen duktulo-lobulären Einheit [80]. Man unterscheidet laut sonografischer BI-RADS-Klassifikation [6]:
– einfache Zysten (BI-RADS 2),
– gruppierte Mikrozysten,
– komplizierte Zysten (BI-RADS 3),
– komplexe Zysten (BI-RADS 4).

Einfache Zysten: Diese Zysten sind definiert als umschriebene runde oder ovale echofreie Herdbefunde mit dorsaler Schallverstärkung.

Gruppierte Mikrozysten: Als gruppierte Mikrozysten bezeichnet man gruppierte echoleere Läsionen, die alle kleiner als 2–3 mm im Durchmesser sind und durch schmale (< 0,5 mm) Septen getrennt sind. Sie weisen keine soliden Komponenten auf.

Komplizierte Zysten: Die Kriterien einer einfachen Zyste erfüllen komplizierte Zysten nur teilweise. Sie weisen Binnenechos auf, die durch proteinreiche Flüssigkeit wie

Blut oder Pus verursacht werden. Es können auch Septen < 3 mm ohne solide Anteile vorkommen.

Komplexe Zysten: Gegenüber komplizierten Zysten sind komplexe Zysten durch eine dicke Zystenwand oder intrazystische Septen > 3 mm bzw. das Vorhandensein einer diskreten soliden Komponente einschließlich solider Wandknötchen gekennzeichnet. Laut BI-RADS-Klassifikation bezeichnet man letztere auch als komplexe zystische und solide Läsion.

3.8.2 Häufigkeit

Zysten repräsentieren die häufigsten palpablen Tumoren der Brust. Etwa die Hälfte der prämenopausalen Frauen weist fibrozystische Veränderungen auf, bei 20–25 % der Frauen sind Makrozysten vorhanden [5]. Zysten werden häufig als Zufallsbefund im Rahmen der Brustkrebsfrüherkennung entdeckt.

3.8.3 Pathologie und Pathophysiologie

Zysten sind gutartige Brustveränderungen. *Einfache Zysten* bestehen aus einer inneren Epithelschicht und einer äußeren Myoepithelschicht, die von umgebendem komprimierten Bindegewebe umgeben sind. Die Zystenwand kann verschiedene Formen der epithelialen Hyperplasie aufweisen, selten auch Atypien. Das Entartungsrisiko einfacher Zysten ist jedoch mit 0,1–1 % sehr gering [81]. *Komplizierte Zysten* haben einen heterogenen Ursprung. Sie können in vorgeformten Hohlräumen (Milchgänge, Zysten) oder durch Hohlraumbildung infolge Nekrose oder Blutung entstehen. Retentionszysten oder chronische Mastitis führen zu inflammatorischen Veränderungen. *Komplexe Zysten* entstehen als Folge von Sekretion oder rezidivierender Blutung, z. B. bei intraduktalen Papillomen oder papillären Karzinomen. Solide Tumoren mit hoher Proliferation können durch zentrale Nekrosen zystische Hohlräume bilden [5].

3.8.4 Diagnostik

Die klinischen Symptome von Mammazysten sind eher unspezifisch. Kleine Zysten sind asymptomatisch. Zysten können ein Ziehen oder brennende Schmerzen insbesondere prämenstruell verursachen. Größere Zysten fallen als elastischer mobiler Tastbefund auf. Da Zysten perimenopausal verstärkt auftreten, liegt die klinische Relevanz in der Abgrenzung von einem Malignom.

3.8.4.1 Sonografischer Befund

Die Sonografie ist die Methode der Wahl zur Unterscheidung zwischen zystischem und solidem Herdbefund. Des Weiteren dient die Sonografie der näheren Klassifikation zystischer Läsionen.

Einfache Mammazysten: Die einfache Mammazyste ist durch vier Merkmale charakterisiert: Sie ist umschrieben, rund oder oval, echofrei und zeigt eine dorsale Schallverstärkung (s. Abb. 3.18a–b). Dieser sicher benigne Befund (BI-RADS 2, Malignomrisiko 0 %) bedarf keiner weiteren Diagnostik.

Gruppierte Mikrozysten: Bei gruppierten Mikrozysten finden sich Cluster von echofreien Herdläsionen mit jeweils < 2–3 mm Durchmesser, die durch zarte Septen unterteilt sind und keine soliden Anteile aufweisen (s. Abb. 3.19a). Der Rand erscheint oft lobuliert, darf aber nicht unscharf sein. Werden sie erstmals diagnostiziert, ist eine Klassifikation als BI-RADS 3 (Malignomrisiko < 3 %) gerechtfertigt. Bei Befundkonstanz nach kurzfristiger Verlaufskontrolle (6 Monate) erfolgt die Einstufung als BI-RADS 2.

Komplizierte Zysten: Diese Zysten enthalten Débris und weisen daher sonografisch Binnenechos auf (s. Abb. 3.19b). Diese können ein geschichtetes Aussehen haben und sich bei Lageveränderung der Patientin bewegen. Mittels Sonografie kann eine Sedimentation nachgewiesen werden. Tumorverdächtige solide Komponenten sollten ausgeschlossen werden, ggf. unter Nutzung der Elastografie und Farbdopplersonografie. Laut einer Studie aus dem Jahr 2010 stellten nur 12 % der komplizierten Zysten solide Läsionen dar, die Malignitätsrate betrug 0,42 % [82]. Daher wird eine Einstu-

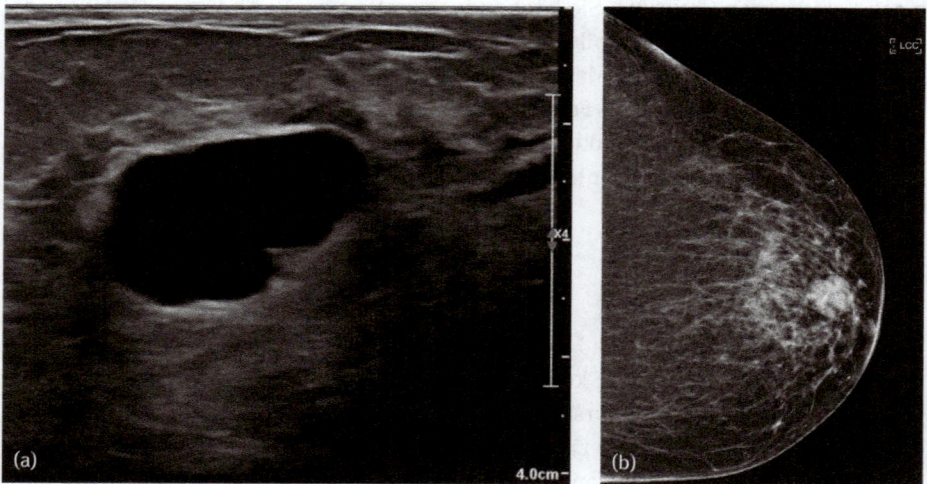

Abb. 3.18: Makrozyste links retromamillär. (a) Sonografisch zeigt sich ein ovaler glatt begrenzter echoleerer Herd mit lateralen Schallschatten und dorsaler Schallverstärkung; (b) Der korrespondierende Befund in der Mammografie ist ein glatt begrenzter rundlicher Herd.

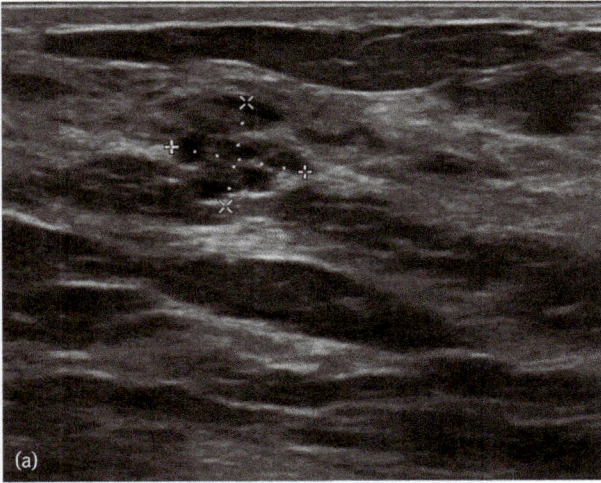

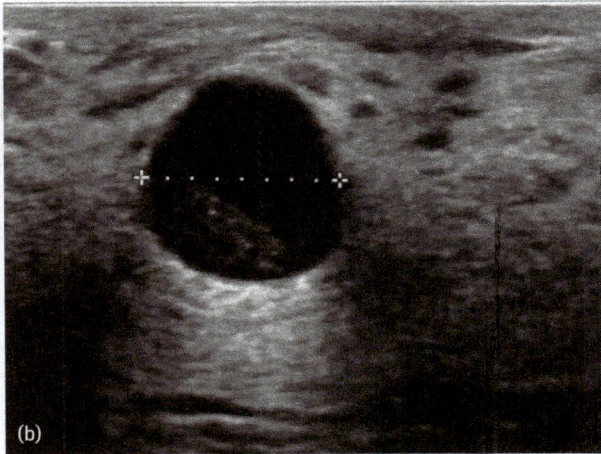

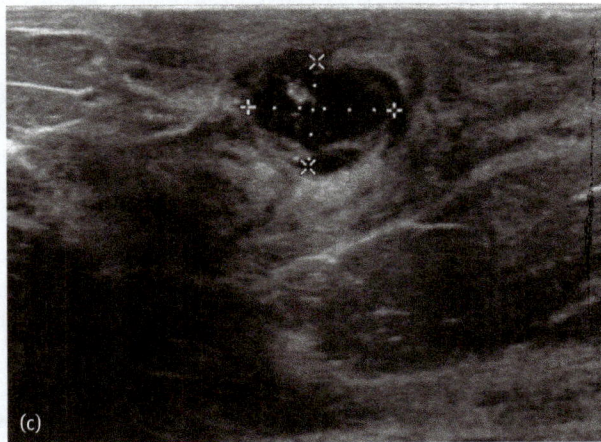

Abb. 3.19: (a) Gruppierte Mikrozyste; (b) Komplizierte Zyste mit Débris – durch Lagewechsel verändert sich dieser im Gegensatz zu einer echten soliden Raumforderung; (c) Komplexe Zyste mit Septierung bei Mastitis non puerperalis.

fung als BI-RADS 3 empfohlen. Bei Größenprogredienz um 20 % nach 6 Monaten ist eine minimalinvasive Biopsie ratsam.

Komplexe Zysten: Ein variables sonografisches Aussehen haben komplexe Zysten. Größtenteils weisen sie eine dorsale Schallverstärkung auf. Der Rand kann mikro- oder makrolobuliert, unscharf begrenzt oder sogar irregulär sein (s. Abb. 3.19c).

Eine Randsaumverbreiterung > 0,5 mm oder breite interne Septen kommen bei inflammatorischen Zysten und fibrozystischer Mastopathie ebenso wie bei Fettgewebsnekrosen vor. Letztere sind durch ihre Nähe zu Narben gekennzeichnet.

Hämatome, Serome und Lymphozelen sind durch Anamnese eines Traumas oder einer Operation identifizierbar. Abszesse fallen durch die typische Klinik einer Rötung sowie eines dolenten Tastbefundes auf. Als maligne Differenzialdiagnose sind die schnell proliferierenden invasiv-duktalen Mammakarzinome relevant (s. Abb. 3.20a–b).

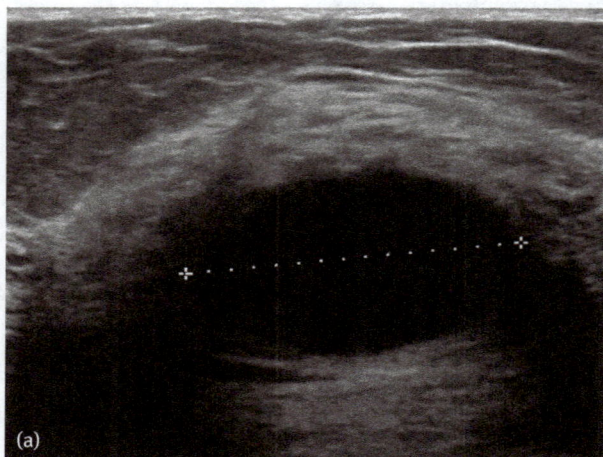

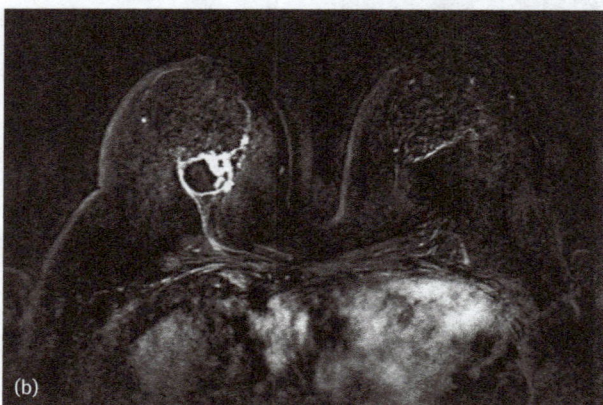

(a)

(b)

Abb. 3.20: Triple-negatives Mammakarzinom bei 53-jähriger postmenopausaler Patientin mit 3 cm großem Tastbefund der rechten Mamma. (a) Sonografisch Verdacht auf Makrozyste. Zystenpunktion mit hämorrhagischem Aspirat. Zytologie negativ; (b) MR-mammografisch in den Substraktionsaufnahmen pathologische Kontratsmittelanreicherung im Randbereich der zystischen Läsion mit malignomtypischer Kontrastmittelkinetik. Histologische Diagnosesicherung durch offene Biopsie.

Komplexen Zysten mit einem zystischen Anteil von > 50 % können folgende Pathologien zugrunde liegen: Zysten mit Débris, Fettgewebsnekrosen, Galaktozelen und papilläre Läsionen. Abzugrenzen sind diese vom gekapselten papillären Karzinom, einer seltenen Form des Mammakarzinoms.

Das sonografische Bild zystischer Läsionen mit vorherrschend solider Komponente kann durch komplexe Fibroadenome und Phylloidtumoren verursacht werden. Differenzialdiagnostisch ist an nicht invasive und invasive Formen des Mammakarzinoms zu denken [83].

3.8.4.2 Mammografischer Befund

Sind Zysten von Fettgewebe umgeben, stellen sie sich mammografisch als runde oder ovale scharf begrenzte Herdbefunde, gelegentlich mit Halo-Zeichen, dar. Bei Überlagerung durch Drüsengewebe sehen Zysten wie unspezifische Herdbefunde aus. Entzündliche Zysten können einen unscharfen Rand aufweisen. Gelegentlich weist die Zystenwand eine zarte Randverkalkung auf. Die ergänzende Sonografie erlaubt die Differenzierung von zystischen und soliden Befunden.

Ölzysten: Ein mammografisch pathognomonisches Bild zeigen Ölzysten (s. Abb. 3.21). Diese entstehen nach einem vorausgegangenen Trauma und entsprechen einem Tumor, der überwiegend nekrotisches Material enthält. Klinisch imponieren sie als derber fixierter und somit suspekter Tastbefund. Mammografisch erscheinen Ölzysten als strahlentransparenter Herdbefund mit glatten Innenkonturen. Sie weisen eine teils verdickte Kapsel auf, die eierschalenförmige Verkalkungen enthalten kann. Dieses Bild ist so typisch, dass es keiner weiteren Abklärung bedarf [5].

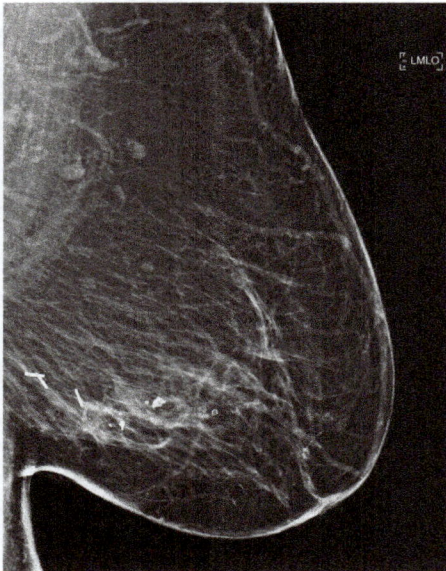

Abb. 3.21: Ölzysten. Das Mammogramm zeigt in der Narbenregion zwei ovale glatt begrenzte Strukturauslöschungen.

3.8.5 Therapie

Symptomatische Zysten oder Größenzunahme können nach Ausschöpfen konservativer Maßnahmen eine therapeutische Zystenpunktion erfordern. Bei makroskopisch auffälligem Zystenpunktat ist eine zytologische Untersuchung des Aspirats indiziert. Der Nachweis atypischer Zellen oder papillärer Zellkomplexe im Zystenaspirat bedingt die histologische Abklärung. Sollte bereits sonografisch der Verdacht auf eine papilläre Läsion bestehen, ist die Exzision der Zyste durch sonografische Vakuumbiopsie mit Clipmarkierung oder eine offene Biopsie notwendig.

Literatur

[1] Tan PH, Ellis IO. Myoepithelial and epithelial-myoepithelial, mesenchymal and fibroepithelial breast lesions: updates from the WHO Classification of Tumours of the Breast 2012. J Clin Pathol 2013; 66(6): 465–70.

[2] Krings G, Bean GR, Chen YY. Fibroepithelial lesions; The WHO spectrum. Semin Diagn Pathol 2017; 34(5): 438–52.

[3] Pike AM, Oberman HA. Juvenile (cellular) adenofibromas. A clinicopathologic study. Am J Surg Pathol 1985; 9(10): 730–6.

[4] Loke, BN, Md Nasir ND, Thike AA et al. Genetics and genomics of breast fibroadenomas. J Clin Pathol 2018; 71(5): 381–7.

[5] Heywang-Köbrunner SH, Schreer I. Bildgebende Mammadiagnostik. Stuttgart: Thieme 2015; 292–308.

[6] Mercado CL. BI-RADS update. Radiol Clin North Am 2014; 52(3): 481–7.

[7] Madjar H, Ohlinger R, Mundinger A et al. [BI-RADS-analoge DEGUM criteria for findings in breast ultrasound –consensus of the DEGUM Committee on Breast Ultrasound]. Ultraschall Med 2006; 27(4): 374–9.

[8] Dupont WD, Page DL, Parl FF et al. Long-term risk of breast cancer in women with fibroadenoma. N Engl J Med 1994; 331(1): 10–15.

[9] Ciurea AI, Herta HA, Iacoban CG et al. Fibroadenomas and breast carcinoma: a possible answer to a frequently asked question. A pictorial essay. Med Ultrason 2018; 20(3): 385–91.

[10] Sklair-Levy M, Sella T, Alweiss T et al. Incidence and management of complex fibroadenomas. AJR Am J Roentgenol 2008; 190(1): 214–8.

[11] Wu YT, Chen ST, Chen CJ et al. Breast cancer arising within fibroadenoma: collective analysis of case reports in the literature and hints on treatment policy. World J Surg Oncol 2014; 12: 335.

[12] DGK, Deutsche Krebshilfe, AWMF. Leitlinienprogramm Onkologie: Interdisziplinäre S3-Leitlinie für die Früherkennung, Diagnostik, Therapie und Nachsorge des Mammakarzinoms. Langversion 4.1 – September2018. https://www.leitlinienprogramm-onkologie.de/fileadmin/user_upload/Downloads/Leitlinien/Mammakarzinom_4_0/Version_4.1/LL_Mammakarzinom_Langversion_4.1.pdf (letzter Zugriff: 10.06.2019).

[13] Hahn M, Krainick-Strobel U, Toellner T et al. Interdisciplinary consensus recommendations for the use of vacuum-assisted breast biopsy under sonographic guidance: first update 2012. Ultraschall Med 2012; 33(4): 366–71.

[14] Tomkovich KR. Interventional radiology in the diagnosis and treatment of diseases of the breast: a historical review and future perspective based on currently available techniques. AJR Am J Roentgenol 2014; 203(4): 725–33.

[15] Golatta M, Harcos A, Pavlista D et al. Ultrasound-guided cryoablation of breast fibroadenoma: a pilot trial. Arch Gynecol Obstet 2015; 291(6): 1355–60.

[16] Hahn M, Fugunt R, Schoenfisch B et al. High intensity focused ultrasound (HIFU) for the treatment of symptomatic breast fibroadenoma. Int J Hyperthermia 2018; 35(1):463–70.

[17] Kovatcheva R, Zaletel K, Vlahov J, Stoinov J. Long-term efficacy of ultrasound-guided high-intensity focused ultrasound treatment of breast fibroadenoma. J Ther Ultrasound 2017; 5: 1.

[18] Shaaban M, Barthelmes L. Benign phyllodes tumours of the breast: (Over) treatment of margins – A literature review. Eur J Surg Oncol 2017; 43(7): 1186–90.

[19] Arrigoni MG, Dockerty MB, Judd ES. The identification and treatment of mammary hamartoma. Surg Gynecol Obstet 1971; 133(4): 577–82.

[20] Charpin C, Mathoulin MP, Andrac L et al. Reappraisal of breast hamartomas. A morphological study of 41 cases. Pathol Res Pract 1994; 190(4): 362–71.

[21] Guray M, Sahin AA. Benign breast diseases: classification, diagnosis, and management. Oncologist 2006; 11(5): 435–49.

[22] Tse GM, Law BK, Ma TK et al. Hamartoma of the breast: a clinicopathological review. J Clin Pathol 2002; 55(12): 951–4.

[23] Ngeow J, Sesock K, Eng C. Breast cancer risk and clinical implications for germline PTEN mutation carriers. Breast Cancer Res Treat 2017; 165(1): 1–8.

[24] Pilarski R, Burt R, Kohlman W et al. Cowden syndrome and the PTEN hamartoma tumor syndrome: systematic review and revised diagnostic criteria. J Natl Cancer Inst 2013; 105(21): 1607–16.

[25] Böcker W, Decker T. Benigne proliferative Erkrankungen. In: Pathologie. Klöppel G, Dietel M (Hrsg). Berlin, Heidelberg: Springer 2013.

[26] Silverberg SG, MasoodS. The breast. In: Silverberg SG, Frable WJ (eds). Principles and Practice of Surgical Pathology and Cytopathology. New York: Churchill-Livingstone 1997; 575–673.

[27] Efared B, Sidibé IS, Abdoulaziz S et al. Tubular adenoma of the breast: a clinicopathologic study of a series of 9 cases. Clin Med Insights Pathol 2018; 11: 1179555718757499.

[28] Langer A, Mohallem M, Berment H et al. Breast lumps in pregnant women. Diagn Interv Imaging 2015; 96(10): 1077–87.

[29] Hertel BF, Zaloudek C, Kempson RL. Breast adenomas. Cancer 1976; 37(6): 2891–905.

[30] Rakha EA, Badve S, Eusebi V et al. Breast lesions of uncertain malignant nature and limited metastatic potential: proposals to improve their recognition and clinical management. Histopathology 2016; 68(1): 45–56.

[31] John BJ, Griffiths C, Ebbs SR. Pleomorphic adenoma of the breast should be excised with a cuff of normal tissue. Breast J 2007; 13(4): 418–20.

[32] Hayes MM, Lesack D, Girardet C et al. Carcinoma ex-pleomorphic adenoma of the breast. Report of three cases suggesting a relationship to metaplastic carcinoma of matrix-producing type. Virchows Arch 2005; 446(2): 142–9.

[33] Genelhu MC, Cardoso SV, Gobbi H, Cassali GD. A comparative study between mixed-type tumours from human salivary and canine mammary glands. BMC Cancer 2007; 7: 218.

[34] Sumkin JH, Perrone AM, Harris KM, Nath ME et al. Lactating adenoma: US features and literature review. Radiology 1998; 206(1): 271–4.

[35] Barco Nebreda I, Vidal MC, Fraile M et al. Lactating adenoma of the breast. J Hum Lact 2016; 32(3): 559–62.

[36] Bock K, Duda VF, Hadji P et al. [Sonographic variability of lactating adenoma demonstrated by a longitudinal evaluation of 4 cases]. Ultraschall Med 2001; 22(4): 176–81.

[37] Saimura M, Anan K, Mitsuyama S et al. Ductal carcinoma in situ arising in tubular adenoma of the breast. Breast Cancer 2015; 22(4): 428–31.

[38] Ohuchi N, Abe R, Takahashi T, Tezuka F. Origin and extension of intraductal papillomas of the breast: a three-dimensional reconstruction study. Breast Cancer Res Treat 1984; 4(2): 117–28.

[39] Eiada R, Chong J, Kulkarni S et al. Papillary lesions of the breast: MRI, ultrasound, and mammographic appearances. AJR Am J Roentgenol 2012; 198(2): 264–71.

[40] Moon HJ et al. Breast papilloma without atypia and risk of breast carcinoma. Breast J 2014; 20(5): 525–33.

[41] Georgian-Smith D, Lawton TJ. Variations in physician recommendations for surgery after diagnosis of a high-risk lesion on breast core needle biopsy. AJR Am J Roentgenol 2012; 198(2): 256–63.

[42] Wei S. Papillary lesions of the breast: an update. Arch Pathol Lab Med 2016; 140(7): 628–43.

[43] Krieger N, Hiatt RA. Risk of breast cancer after benign breast diseases. Variation by histologic type, degree of atypia, age at biopsy, and length of follow-up. Am J Epidemiol 1992; 135(6): 619–31.

[44] Tan PH, Schnitt SJ, van de Vijver MJ et al. Papillary and neuroendocrine breast lesions: the WHO stance. Histopathology 2015; 66(6): 761–70.

[45] European Guidelines for quality assurance in breast cancer screening and diagnosis. Luxemburg: Office for Official Publications of the European Communities 2006.

[46] Langer F, Hille-Betz U, Kreipe HH. [Papillary lesions of the breast]. Pathologe 2014; 35(1): 36–44.

[47] Lau S, Küchenmeister I, Stachs A et al. Pathologic nipple discharge: surgery is imperative in postmenopausal women. Ann Surg Oncol 2005; 12(7): 546–51.

[48] Kalu ON, Chow C, Wheeler A et al. The diagnostic value of nipple discharge cytology: breast imaging complements predictive value of nipple discharge cytology. J Surg Oncol 2012; 106(4): 381–5.

[49] Ganesan S, Karthik G, Joshi M, Damodaran V. Ultrasound spectrum in intraductal papillary neoplasms of breast. Br J Radiol 2006; 79(946): 843–9.

[50] Wang LJ, Wu P, Li XX et al. Magnetic resonance imaging features for differentiating breast papilloma with high-risk or malignant lesions from benign papilloma: a retrospective study on 158 patients. World J Surg Oncol 2018; 16(1): 234.

[51] Ohlinger R, Stomps A, Paepke S et al. Ductoscopic detection of intraductal lesions in cases of pathologic nipple discharge in comparison with standard diagnostics: the German multicenter study. Oncol Res Treat 2014; 37(11): 628–32.

[52] Balci FL, Feldman SM. Exploring breast with therapeutic ductoscopy. Gland Surg 2014; 3(2): 136–41.

[53] Lewis JT, Hartmann LC, Vierkant RA et al. An analysis of breast cancer risk in women with single, multiple, and atypical papilloma. Am J Surg Pathol 2006; 30(6): 665–72.

[54] Shamonki J, Chung A, Huynh KT et al. Management of papillary lesions of the breast: can larger core needle biopsy samples identify patients who may avoid surgical excision? Ann Surg Oncol 2013; 20(13): 4137–44.

[55] Wen X, Cheng W. Nonmalignant breast papillary lesions at core-needle biopsy: a meta-analysis of underestimation and influencing factors. Ann Surg Oncol 2013; 20(1): 94–101.

[56] Calhoun BC , Collins LC. Recommendations for excision following core needle biopsy of the breast: a contemporary evaluation of the literature. Histopathology 2016; 68(1): 138–51.

[57] Arbeitsgemeinschaft Gynäkologische Onkologie e. V. https://www.ago-online.de/de/infothek-fuer-aerzte/leitlinienempfehlungen/mamma (letzter Zugriff: 06.07.2019).

[58] Wallwiener D (Hrsg). Atlas der gynäkologischen Operationen. Stuttgart: Thieme 2009.

[59] Bazzocchi F, Santini D, Martinelli G et al. Juvenile papillomatosis (epitheliosis) of the breast. A clinical and pathologic study of 13 cases. Am J Clin Pathol 1986; 86(6): 745–8.

[60] Cheng E, D'Alfonso T Patel A et al. Mammary juvenile papillomatosis ("Swiss cheese" disease): Study of 121 cases reiterates need for long-term follow-up. Breast J 2018; 24(6): 1136–7.

[61] Vuitch MF, Rosen PP, Erlandson RA. Pseudoangiomatous hyperplasia of mammary stroma. Hum Pathol 1986; 17(2): 185–91.

[62] Ibrahim RE, Sciotto CG, Weidner N. Pseudoangiomatous hyperplasia of mammary stroma. Some observations regarding its clinicopathologic spectrum. Cancer 1989; 63(6): 1154–60.

[63] Assylbekova B, Yan P, Yang M. Phyllodes tumour of vulva with prominent pseudoangiomatous stromal hyperplasia features: A case report and review of literature. J Obstet Gynaecol 2016; 36(1): 139–40.

[64] Mizutou A, Nakashima K, Moriya T. Large pseudoangiomatous stromal hyperplasia complicated with gynecomastia and lobular differentiation in a male breast. Springerplus 2015; 4: 282.

[65] Castro CY, Whitman GJ, Sahin AA. Pseudoangiomatous stromal hyperplasia of the breast. Am J Clin Oncol 2002; 25(2): 213–6.

[66] Abdelrahman T, Young P, Kozyar O et al. Giant pseudoangiomatous stromal hyperplasia presenting in the breast of a prepubertal child. BMJ Case Rep 2015; 2015: pii: bcr2014206797.

[67] Teh HS, Chiang SH, Leung JW et al. Rapidly enlarging tumoral pseudoangiomatous stromal hyperplasia in a 15-year-old patient: distinguishing sonographic and magnetic resonance imaging findings and correlation with histologic findings. J Ultrasound Med 2007; 26(8): 1101–6.

[68] Powell CM, Cranor ML, Rosen PP. Pseudoangiomatous stromal hyperplasia (PASH). A mammary stromal tumor with myofibroblastic differentiation. Am J Surg Pathol 1995; 19(3): 270–7.

[69] Jaunoo SS, Thrush S, Dunn P. Pseudoangiomatous stromal hyperplasia (PASH): a brief review. Int J Surg 2011; 9(1): 20–2.

[70] Degnim AC, Frost MH, Radisky DC et al. Pseudoangiomatous stromal hyperplasia and breast cancer risk. Ann Surg Oncol 2010; 17(12): 3269–77.

[71] Gresik CM, Godellas C, Aranha GV et al. Pseudoangiomatous stromal hyperplasia of the breast: a contemporary approach to its clinical and radiologic features and ideal management. Surgery 2010; 148(4): 752–7; discussion 757–8.

[72] Briski LM, Jeffries DO, Jorns JM. Primary atypical lipomatous tumor/well-differentiated liposarcoma (ALT/WDL) of the breast. Breast J 2018; 24(3): 400–1.

[73] Porter GJ, Evans AJ, Lee AH et al. Unusual benign breast lesions. Clin Radiol 2006; 61(7): 562–9.

[74] Glazebrook KN, Morton MJ, Reynolds C. Vascular tumors of the breast: mammographic, sonographic, and MRI appearances. AJR Am J Roentgenol 2005; 184(1): 331–8.

[75] Sebastiano C, Gennaro L, Brogi E et al. Benign vascular lesions of the breast diagnosed by core needle biopsy do not require excision. Histopathology 2017; 71(5): 795–804.

[76] Park T, Lee HS, Jung EJ et al. Concomitant breast and axillary lymphangioma in an adult: A case report and a review of the literature. Medicine (Baltimore) 2018; 97(45): e12946.

[77] Weinstein SP, Conant EF, Acs G. Case 59: Angiolipoma of the breast. Radiology 2003; 227(3): 773–5.

[78] Gossner J. [Angiolipom als Ursache einer wachsenden echoreichen Raumforderung der Mamma]. Rofo 2017; 189(7): 672–3.

[79] Fujiwara K, Maeda I, Mimura H. Granular cell tumor of the breast mimicking malignancy: a case report with a literature review. Acta Radiol Open 2018; 7(12): 2058460118816537.

[80] Hines N, Slanetz PJ, Eisenberg RL. Cystic masses of the breast. AJR Am J Roentgenol 2010; 194(2): W122–33.

[81] Dixon JM, McDonald C, Elton RA, Miller WR. Risk of breast cancer in women with palpable breast cysts: a prospective study. Edinburgh Breast Group. Lancet 1999; 353(9166): 1742–5.

[82] Berg WA, Sechtin AG, Marques H, Zhang Z. Cystic breast masses and the ACRIN 6666 experience. Radiol Clin North Am 2010; 48(5): 931–87.

[83] Athanasiou A, Aubert E, Vincent Salomon A, Tardivon A. Complex cystic breast masses in ultrasound examination. Diagn Interv Imaging 2014; 95(2): 169–79.

4 Diagnostisches Vorgehen bei Mamillensekretion

Johannes Stubert

4.1 Definition

Die *Mamillensekretion* beschreibt eine Flüssigkeitsabsonderung aus den Milchgängen, die infolge einer primären Brustveränderung auftritt. Es handelt sich hierbei nicht zwangsläufig um einen pathologischen Prozess. Hiervon abzugrenzen ist die physiologisch bedingte *Laktation* im Zusammenhang mit Schwangerschaft und Geburt (einschließlich der unter Umständen bereits präpartal erfolgenden Absonderung von Kolostrum) ebenso wie eine *Galaktorrhö* infolge einer vermehrten Prolaktinfreisetzung, ohne dass ein Zusammenhang mit einer Schwangerschaft bzw. Entbindung vorliegt.

4.2 Häufigkeit

Eine Sekretion aus den Mamillen lässt sich bei bis zu 50 % aller Frauen im reproduktiven Alter durch Manipulation (Stimulation der Brustdrüse, retromamillärer Druck) provozieren [1]. Es ist nach der Mastodynie und dem mammären Tastbefund das dritthäufigste Leitsymptom an der Brust. Schätzungsweise 5–10 % aller Patientinnenvorstellungen in einer Brustsprechstunde erfolgen wegen einer Mamillensekretion, wobei den pathologisch-organisch bedingten Fällen überwiegend eine gutartige Erkrankung zugrunde liegt [2]. In bis zu 50 % sind benigne Papillome der Auslöser. Ein Viertel bis ein Drittel lässt sich auf Duktektasien zurückführen. Maligne Erkrankungen hingegen sind nur in ca. 5–15 % Ursache einer Mamillensekretion [3]. Patientinnen mit pathologischer Sekretion ohne Tastbefund haben im Alter zwischen 40 und 60 Jahren ein Malignitätsrisiko von 10 %. Der Anteil erhöht sich auf 32 % bei Frauen über 60 Jahre. Eine pathologische Sekretion bei Männern ist im Vergleich zu Frauen mit einem deutlich höheren Malignitätsrisiko (23–57 %) assoziiert [4].

4.3 Pathologie und Pathophysiologie

4.3.1 Physiologische Sekretion

Unter dem Einfluss schwangerschaftsbedingter Veränderungen des Hormonhaushalts (Anstieg von Östrogen, Progesteron, Prolaktin, humanes Plazentalaktogen etc.) kommt es zu einer als *Laktogenese I* bezeichneten Reifung der Brustdrüse. Diese ist charakterisiert durch Größenwachstum und Ausdifferenzierung sowohl der Milchgänge als auch vor allem der Drüsenläppchen mit den Alveolarepithelzellen.

https://doi.org/10.1515/9783110611106-004

Infolgedessen kommt es bereits im zweiten Trimenon zur Bildung von Kolostrum („Vormilch"). Mit dem geburtsbedingten Wegfall der hohen plazentaren Progesteronsynthese erfolgt zumeist am 3. bis 4. Tag nach Entbindung der Milcheinschuss (*Laktogenese II*). Die nachfolgende Etablierung einer weiteren Milchbildung (*Laktogenese III*) setzt eine regelmäßige Entleerung der Brustdrüse mit konsekutiver Freisetzung von Prolaktin voraus. Sind diese Voraussetzungen nicht gegeben, kommt es zu einer raschen Involution des Drüsengewebes und die Milchproduktion sistiert (*Laktogenese IV*). Eine geringgradig persistierende Milchsekretion ist bei einigen Frauen trotz Abstillens und regelmäßigen Menstruationszyklus zu beobachten. Auch außerhalb der Stillzeit kommt es durch intensive mechanische Stimulation der Brustdrüse (z. B. im Rahmen sexueller Handlungen) zu einer Prolaktinausschüttung, die eine milchige Sekretion bedingen kann. Ebenso können Phasen hormoneller Umstellungen eine vermehrte Sekretion bedingen. Beispiele sind die milchige Absonderung aus der Brust Neugeborener (sog. Hexenmilch) ebenso wie eine Sekretion im Zusammenhang mit der pubertären Brustentwicklung. Selten kann in diesem Zusammenhang auch eine blutige Sekretion beobachtet werden [5].

4.3.2 Pathologische Sekretion

Die Mamillensekretion im eigentlichen Sinn ist Folge einer primär in der Brust zu suchenden Veränderung. Tumoren können durch Druck, Blutung oder Nekrose bei Vorliegen einer Verbindung zum Milchgangsystem eine pathologische Sekretion bedingen. Gleiches gilt für entzündliche Exsudate. Analog der Zystenbildung bei fibrozystischer Mastopathie können Erweiterungen der zentral gelegenen Milchgänge mit einer gesteigerten Milchgangssekretion einhergehen.

Eine pathologische hyperprolaktinämische Galaktorrhö wird neben tumorösen Ursachen (Prolaktinom) vor allem durch antidopaminerg wirkende Medikamente bedingt (s. Tab. 4.1).

4.4 Diagnostik

Eine gezielte Anamnese ist neben der klinischen Untersuchung für die differenzialdiagnostische Einordnung besonders wichtig [6]. Sie sollte folgende Aspekte umfassen:
- **Alter und Familienanamnese der Patientin**
  Erstmalige Manifestation ab 50 Jahren und eine positive Familienanamnese für Brustkrebs sind Risikofaktoren für ein Malignom.
- **Ausprägung der Sekretion, auslösende Faktoren, Dauer**
  Spontane Sekretion spricht eher für einen pathologischen Prozess. Eine Sekretion, die nur nach Manipulation auftritt, ist im Regelfall als harmlos einzustufen. Hierbei ist gezielt nach Manipulation z. B. im Rahmen sexueller Handlungen oder

Tab. 4.1: Differenzialdiagnosen bei Galaktorrhö.

Ursachen	
Physiologisch	– Laktation – Pubertät – Manchmal nach dem Abstillen persistierend – Stress
Medikamentös	– Neuroleptika (Phenothiazin, Risperidon) – Metoclopramid – Selektive Serotonin-Wiederaufnahmehemmer – Trizyklische Antidepressiva – Opiate – Methyldopa – Clonidin – Verapamil – Reserpin – Cimetidin, Ranitidin – Östrogene, orale Kontrazeptiva

Tumorös	– Prolaktinom
	– Prolaktin sezernierende Karzinome (Lungen-
	  karzinom etc.)
	– Hypophysäre oder hypothalamische Tumoren
	  mit Kompression des Hypophysenstiels

Endokrin	– Hypo- und Hyperthyreosen – Niereninsuffizienz

auch intensiver Selbstuntersuchungen der Brust zu fragen. Einseitige Sekretion spricht eher für einen intramammären Prozess, beidseitige Sekretion für physiologische oder endokrine Ursachen.

– Besteht ein **Zusammenhang mit Schwangerschaft und Laktation**?
– Liegt ein **Nikotinabusus** vor?
 Eine Sekretion kann im Zusammenhang mit einer Mastitis non puerperalis auftreten. Diese betrifft erfahrungsgemäß fast ausschließlich starke Raucherinnen.
– Welche **Medikamente**, ggf. auch **Drogen** werden eingenommen?
 Hier ist insbesondere an Neuropharmaka zu denken, die häufig antidopaminerge Nebenwirkungen aufweisen (s. Tab. 4.1).

Insbesondere bei Verdacht auf Galaktorrhö (beidseitig milchige Sekretion) ist gezielt nach *endokrinen Symptomen* zu fragen:
– Zyklusunregelmäßigkeiten wie Oligo- oder Amenorrhö,
– Androgenisierungserscheinungen,
– Fatigue-Symptomatik,

– Intoleranz gegenüber Kälte oder Wärme bzw. schnelles Schwitzen,
– Gewichtsveränderungen.

Hinweise auf ein *Hypophysenadenom* können Kopfschmerzen, Sehstörungen, aber auch eine Polyurie oder Polydipsie sein.

Ist eine *endokrine Ursache* möglich, sollte *vor* Manipulation der Brust eine Blutentnahme zur Prolaktinbestimmung durchgeführt werden. Ideal ist die Entnahme morgens im Nüchternzustand. Die Wahrscheinlichkeit eines Prolaktinoms steigt ab einem Serumspiegel von > 50 ng/ml und erfordert dann eine weiterführende Diagnostik (ophtalmologische Diagnostik, cMRT, TSH etc.) durch einen Endokrinologen.

Eine häufige Differenzialdiagnose betrifft *dermatologische Veränderungen der Mamillen* mit ekzematös bedingter Sekretion (s. Tab. 4.2). In diesem Fall ist gezielt nach Pflegegewohnheiten und der Verwendung von Kosmetika im Brustbereich, synthetischer Kleidung bzw. spezieller Waschmittel zu fragen. Ursache einer nässenden Mamillenreizung kann auch eine *mechanische Reizung* durch Sport (z. B. Jogging) sein. Nicht zuletzt ist bei entsprechendem Bild ein *Morbus Paget* zu erwägen. Zum sicheren Ausschluss ist eine Punchbiopsie unter Lokalanästhesie durchzuführen.

Bei der *klinischen Untersuchung* ist auf eine Rötung als Hinweis auf eine Entzündung zu achten. Die Mamillen sind besonders sorgfältig zu inspizieren. Zu achten ist auf Einziehungen, Rötung, ekzematöse Veränderungen mit Schuppung, Hautverdickung, Größenveränderungen. Tritt eine Spontansekretion auf? Im Rahmen der Palpation ist die Brust systematisch von peripher nach zentral auszustreichen und auf eine Sekretion zu achten. Bleibt diese aus, ist eine gezielte retroareoläre Kompression durchzuführen. Kommt es schließlich zu einer Sekretion, ist neben Intensität und Färbung insbesondere darauf zu achten, ob sich das Sekret lediglich aus einem oder mehreren Gängen entleert.

Eine einseitige und uniduktale Sekretion muss an eine tumorbedingte Ursache denken lassen.

Blutiges oder blutig tingiertes Sekret ist ebenfalls als suspekt einzustufen, kann aber auch Folge benigner Veränderungen sein. Sekret von grünlicher oder bräunlicher *Färbung* ist eher hinweisend auf Duktektasien bzw. fibrozystische Veränderungen. Purulentes Sekret kann im Zusammenhang mit einer Inflammation, aber auch einem Malignom stehen. Am häufigsten findet sich eine milchig weiße und serös gelbe Sekretion. Letztlich erlaubt die Färbung des Sekrets aber keinen sicheren Rückschluss auf die Genese.

Eine *zytologische Untersuchung* der exprimierten Flüssigkeit wird in der Klinik der Autoren regelmäßig durchgeführt und ist nicht zuletzt aufgrund der hohen Spezifität eines positiven Ergebnisses zu empfehlen. Das Sekret wird hierfür direkt auf einen Objektträger ausgestrichen und mit Fixationsspray fixiert. Eine bildgebende Diagnostik ist immer anzuschließen.

Tab. 4.2: Differenzialdiagnosen bei Milchgangssekretion.

Diagnose	Klinisches Bild	Diagnostik
Papillom: 35–48 %	– Häufige Ursache einseitiger Sekretion aus einem Gang – Zumeist keine weiteren klinischen Symptome	– Mammasonografie – Galaktografie mit Hinweis auf intraduktalen Tumor, Gangabbruch – Sonografisch gestützte Stanzbiopsie oder operative Abklärung
Duktektasie: 17–36 %	– Häufig dickflüssige dunkelgrüne oder braune Sekretion	– Mammasonografie mit Gangerweiterungen ist hinweisend
Mammakarzinom, DCIS: 5–21 %	– Einseitige Sekretion aus zumeist einem Gang – Blutiges oder blutig tingiertes Sekret – Gegebenenfalls retrahierte Mamille, palpabler Tumor, Lymphknotenschwellung	– Suspekter Herdbefund in der Bildgebung – Gegebenenfalls suspekter Mikrokalk – Atypische Zellen in der Zytologie
Morbus Paget	– Ekzematöse, ggf. auch tumoröse Veränderungen der Mamille	– Bildgebende Diagnostik mit Suche nach intramammärem Tumor – Punchbiopsie der Mamille
Mamillenekzem	– Ekzematöse, gelegentlich nässende Mamillenläsion – Häufig bilateral	– Ausschluss Morbus Paget durch Punchbiopsie
Prolaktinom	– Beidseitige, spontane milchige Galaktorrhö – Zyklusstörungen – Seltener Sehstörungen und Kopfschmerzen	– Prolaktin im Serum (nüchtern, morgens) – Werte > 50 ng/ml auf Prolaktinom verdächtig – Weiterführende Diagnostik

Bei jungen Frauen, bei denen der Verdacht auf eine physiologische Sekretion besteht, genügt in der Regel die *Mammasonografie*, wobei besonders die retroareoläre Region durch schräge Schallkopfhaltung sorgfältig zu untersuchen ist. Hierbei ist auf Duktektasien (Gangerweiterungen > 3 mm) zu achten. Die Darstellung der Gänge erfolgt im Längsverlauf und es ist gezielt nach Gangabbrüchen bzw. intraduktalen Herdbefunden zu suchen [7]. In der Abgrenzung eines retroareolären Tumors können die *Elastografie* und die *Farbdopplerdarstellung* hilfreich sein. Je nach klinischer Situation ist in Ergänzung die *Mammografie* und, falls technisch durchführbar, auch eine *Galaktografie* zu veranlassen. Letztere setzt eine Sondierbarkeit des sezernierenden Milchgangs voraus. Von Vorteil ist die unmittelbare Durchführbarkeit im Anschluss an die konventionelle Mammografie. Bei Frauen ab 40 Jahren und bei Männern ist bei pathologischer Sekretion immer eine Mammografie durchzuführen, unter 30 Jahren kann bei Frauen in der Regel darauf verzichtet werden [4].

Eine *Magnetresonanztomografie* (MRT) der Mamma kann bei unklaren Befunden helfen (Durchführung in der Follikelphase Tag 8–14) und stellt eine ergänzende Maßnahme dar, wenn durch die vorgeschalteten Verfahren keine sichere Aussage getroffen werden konnte [4]. Ist dies der Fall, dann ist das Malignitätsrisiko mit unter 6 % gering [8]. Ergibt auch die MR-Diagnostik keinen suspekten Befund (BI-RADS 1–3), sinkt das Malignitätsrisiko auf unter 4 %. Im Vergleich zwischen Galaktografie und Mamma-MRT erweist sich die MRT-Diagnostik sowohl hinsichtlich der Detekti-

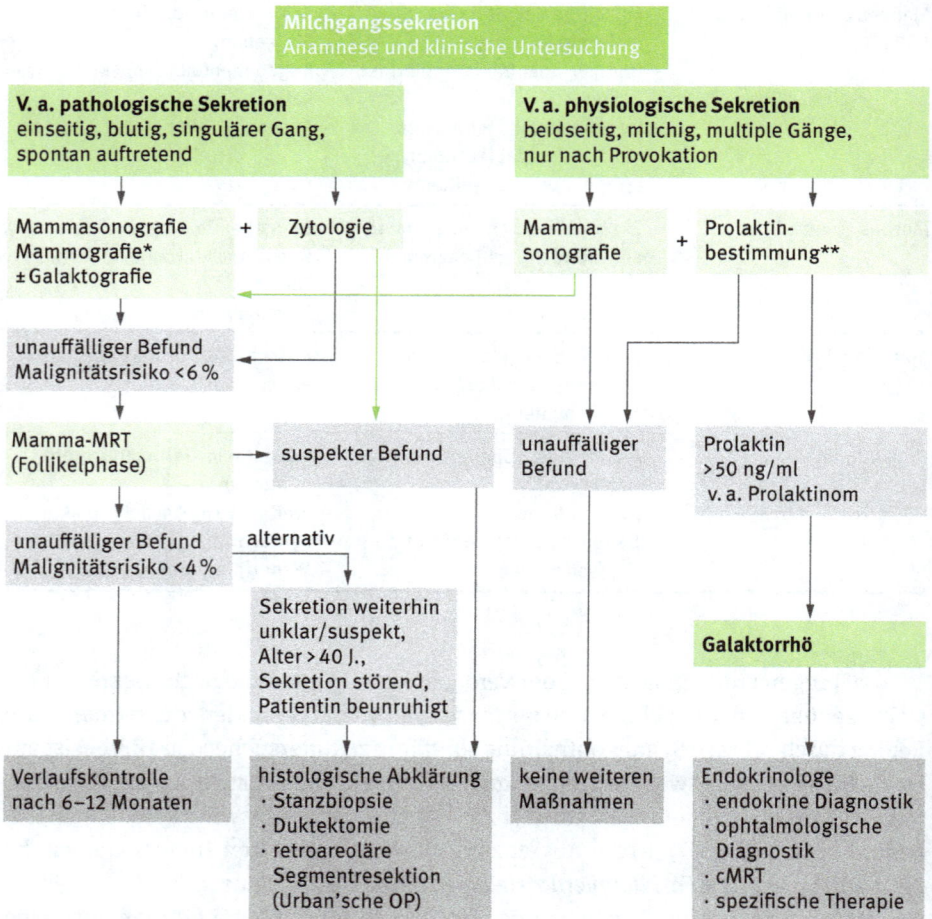

Milchgangssekretion
Anamnese und klinische Untersuchung

V. a. pathologische Sekretion
einseitig, blutig, singulärer Gang, spontan auftretend

V. a. physiologische Sekretion
beidseitig, milchig, multiple Gänge, nur nach Provokation

Mammasonografie Mammografie* ± Galaktografie + Zytologie

Mamma-sonografie + Prolaktin-bestimmung**

unauffälliger Befund Malignitätsrisiko < 6 %

Mamma-MRT (Follikelphase) → suspekter Befund

unauffälliger Befund

Prolaktin > 50 ng/ml v. a. Prolaktinom

unauffälliger Befund Malignitätsrisiko < 4 %

alternativ

Sekretion weiterhin unklar/suspekt, Alter > 40 J., Sekretion störend, Patientin beunruhigt

Galaktorrhö

Verlaufskontrolle nach 6–12 Monaten

histologische Abklärung
· Stanzbiopsie
· Duktektomie
· retroareoläre Segmentresektion (Urban'sche OP)

keine weiteren Maßnahmen

Endokrinologe
· endokrine Diagnostik
· ophtalmologische Diagnostik
· cMRT
· spezifische Therapie

* < 30 Jahre i. d. R. nur Sonografie
** Abnahme vor Manipulation an der Brust

Abb. 4.1: Algorithmus zur Abklärung einer Milchgangssekretion. cMRT = cranio-MRT, MRT = Magnetresonanztomografie, V. a. = Verdacht auf.

onsraten abnormer Veränderungen als auch der Rate an falsch positiven Befunden überlegen [9]. Bei Milchgangssekretion infolge maligner Veränderungen liegt die Sensitivität der MRT bei 92 % bei einer Spezifität von 97 % [9].

Die *Duktoskopie* ist nur in wenigen Zentren etabliert und kann daher aktuell nicht als Standard in der Abklärung der Milchgangssekretion angesehen werden.

Die Abb. 4.1 zeigt schematisch das Vorgehen zur Abklärung einer Milchgangssekretion.

4.5 Therapie

In den meisten Situationen ist ein *konservatives Vorgehen* ausreichend. Es ist über die Harmlosigkeit der physiologischen Sekretion aufzuklären und darauf hinzuweisen, dass nur selten ein Karzinom Ursache der Sekretion ist. Auf die Vermeidung unnötiger Manipulationen der Brust ist aufmerksam zu machen. Bei unklaren Befunden sollte eine *Kontrolluntersuchung* nach 3–6 Monaten oder ggf. eine *ergänzende MRT-Diagnostik* der Brust erfolgen. Im Fall suspekter oder eindeutig pathologischer Befunde ist eine histologische Abklärung indiziert. Es ist zu prüfen, ob Herdbefunde unter bildgebender Kontrolle bioptiert werden können. Alternativ erfolgt die *Duktektomie* in Kenntnis des bildgebenden Befundes. Für ein Fallbeispiel siehe Abb. 4.2a–e.

Ergibt sich nach Durchlauf des Abklärungsalgorithmus (s. Abb. 4.1) bei eindeutig pathologischer Sekretion kein suspekter Befund, dann ist in Abhängigkeit der klinischen Situation und im Konsens mit der Patientin die Durchführung klinischer Kontrollen oder eine offene Biopsie durchzuführen [8]. Bei Patientinnen mit abgeschlossener Familienplanung oder bei postmenopausaler Situation ist bei persistierender Sekretion großzügig die operative Abklärung anzuraten. Durch die Exzision des sezernierenden Gangsegments ist nicht nur eine Diagnosestellung möglich, sondern darüber hinaus wird auch die oftmals als lästig empfundene Sekretion beseitigt.

Duktektomie
Die Duktektomie erfolgt über einen Areolarandschnitt. Die intraoperative Sondierung des sezernierenden Gangs unter Verwendung eines Galaktografiesets mit Farbstoffinjektion (0,1–0,5 ml Patentblaulösung) kann bei der Identifikation des zu exstirpierenden Gangsegments hilfreich sein. Wird die Injektionskanüle anschließend noch im Milchgang belassen, erleichtert dies das intraoperative Auffinden desselben. Vor allem bei jungen Frauen ist auf die Schonung benachbarter Milchgänge zu achten. Hier empfiehlt sich eine Präparation längs des Milchgangverlaufs mit gespreizter Schere. Ist der betroffene Milchgang identifiziert, wird dieser unmittelbar retroareolär abgesetzt. Um einen retrograden Farbaustritt zu vermeiden, hat sich das Fassen des zentralen Anteils mit einer scharfen Klemme bewährt. Die Ausdehnung der peripheren Präparation richtet sich nach den bildgebenden Befunden und erfolgt segment-

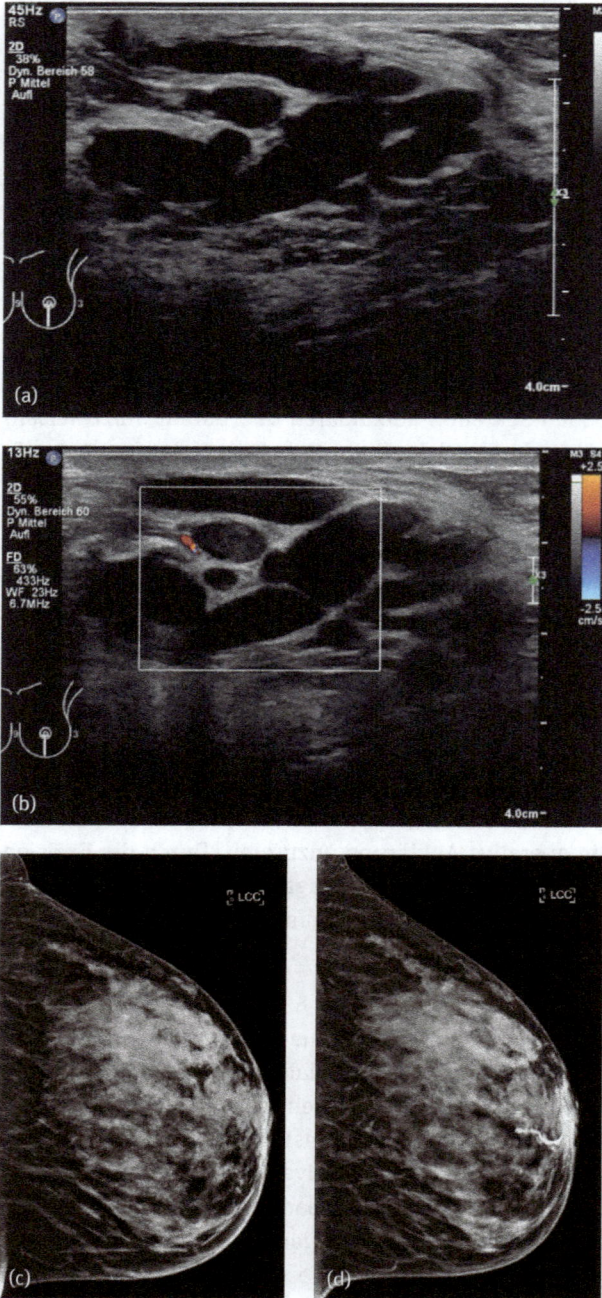

Abb. 4.2: 40-jährige Patientin. Blutige Milchgangssekretion links mit Mamillenretraktion, kein Tastbefund. Zytologie ohne sicher nachweisbare atypische Zellen. (a) Mammasonografie mit Nachweis von Duktektasien bis 1 cm; (b) Kein Herdbefund; (c) Mammografisch ACR D, kein Herdbefund, einzelne rundliche bis längliche Verkalkungen; (d) Galaktografie mit Sondierung des sezernierenden Milchgangs und Instillation von 0,6 ml verdünnter Imeron®-Lösung. Darstellung eines dilatierten Milchgangs mit Gangabbruch 25 mm retromamillär. Zusammenfassend BI-RADS 4. Indikation zur retroareolären Gangexzision. Histologie: DCIS G3 R1

ACR = American College of Radiology; DCIS = Ductales Carcinoma in situ.

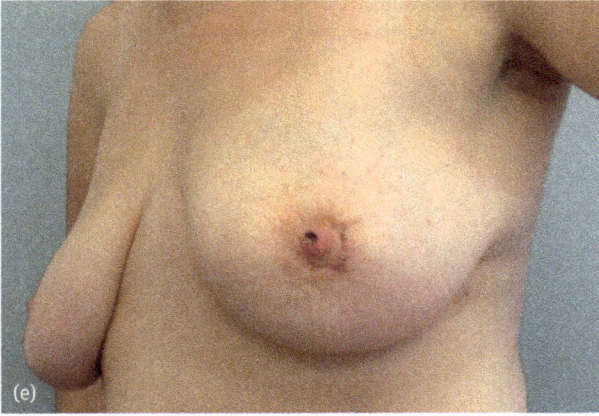

Abb. 4.2: (Fortsetzung)
(e) Lokalbefund am 10. postoperativen Tag. Gute Heilung
der periareolären Inzision. Auf
der Papille wenig geronnenes
Blut. Die vormals retrahierte
Mamille ist nun eleviert. Nachfolgend Skin-sparing-Mastek-
tomie mit Sofortrekonstruktion
und Sentinellymphknotenbiop-
sie. Endgültige Ausdehnung
des DCIS 65 mm. Keine Invasi-
vität. ACR = American College
of Radiology; DCIS = Ductales
Carcinoma in situ.

förmig. Falls durchführbar, ist eine präoperative Drahtlokalisation zur Markierung der Resektionsgrenze hilfreich. Das Präparat sollte anschließend markiert oder aufgepinnt werden, um dem Pathologen die Orientierung zu ermöglichen. Bei Herdbefunden oder Kalzifikationen erfolgt zusätzlich eine Bildgebung des Präparates. Der Defektbereich muss sorgfältig durch Einschwenken von umliegendem Drüsengewebe gedeckt werden, um störende Einziehungen der Mamille zu vermeiden. Zu umfangreiche und dichte Präparation unmittelbar hinter der Mamille kann eine Mamillennekrose verursachen und ist zu vermeiden.

Literatur

[1] Hussain AN, Policarpio C, Vincent MT. Evaluating nipple discharge. Obstet Gynecol Surv 2006; 61(4): 278–83.

[2] Mansel R, Webster D, Sweetland H. Benign disorders and diseases of the breast. London, UK: Saunders 2009.

[3] Lau S, Kuchenmeister I, Stachs A et al. Pathologic nipple discharge: surgery is imperative in postmenopausal women. Ann Surg Oncol 2005; 12(7): 546–51.

[4] Expert Panel on Breast Imaging: Lee SJ, Trikha S, Moy L et al. ACR Appropriateness Criteria® Evaluation of Nipple Discharge. J Am Coll Radiol 2017; 14(5S): S138–S53.

[5] Acer T, Derbent M, Hicsonmez A. Bloody nipple discharge as a benign, self-limiting disorder in young children: A systematic review including two related case reports. J Pediatr Surg 2015; 50(11): 1975–82.

[6] Labib PL, Gallegos N, Hegarty D. Nipple discharge. BMJ 2015; 351: h3123.

[7] Lippa N, Hurtevent-Labrot G, Ferron S, Boisserie-Lacroix M. Nipple discharge: The role of imaging. Diagn Interv Imaging 2015; 96(10): 1017–32.

[8] Bahl M, Gadd MA, Lehman CD. Journal Club: Diagnostic utility of MRI after negative or inconclusive mammography for the evaluation of pathologic nipple discharge. AJR Am J Roentgenol 2017; 209(6): 1404–10.

[9]   Berger N, Luparia A, Di Leo G et al. Diagnostic performance of MRI versus galactography in women with pathologic nipple discharge: A systematic review and meta-analysis. AJR Am J Roentgenol 2017; 209(2): 465–71.

5 Tumoröse und gutartige Erkrankungen des Mamillen-Areola-Komplexes (MAK)

Bernd Gerber

Wesentlich häufiger als benigne Erkrankungen sind Infiltrationen der Mamille im Zusammenhang mit invasivem Brustkrebs. Deshalb muss bei jeder MAK-Veränderung differenzialdiagnostisch an ein Mammakarzinom gedacht werden (s. Abb. 5.1a, b).

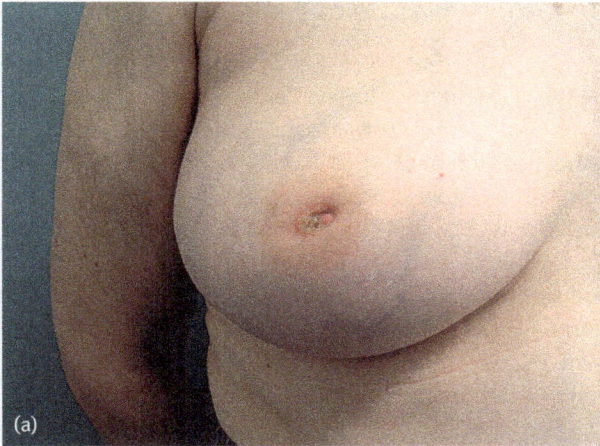

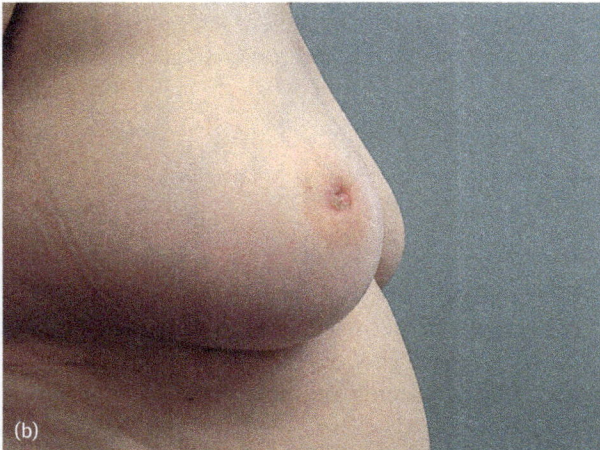

(a)

(b)

Abb. 5.1: 54-jährige Patientin mit schuppender und eingezogener Mamille rechts seit ca. 6 Monaten. Ursache: Invasiv duktales Mammakarzinom auf dem Boden eines ausgedehnten duktalen Carcinoma in situ. (a) Ventrale Ansicht; (b) Laterale Ansicht.

https://doi.org/10.1515/9783110611106-005

5.1 Morbus Paget

Der Morbus Paget (Erstbeschreiber Sir James Paget, 1814–1899) stellt eine sehr seltene (Karzinom-)Erkrankung der Brustwarze dar. Typischerweise zeigt sich eine einseitige, um den Nippel herum beginnende, mehr oder weniger starke entzündliche indolente Veränderung des Warzenhofes, die häufig mit einem Ekzem verwechselt wird (s. Abb. 5.2a–f) [1],[2],[3],[4],[5],[6].

> Dem Morbus Paget liegt in rund 80 % ein im Drüsenkörper befindliches invasives oder auch nicht invasives duktales Karzinom zugrunde.

Es wird davon ausgegangen, dass sich maligne entartete Zellen über die Milchgänge bis auf den Warzenhof ausbreiten und hier weiterwachsen. Findet sich in der Brust kein Karzinom, so wird von einem isolierten Morbus Paget gesprochen. Beim isolierten Morbus Paget gelangen gesunde Milchgangsepithelien auf den Nippel bzw. Warzenhof und entarten erst hier. Förderlich sind chronische Entzündungszustände, z. B. ein Ekzem.

Aussagen zur Prognose sind schwierig, da unabhängig von der lokalen und systemischen Behandlung, ein Morbus Paget sehr selten ist und die Tumorbiologie der In-Brust-Tumoren sehr stark variiert. In einer Metaanalyse mit 7 Studien und 685 Patientinnen betrug die lokale Rezidivrate nach Mastektomie 5,6 % und nach brusterhaltender Therapie 13,2 % [6].

Differenzialdiagnostisch sind Ekzeme im Bereich der Mamille zu berücksichtigen, diese haben aber meist eine längere Anamnese, es finden sich weitere Läsionen an der Haut und die Läsionen sind meist beidseitig. Allerdings kann auch ein Morbus Paget beidseitig auftreten (s. Abb. 5.2d–f).

> Paget-Veränderungen des Mamillen-Areola-Komplexes werden sehr häufig verkannt und über längere Zeit lokal mit Kortisonsalben behandelt.

Die Diagnose eines Morbus Paget wird durch eine Probeexzision (Punchbiopsie) gesichert. Die Durchführung erfolgt in Lokalanästhesie mit einem Rundmesser in einer Größe von 4–6 mm Durchmesser. Anschließend wird die Haut mit einer Einzelknopfnaht (z. B. Monocryl 2 x 0) adaptiert und gleichzeitig eine suffiziente Blutstillung erzielt. Der Faden kann nach einer Woche entfernt werden.

Im Einzelfall kann auch eine Zytologie richtungsweisend sein. Unabhängig von der Histologie sollte die Mammadiagnostik durch Mammografie und Sonografie komplettiert werden.

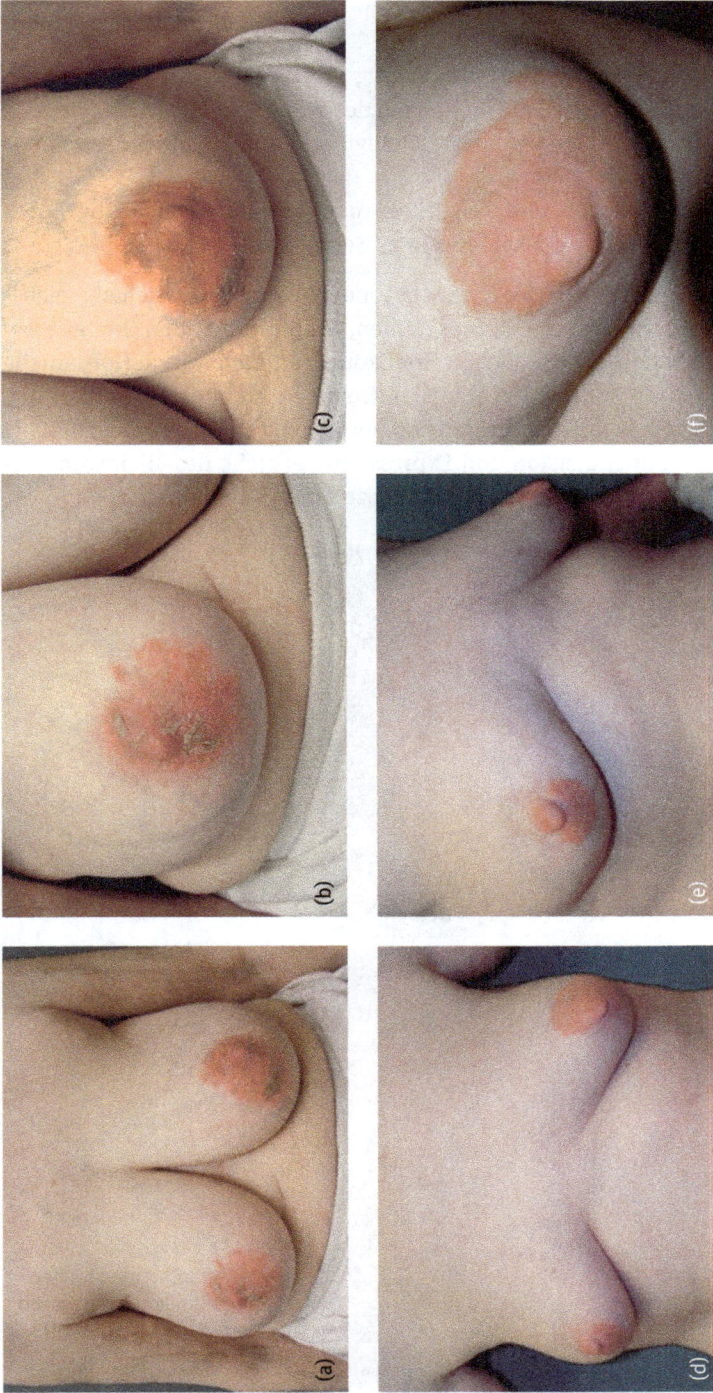

Abb. 5.2: (a) 76-jährige Patientin mit einem Mamillenekzem beidseits im Rahmen einer bekannten Psoriasis. Cave: starke Schuppung!; (b) Vergrößerungs-aufnahme rechte Brust; (c) Vergrößerungsaufnahme linke Brust; (d) 55-jährige Patientin mit Morbus Paget beidseits; (e) Laterale Ansicht; (f) Vergrößerungs-aufnahme.

5.2 Hautanhangsgebilde

Gutartige Erkrankungen der Mamille gehen häufig von den Hautanhangsgebilden (Milch-, Schweiß- und Talgdrüsen), die im Bereich des Warzenhofes vorhanden sind, aus. Auf Entzündungen der Milchdrüse mit Beteiligung der Mamille wird im Kap. 2 eingegangen.

Entzündungen der Schweiß- und Talgdrüsen manifestieren sich häufig durch Rötung und Berührungsempfindlichkeit bis hin zu Schmerzen.

Grießkörner: Wie auch im Bereich der Haut – besonders häufig im Gesichtsbereich – können sich an der Brustwarze Grießkörner (Milien, Hautgrieß) bilden. Die nur wenige Millimeter großen, derben, weißlichen Grießkörner enthalten feste Hornanteile und sind eher kosmetisch störend (s. Abb. 5.3). Deren Entstehung ist unklar, diskutiert werden genetische Veranlagung oder/und hormonelle Ursachen. Die Therapie besteht in einer lokalen Stichinzision und Expression. Versuche des alleinigen Ausdrückens sind schmerzhaft und führen sehr häufig zu einer Entzündung.

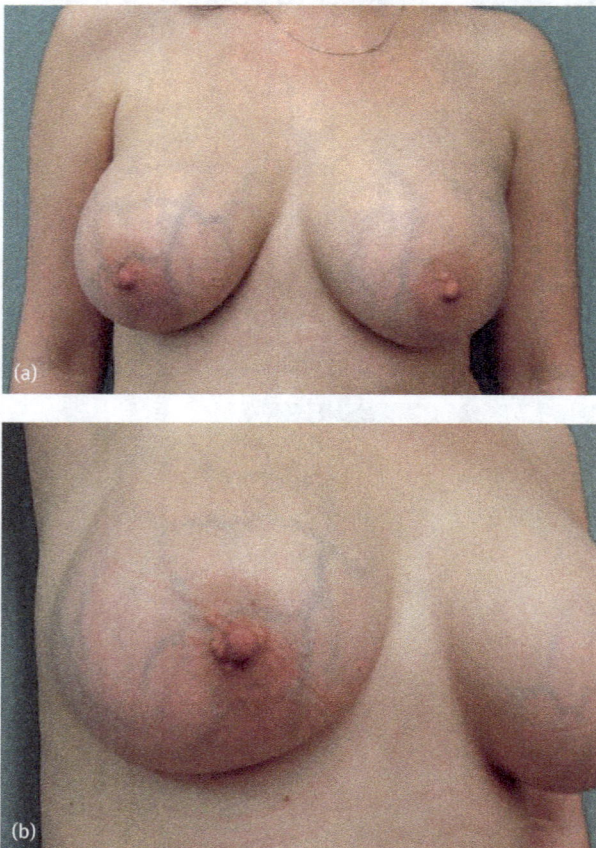

Abb. 5.3: (a) 37-jährige Patientin mit kosmetisch störenden Grießkörnern (Milien, Hautgrieß) beidseits. Zustand nach beidseitiger Augmentation; (b) Vergrößerungsaufnahme.

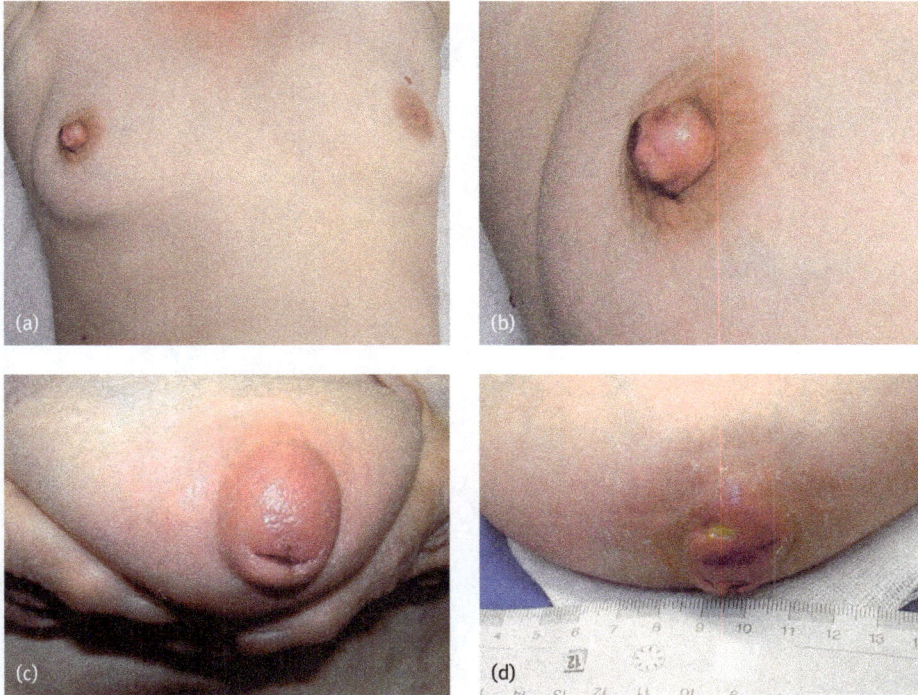

Abb. 5.4: (a) 33-jährige Patientin mit Papillenabszess rechts; (b) Vergrößerungsaufnahme; (c) 61-jährige Patientin mit Papillenabszess links infolge „Ausdrückens" vor und (d) nach Stichinzision in Lokalanästhesie.

Atherome: Atherome oder auch Grützbeutel genannt kommen nur sehr selten im Bereich der Mamille vor. Durch Verstopfung des Drüsenausführungsganges sammeln sich in einer Abkapselung Talg, Haut- und ggf. Haarzellen. Die Therapie besteht in der vollständigen Entfernung der Kapsel mit Inhalt.

Entzündungen können auch isoliert im Bereich der Papille vorkommen (s. Abb. 5.4a-b). Durch mechanische Reizung und/oder Drücken kann es zu ausgeprägten Entzündungen mit Abszedierung kommen (s. Abb. 5.4c, d). Eine Stichinzision in Lokalanästhesie ist dann notwendig.

5.3 Benigne Hauttumoren (organoides Papillom, Fibroma pendulans, fibroepithelialer Polyp)

Wie auch anderenorts können gutartige Neoplasien der Haut auch im Bereich des MAK entstehen [7],[8]. Diese sind meist asymptomatisch, aber kosmetisch störend. Am häufigsten finden sich Papillome und Adenome (s. Abb. 5.5a–f). Bei den Papillo-

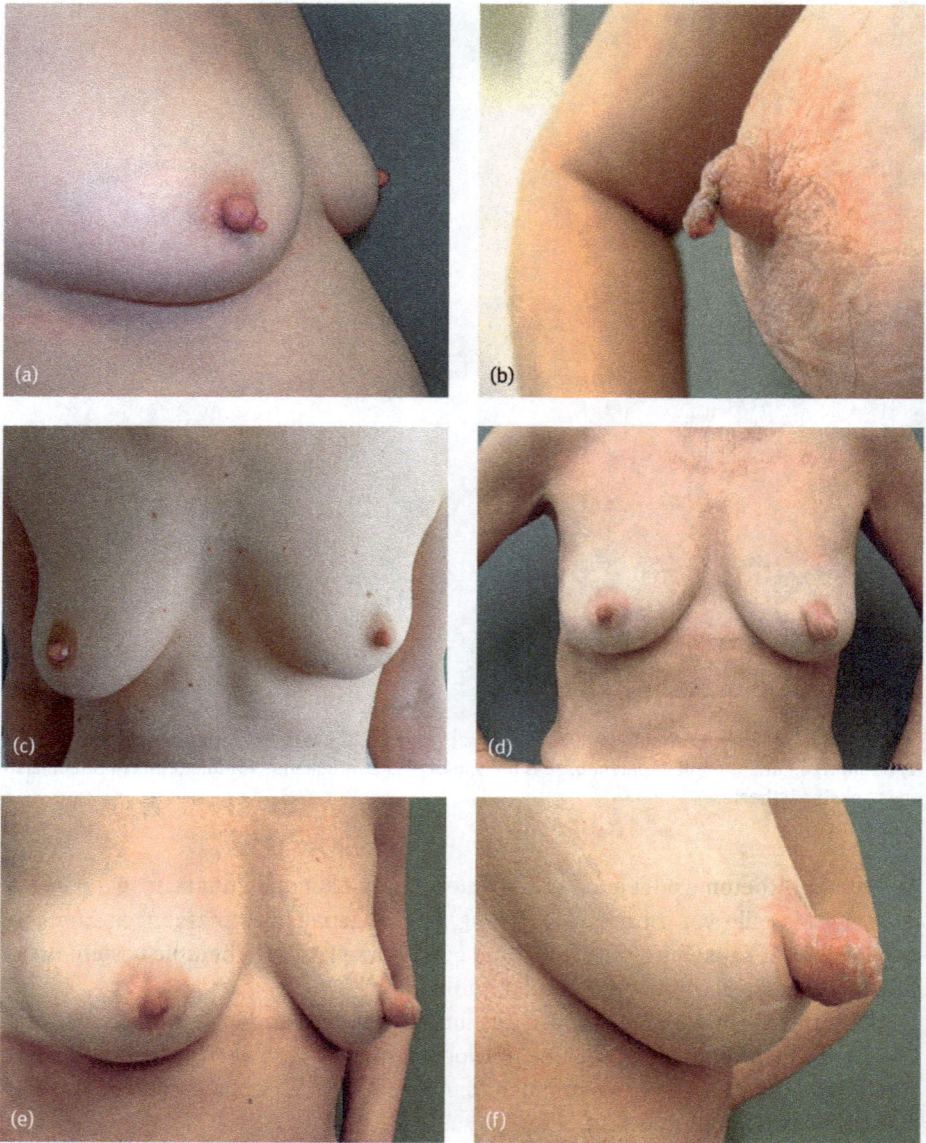

Abb. 5.5: (a) 26-jährige Patientin mit Papillom auf der rechten Brustwarze in der 19. Schwangerschaftswoche, das erst mit Beginn der Schwangerschaft gewachsen sei; (b) 61-jährige Patientin mit einem seit mehreren Jahren bestehenden Papillom, Vorstellung wegen intermittierender Blutung; (c) 21-jährige Patientin mit rechtsseitigem Papillom; (d) 34-jährige Patientin mit linksseitigem Papillenadenom; (e) Laterale Ansicht; (f) Vergrößerungsaufnahme.

men handelt es sich um mit Plattenepithel überzogene Hautanhangsgebilde im Sinne einer Art Fehlbildung der obersten Hautschicht. Die weitere histologische Differenzierung erfolgt deskriptiv, je nachdem wo und wie diese wachsen. Adenome der Papille enthalten neben Bindegewebe auch tubuläre oder drüsige Anteile. Die Therapie besteht bei beiden Neubildungen in der Abtragung.

5.4 Beteiligung des MAK im Rahmen von Ekzemen und Dermatosen wie z. B. der Psoriasis

Im Rahmen von Dermatosen kann auch der MAK mitbeteiligt sein [8]. Im Einzelfall kann die Abgrenzung bzw. Erkennung eines Morbus Paget schwierig sein. Andererseits werden bei Patientinnen mit Dermatosen brustkrebsbedingte Hautveränderungen an der Brust allzu häufig auf die Dermatosen geschoben, was zu einer verspäteten Erkennung von Brustkrebs führt (s. Abb. 5.2, Abb. 5.6).

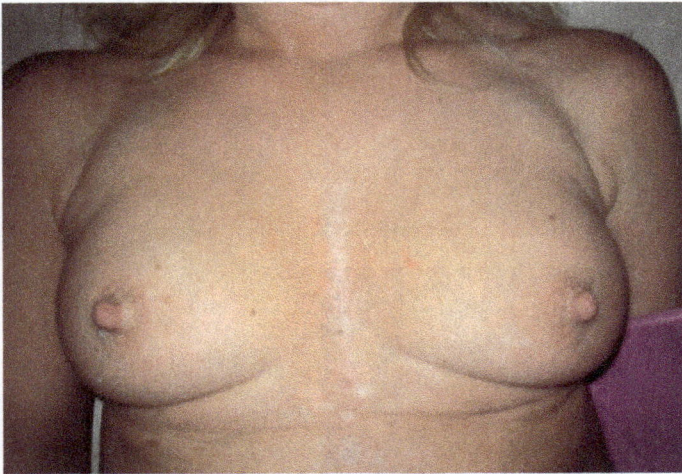

Abb. 5.6: 45-jährige Patientin mit Psoriasis und Beteiligung des Mamillen-Areola-Komplexes rechts > links. Weitere diagnostisch hinweisende Befunde finden sich auch an anderen Regionen der Haut (auf der Abbildung z. B. epigastrisch).

5.5 Zustand nach Piercing

Bei entzündlichen Veränderungen im Bereich der Brustwarze sollte auch an Brustwarzenpiercing als Ursache gedacht und nach typischen Kanälen gesucht werden [9]. Die Betroffenen haben die Piercings zumeist vorher entfernt! Infolge der Piercings kommt es typischerweise zu entzündlichen Veränderungen im Bereich der Papille. Diese Veränderungen können selbst sehr klein sehr schmerzhaft sein (s. Abb. 5.7a) und zu einer fortgeleiteten Mastitis führen (s. Abb. 5.7b). Auch rezidivierende entzündliche Veränderungen sind möglich (s. Abb. 5.8).

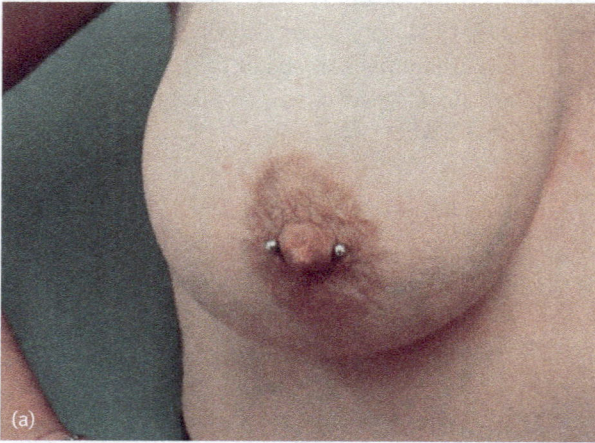

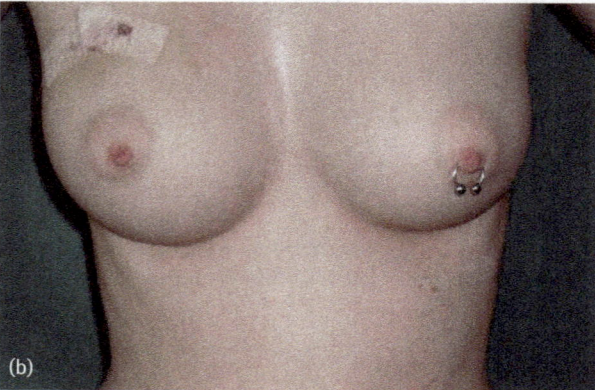

Abb. 5.7: (a) 32-jährige Patientin mit schmerzhaften entzündlichen Grießkörnern (Milien) im Papillenbereich; (b) 23-jährige Patientin mit beidseitigem MAK-Piercing und Zustand nach Mastitis non puerperalis rechts, vermutlich durch das Piercing verursacht. MAK = Mamillen-Areola-Komplex.

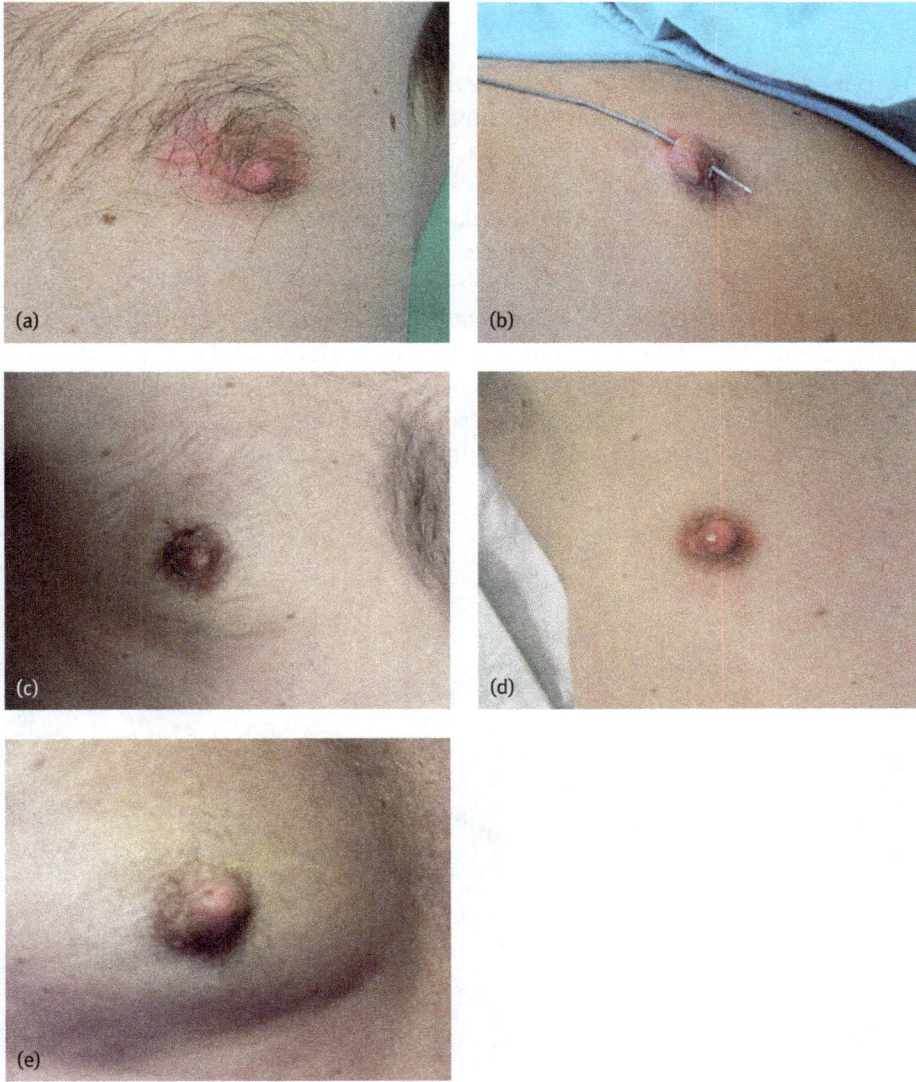

Abb. 5.8: 44-jähriger Mann mit Zustand nach Mamillenpiercing beidseits. (a) Rezidivierende Eingriffe wegen Papillenabszedierung links; (b) Sonde im Stichkanal; (c) Zustand nach rechtsseitiger OP; (d) Erneute putride Sekretion rechts; (e) Erneute Abszedierung und Schmerzen rechts.

5.6 Benigne Mamillenretraktionen

Ein- oder beidseitige Mamillenretraktionen können angeboren oder erworben sein. In letzterem Fall ist diese zumeist Folge einer chronisch schrumpfenden Entzündung im Retromamillärraum. Bei erworbenen Mamillenretraktionen spielen chronisch rezidivierende Entzündungen und Nikotinabusus eine wichtige Rolle. Störend können nen diese Mamillenretraktionen durch Sekretstau und rezidivierende Entzündungen sein. Es kann dann zum Abgang von übelriechendem Sekret kommen. Das Stillen ist heute mit Stillhütchen relativ unproblematisch. Sollte eine operative Korrektur der Mamillenretraktion erforderlich werden, kann der Schnitt direkt horizontal durch die Papille oder im Bereich des Warzenhofes gelegt werden (s. Abb. 5.9a–e, Abb. 5.10a–c). Für den langfristigen Erfolg der OP ist es wichtig, alle zur Papille führenden Milchgänge zu durchtrennen, den Papillenboden gut zu unterfüttern und die retrahierte Papille ausreichend aufzurichten. Zur ausführlichen Darstellung dieses Themas siehe auch Kap. 2.3.

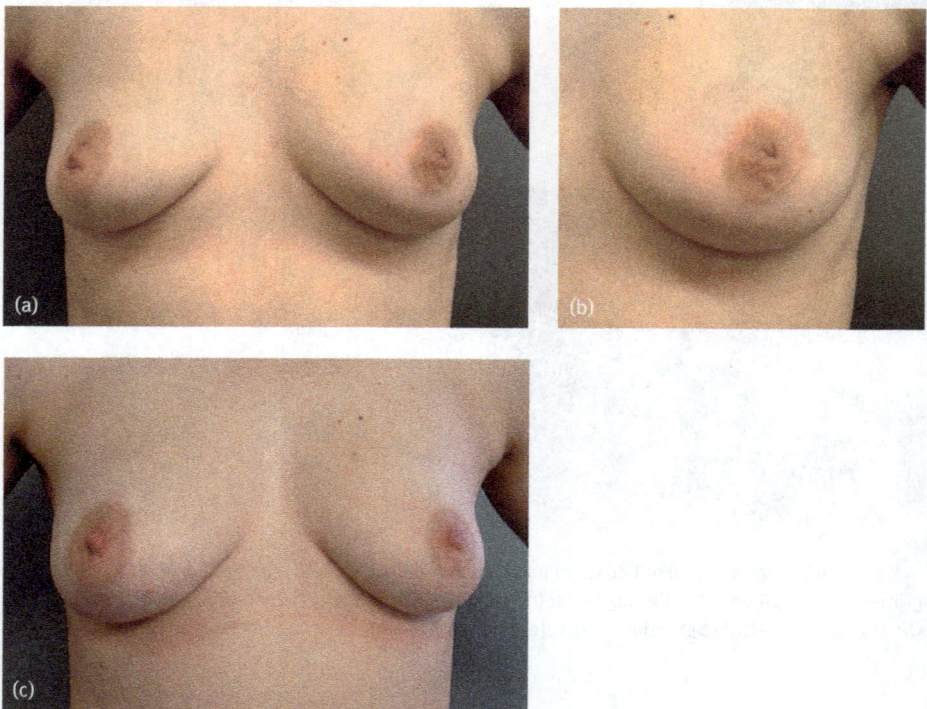

Abb. 5.9: (a) 24-jährige Patientin mit einseitiger erworbener Mamillenretraktion links vor operativer Mamillenelevationsplastik; (b) Vergrößerungsaufnahme; (c) Nach operativer Mamillenelevationsplastik.

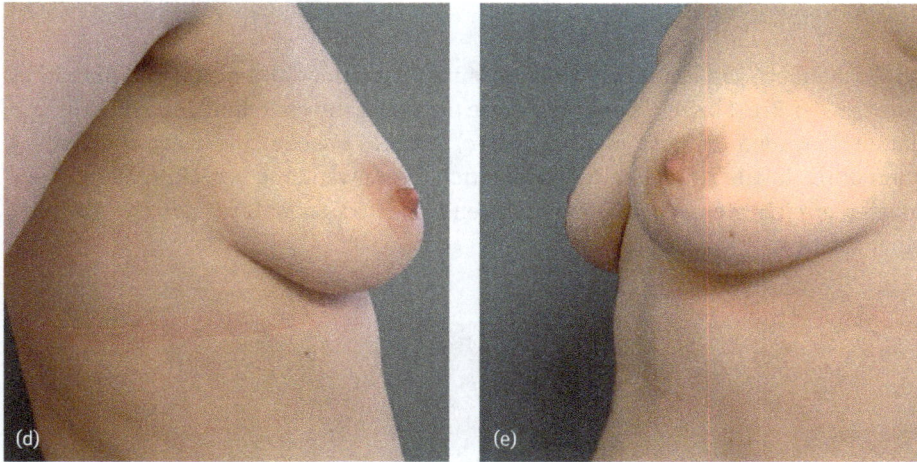

Abb. 5.9: (Fortsetzung) (d) Rechtslaterale Ansicht; (e) Linkslaterale Ansicht.

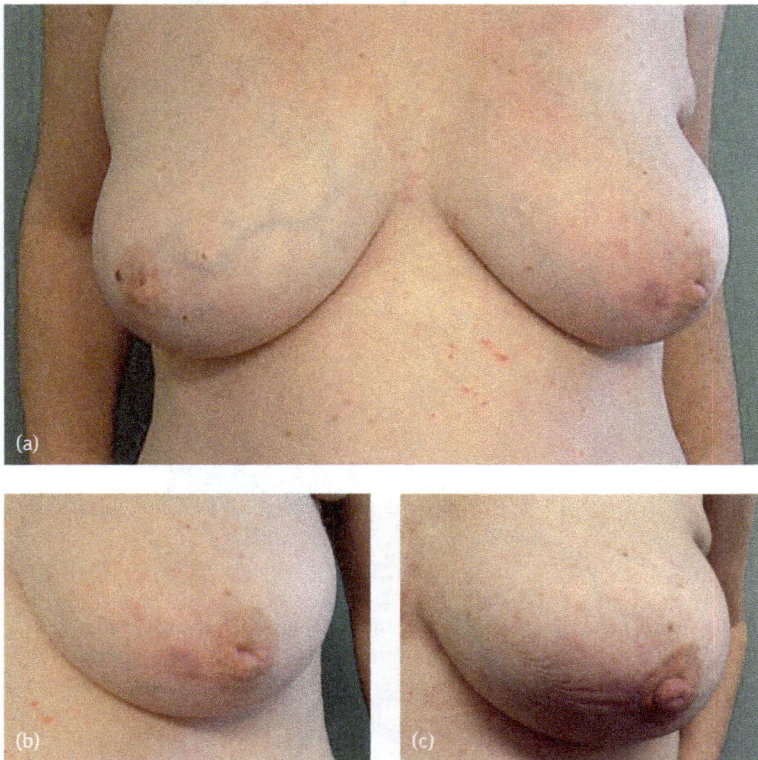

Abb. 5.10: (a) 49-jährige Patientin mit beidseitiger angeborener Mamillenretraktion vor operativer Mamillenelevationsplastik; (b) Vergrößerungsaufnahme; (c) Nach operativer Mamillenelevationsplastik.

5.7 Wochenbett

Im Wochenbett, insbesondere wenn die Mütter noch unerfahren sind und die Kinder lange an der Brust lassen, ohne dass diese trinken, kann es zu blutigen und schmerzhaften Rhagaden kommen (s. Abb. 5.11a-c) [10],[11]. Rasche Linderung und Heilung kann durch lokale Lanolinsalben oder durch die Anwendung von Multi-Mam®-Kompressen erreicht werden. Zudem reduzieren diese lokalen Maßnahmen das Auftreten einer Mastitis.

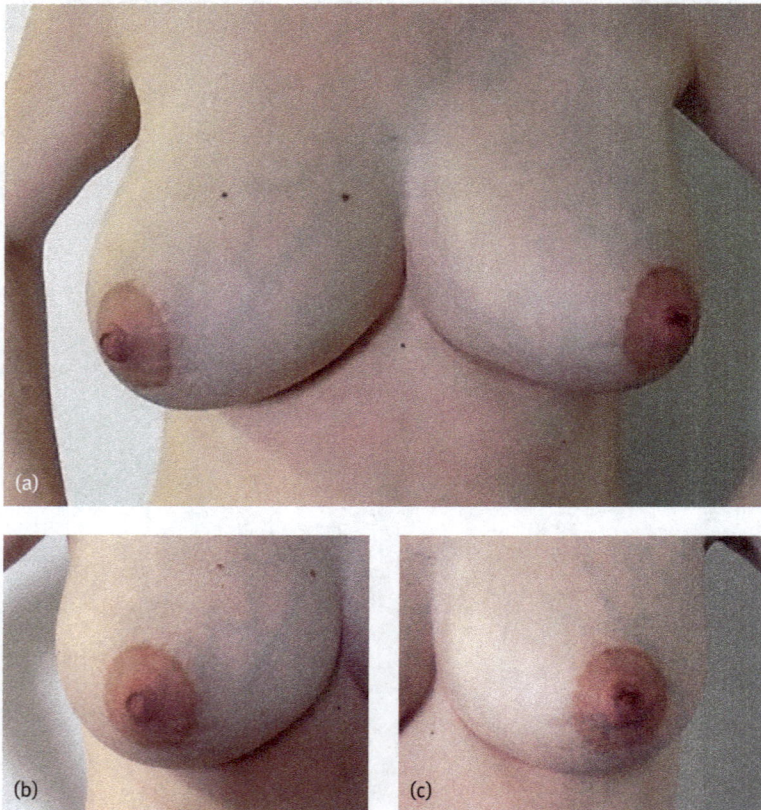

Abb. 5.11: (a) 34-jährige Patientin mit anamnestisch blutenden Papillenrhagaden bei Partus vor 7 Tagen. Bei Vorstellung keine frische Blutung mehr. Die Verschorfung im Bereich der Rhagade ist noch gut zu erkennen; (b) Vergrößerungsaufnahme rechte Brust; (c) Vergrößerungsaufnahme linke Brust.

5.8 Seltene Veränderungen an der Brustwarze

Zu den seltenen Veränderungen an der Brustwarze gehören das Basalzellkarzinom
(s. Abb. 5.12a, b), Hyperkeratosis, Syringomatose sowie Adenom und Hyperplasie der
Muskulatur im Bereich des MAK, von denen weltweit nur einige Fälle beschrieben
wurden [7],[8],[12].

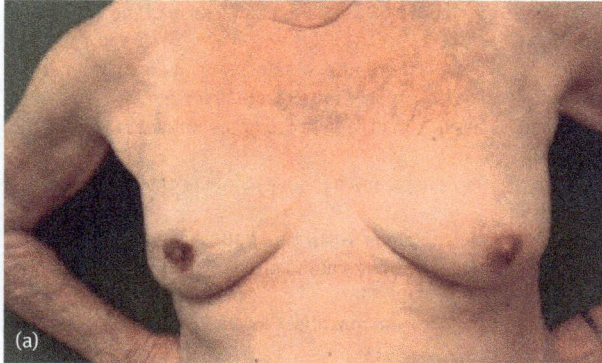

(a)

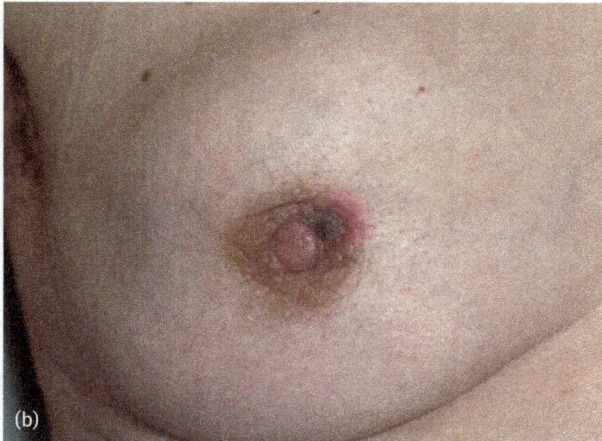

(b)

Abb. 5.12: (a) 77-jährige Patientin mit Basalzellkarzinom
rechts; (b) Vergrößerungsaufnahme.

Literatur

[1]   Da Costa D, Taddese A, Cure ML et al. Common and unusual diseases of the nipple-areolar complex. Radiographics 2007; 27(Suppl 1): S65–77.
[2]   Kanitakis J. Mammary and extramammary Paget's disease. J Eur Acad Dermatol Venereol 2007; 21: 581–90.
[3]   Dillon DA, Lester SC. Lesions of the nipple. Surg Pathol Clin 2009; 2: 391–412.
[4]   Nicholson BT, Harvey JA, Cohen MA. Nipple-areolar complex: normal anatomy and benign and malignant processes. Radiographics 2009; 29: 509–23.
[5]   Sandoval-Leon AC, Drews-Elger K, Gomez-Fernandez CR et al. Paget's disease of the nipple. Breast Cancer Res Treat 2013; 141: 1–12.
[6]   Li YJ, Huang XE, Zhou XD. Local breast cancer recurrence after mastectomy and breast-conserving surgery for Paget's disease: A meta-analysis. Breast Care (Basel) 2014; 9: 431–4.
[7]   Spyropoulou GA, Pavlidis L, Trakatelli M et al. Rare benign tumours of the nipple. J Eur Acad Dermatol Venereol 2015; 29: 7–13.
[8]   Stone K, Wheeler A. A review of anatomy, physiology, and benign pathology of the nipple. Ann Surg Oncol 2015; 22: 3236–40.
[9]   Esen UI. Body piercing: a growing problem for clinicians. Hosp Med 2004; 65: 86–7.
[10] Dennis CL, Jackson K, Watson J. Interventions for treating painful nipples among breastfeeding women. Cochrane Database Syst Rev 2014; (12): CD007366.
[11] Berens PD. Breast pain: engorgement, nipple pain, and mastitis. Clin Obstet Gynecol 2015; 58: 902–14.
[12] Alsaedi M, Shoimer I, Kurwa HA. Basal cell carcinoma of the nipple-areola complex. Dermatol Surg 2017; 43:142–6.

6 Brustdrüsengewebe außerhalb des regulären Drüsenkörpers

Bernd Gerber

6.1 Definition

Brustdrüsengewebe mit Mamillen-Areola-Komplex (= MAK) außerhalb der regulären Brustlokalisation wird als *akzessorische Mamma* bezeichnet (s. Abb. 6.1a–c).

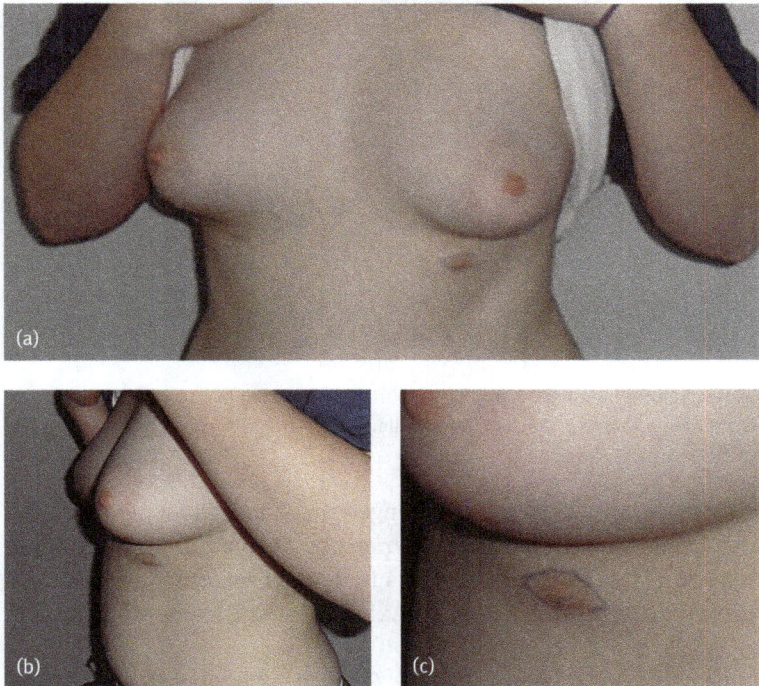

Abb. 6.1: (a) Akzessorische Brustdrüse (Mamille mit Drüsenkörper) bei einer 18-Jährigen; (b) Laterale Ansicht; (c) Vergrößerungsaufnahme.

https://doi.org/10.1515/9783110611106-006

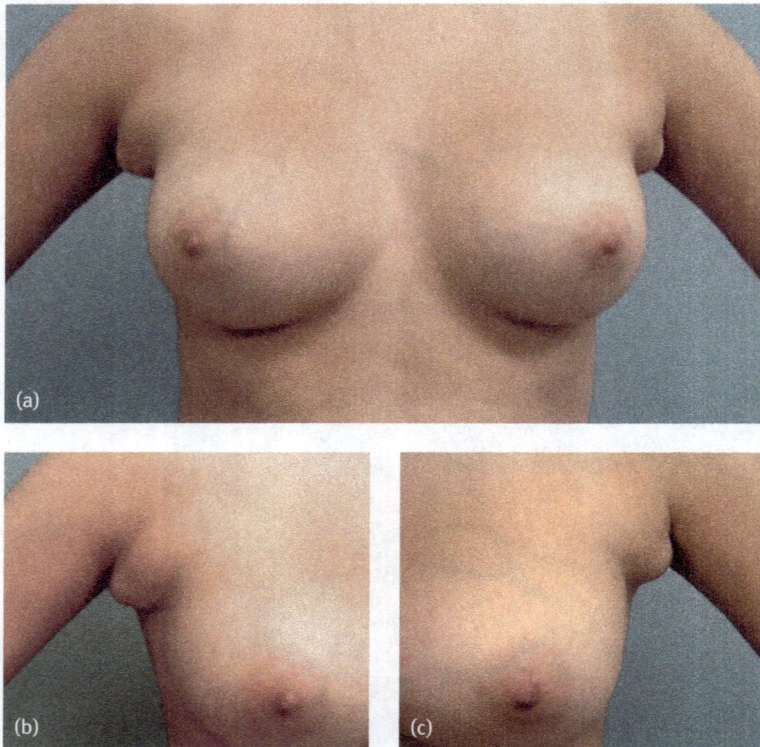

Abb. 6.2: (a) Akzessorische Brustdrüse beidseits axillar (Drüsenkörper mit Mamille) bei einer 31-Jährigen; (b) Ansicht rechte Axilla; (c) Ansicht linke Axilla.

Das Vorhandensein von zusätzlichem Drüsengewebe – außerhalb der regulären Brustdrüse – ohne eigene Mamille wird als *aberrierende Mamma* bezeichnet. Diese findet sich fast ausschließlich ein- oder beidseits in den Achselhöhlen (s. Kap. 6.5). Nur sehr selten weisen die Drüsenkörper in der Axilla auch eine Mamille auf (s. Abb. 6.2a–c).

Daneben können auch *alleinige zusätzliche Mamillen* (Polythelie) entlang der ursprünglichen Milchleiste auftreten. Diese sind bereits bei Geburt vorhanden und weisen keinen und nur winzigen retromamillären Drüsenkörper auf (s. Abb. 6.3a–c). Das angeborene Fehlen der regulären Mamille (Athelie) ist extrem selten.

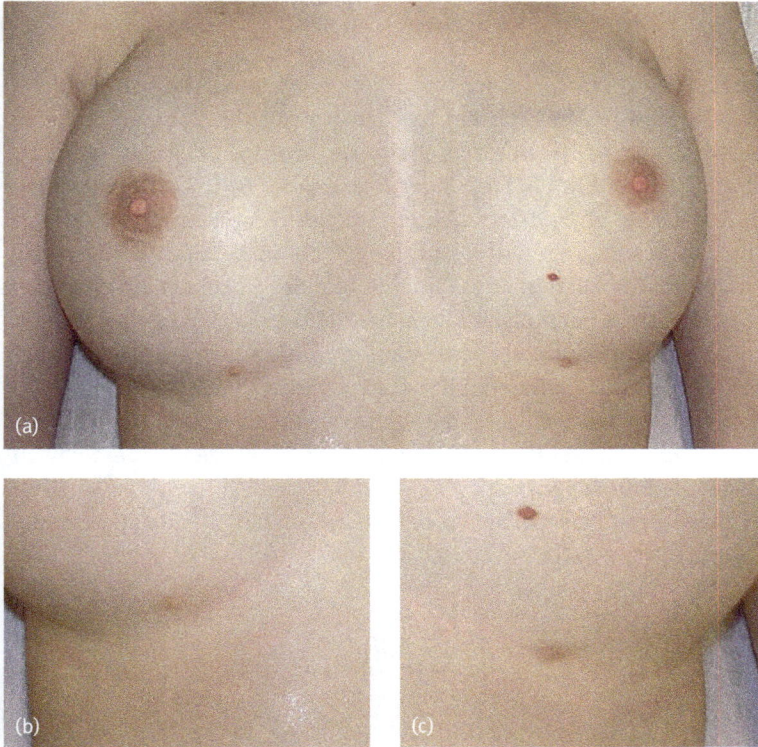

Abb. 6.3: (a) Polythelie – beidseits je eine zusätzliche Mamille – bei einer 19-Jährigen ohne Beschwerden; kosmetisch störend; (b) Ansicht rechte Brust; (c) Ansicht linke Brust.

6.2 Häufigkeit

Solide Zahlen zur Häufigkeit von akzessorischen oder aberrierenden Brustdrüsengeweben bzw. zusätzlichen Brustwarzen gibt es nicht. In einer Studie wird die Zahl „zusätzlicher Brustgewebe" mit bis zu 6 % angegeben, was aus eigener Erfahrung allerdings sehr hoch erscheint [1]. Am häufigsten sind die Axillen betroffen.

Meistens besteht kein echter Krankheitswert, sodass sich die Betroffenen damit nicht in ärztliche Behandlung begeben. Viele Polythelien werden als „Leberfleck" oder „Nävuszellnävus" verkannt. Akzessorisches bzw. aberrierendes Drüsengewebe findet erst dann klinische Beachtung, wenn im Zusammenhang mit dem hormonellen Zyklus oder spätestens mit der Laktation Beschwerden auftreten. Selbst sehr große akzessorische bzw. aberrierende Drüsenkörper können bei Beschwerdefreiheit lange Zeit oder dauerhaft toleriert werden und unerkannt bleiben.

6.3 Pathologie und Pathophysiologie

In der frühen Embryonalperiode werden bei allen Säugetieren (Mammalia) Verdickungen des Ektorderms (= Milchleisten) beidseits lateral der Bauchdecke angelegt. Diese Milchleisten erstrecken sich zwischen den Abgängen der oberen bis zur unteren Extremität (Achselhöhle bis Leistengegend; s. Abb. 6.4). Aus dieser Milchleiste entwickeln sich bei Tieren beidseits mehrere Milchdrüsen. Beim Menschen wird normalerweise nur jeweils eine Brustdrüse pro Seite voll ausgebildet, während die anderen Anlagen atrophieren. Erst mit der Pubertät und der einsetzenden ovariellen Hormonproduktion kommt es zur vollständigen Ausbildung der beiden Brustdrüsen. Bei nicht vollständiger Rückbildung der restlichen Milchleiste können sich eine oder mehrere zusätzliche Milchdrüsen in deren Verlauf ausbilden. Auch wenn es sich bei den Anlagestörungen um genetisch bedingte Veränderungen handelt, zeigen sich diese Veränderungen zumeist erst in der Pubertät oder erst während einer Schwangerschaft bzw. in der Laktationsperiode.

Zusätzliche Brustwarzen bzw. Drüsenkörper außerhalb der Milchleisten können infolge versprengten Drüsengewebes entstehen (s. Abb. 6.5a–c).

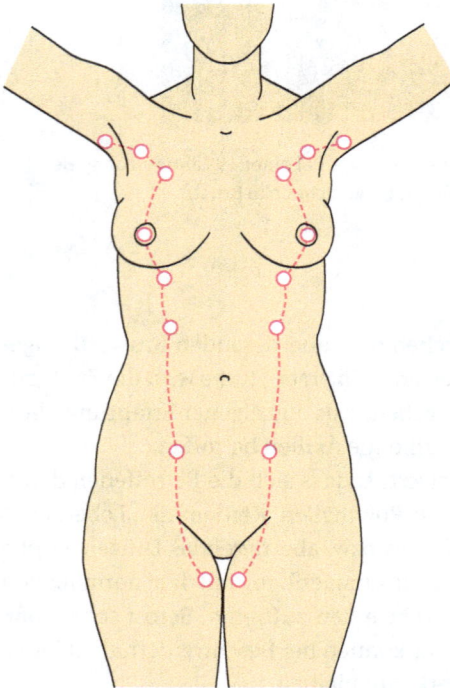

Abb. 6.4: Embryonale Anlage der Milchleisten (aus [2]).

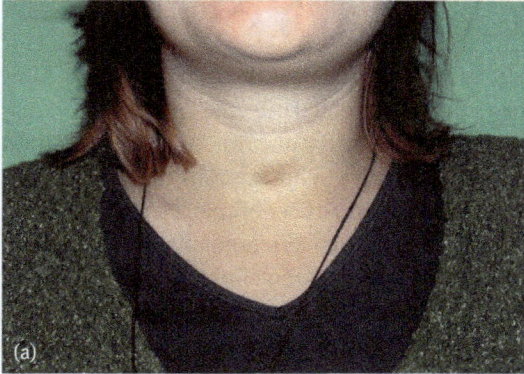

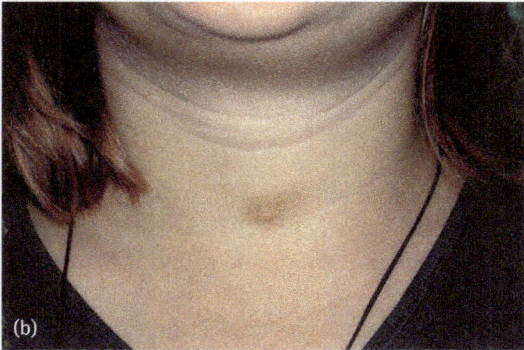

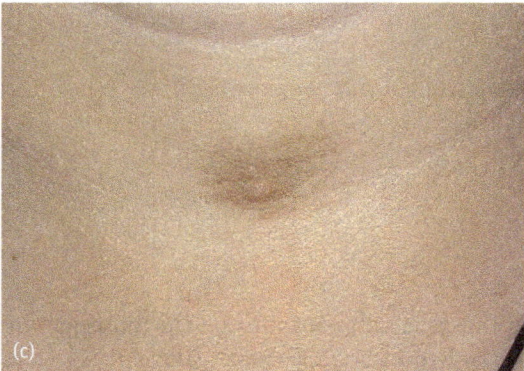

Abb. 6.5: (a) Versprengte Mamille am Hals bei einer 39-Jährigen; (b) Vergrößerungsaufnahme 1; (c) Vergrößerungsaufnahme 2.

6.4 Klinik

Die Diagnose wird aufgrund der Anamnese, Inspektion und Palpation gestellt. Hinweisend für einen akzessorischen bzw. aberrierenden Drüsenkörper sind zyklusabhängige Beschwerden, wie sie auch physiologischerweise in der Brust bestehen können. Typisch sind Schwellung bzw. zunehmende Schmerzen in der Schwangerschaft und Laktationsperiode. Da die aberrierenden Drüsenkörper meistens keinen Nippel und keine Areola aufweisen, kann die gebildete Milch auch nicht abfließen. In der Folge des Aufstaus kommt es zu schmerzhaften Schwellungen in den Axillen – zum Teil mit Ausstrahlung in den Arm. Durch den Milchstau selbst wird die weitere Galaktopoese im aberrierenden Drüsenkörper von sich aus gestoppt und damit die Schmerzsymptomatik besser.

Ein akzessorischer Drüsenkörper stellt in aller Regel keinen Grund zum Abstillen dar. Allerdings wünschen die Betroffenen im Intervall – vor der nächsten Schwangerschaft – die operative Entfernung.

Differenzialdiagnosen

Bei beidseitigen axillären Schwellungen und typischer Klinik ist die Diagnose in den meisten Fällen einfach zu stellen. Auch andere aberrierende Drüsenkörperlokalisationen werden klinisch diagnostiziert. Polythelien werden allein durch Inspektion diagnostiziert.

Bei einseitigen axillären Drüsenkörpern müssen differenzialdiagnostisch in Betracht gezogen werden [3]:
- Lymphknotenmetastasen,
- CUP (Cancer of Unknown Primary),
- Weichgewebetumoren (Lipom, Hämangiom, Lymphangiom etc.),
- Lymphom,
- Fernmetastasen anderer Karzinome.

6.5 Diagnostik

Anamnese, Inspektion und klinische Untersuchung sind für die Diagnosestellung ausreichend. Guter klinischer Standard ist heute allerdings die ergänzende Mamma- und Axillasonografie. Hierbei stellt sich typischer Drüsenkörper außerhalb der regulären Brust dar. Mit der Sonografie können andere Differenzialdiagnosen weitgehend ausgeschlossen werden. Weiterführende bildgebende Verfahren wie Mammografie, Mamma-MR oder PET-CT und Stanzbiopsie sollten nur bei sehr untypischen oder einseitigen Befunden erwogen werden. Die Untersuchung von Hormonen oder anderen Laborwerten ist nicht erforderlich.

6.6 Therapie

Akzessorische Mammen bzw. aberrierendes Mammagewebe sollten operativ entfernt werden. Dies wird zum einen mit zyklusabhängigen Schmerzen oder Beschwerden in der Laktationsperiode begründet. Zum anderen wird immer wieder angeführt, dass im akzessorischen bzw. aberrierenden Drüsenkörper das Brustkrebsrisiko erhöht sein soll. Diese Vermutung basiert im Wesentlichen auf Kasuistiken [4],[5]. Solide Daten hierzu gibt es nicht, zumal die Inzidenz von akzessorischen bzw. aberrierenden Drüsenkörpern unbekannt ist. Rein statistisch dürfte das Brustkrebsrisiko in diesen Fällen aber tatsächlich erhöht sein, da das Erkrankungsrisiko durch das zusätzliche Brustdrüsengewebe höher sein dürfte als bei zwei Brustdrüsen [6]. Durch die Entfernung des überschüssigen Drüsengewebes wird das Brustkrebsrisiko wie bei einer prophylaktischen Mastektomie gesenkt.

> Akzessorische Mammen bzw. aberrierendes Mammagewebe sollten operativ entfernt weden. Die operative Entfernung überschüssiger Brustwarzen kann aus kosmetischen Gründen – Cave: vorher Kostenübernahme durch Krankenkasse klären! – erfolgen.

OP-Technik

Neben der vollständigen Entfernung des Drüsenkörpers und ggf. der Mamille sollte die überschüssige Haut reseziert werden. Bei aberrierendem axillären Drüsenkörper empfiehlt sich eine halbmondförmige Hautresektion, wobei der obere Schnittrand in die Hautfalte am Übergang von der Oberarm- zur Axillahaut gelegt werden sollte (s. Abb. 6.6a–b).

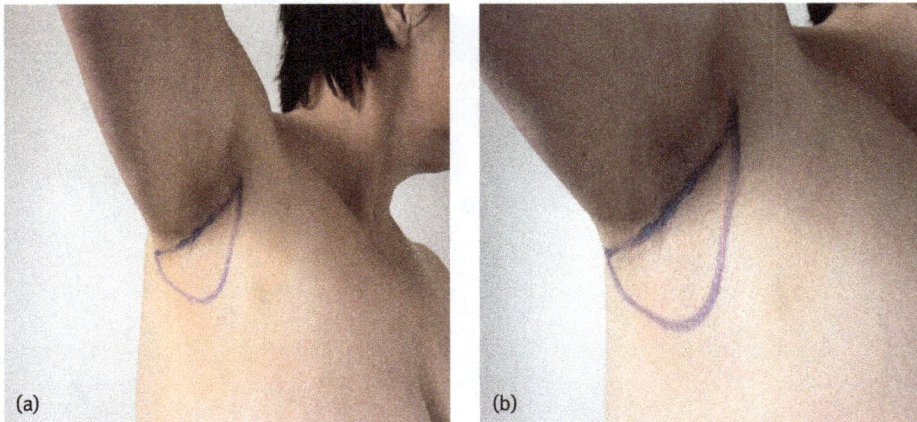

Abb. 6.6: (a) Halbmondförmige Hautresektion bei einer 35-Jährigen. Die obere Umschneidungsfigur liegt in der Hautfalte am Übergang von der Oberarm- zur Axillahaut; (b) Vergrößerungsaufnahme.

Diese Hautspindel wird zusammen mit dem Drüsenkörper exstirpiert, ohne in die Axilla selbst einzugehen. Der Drüsenkörper grenzt sich durch eine basale Faszie gut gegen die Axilla ab. Die Narben heilen sehr gut ab, sodass diese nach einigen Monaten praktisch nicht mehr zu sehen sind (s. Abb. 6.7a–d, Abb. 6.8a–d, Abb. 6.9a–g, Abb. 6.10a–e, Abb. 6.11a–d). Nebenbefundlich berichten die Patientinnen über eine geringere axilläre Schweißsekretion nach der Operation.

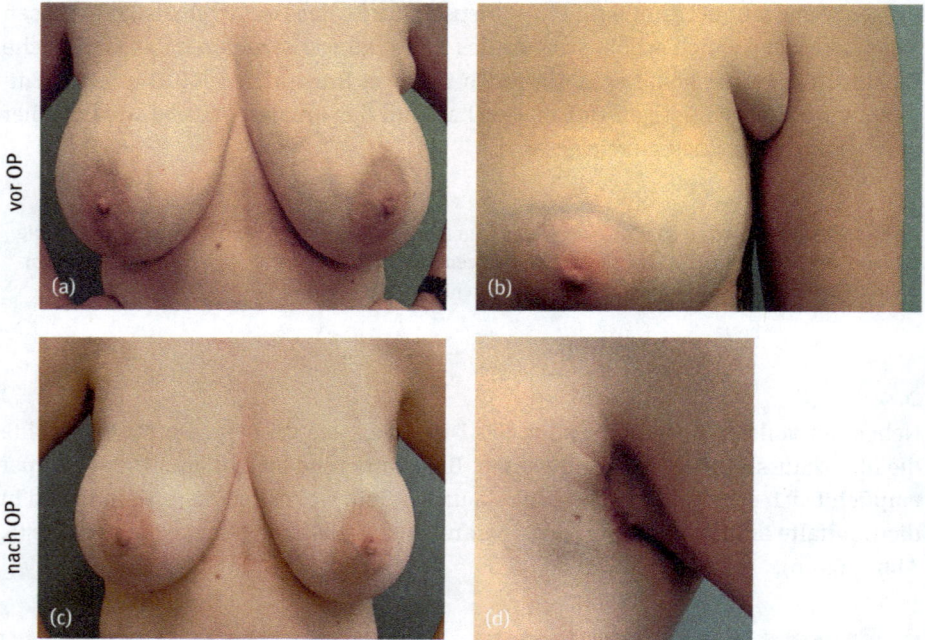

Abb. 6.7: (a) Aberrierende Brustdrüse links – Drüsenkörper ohne Mamille – bei einer 28-Jährigen vor der Operation; (b) Vergrößerungsaufnahme; (c) Nach der Operation; (d) Vergrößerungsaufnahme.

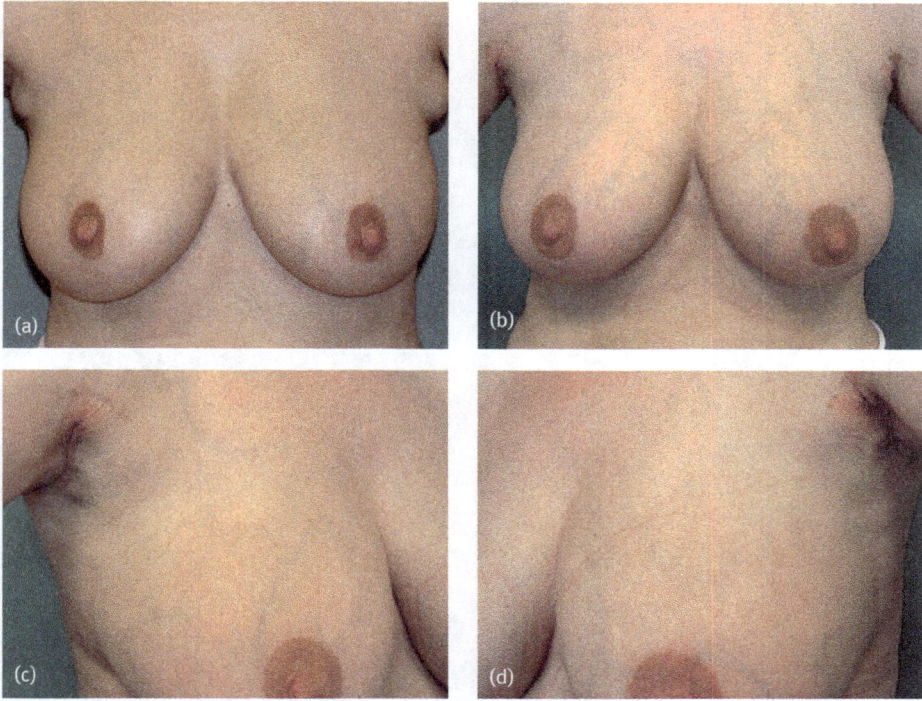

Abb. 6.8: (a) 39-jährige Patientin mit aberrierendem axillären Drüsenkörper beidseits präoperativ und (b) 10 Tage nach Exstirpation; (c) Ansicht rechte Axilla; (d) Ansicht linke Axilla.

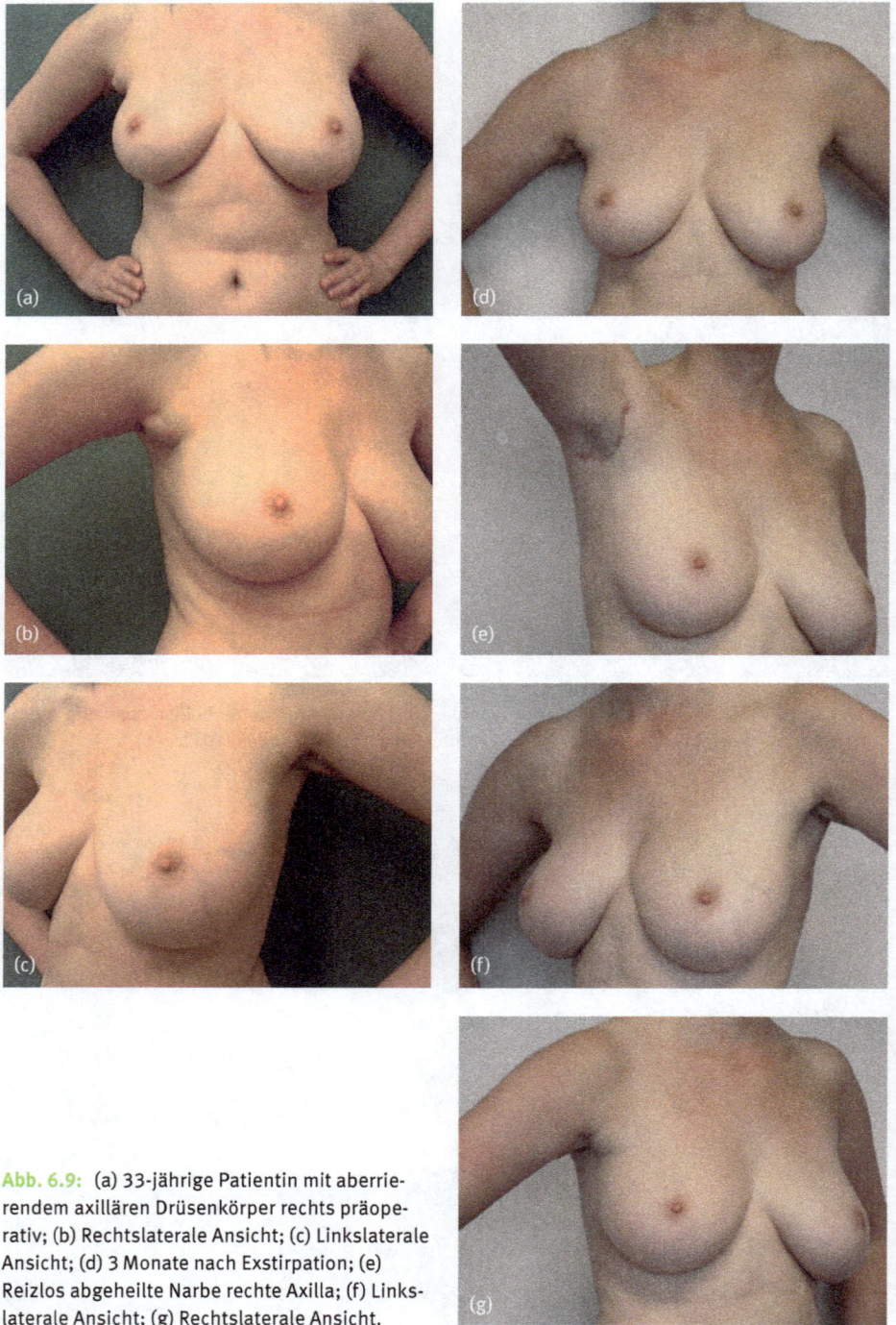

Abb. 6.9: (a) 33-jährige Patientin mit aberrierendem axillären Drüsenkörper rechts präoperativ; (b) Rechtslaterale Ansicht; (c) Linkslaterale Ansicht; (d) 3 Monate nach Exstirpation; (e) Reizlos abgeheilte Narbe rechte Axilla; (f) Linkslaterale Ansicht; (g) Rechtslaterale Ansicht.

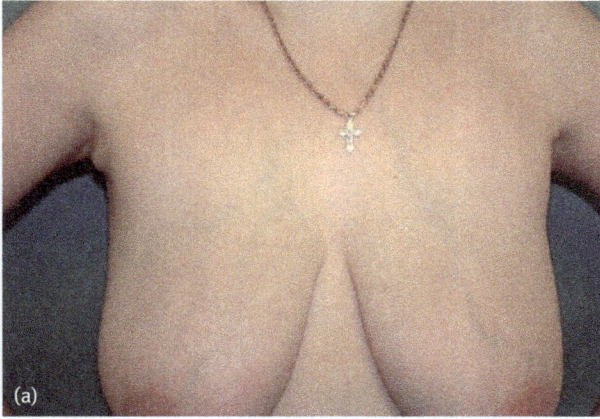

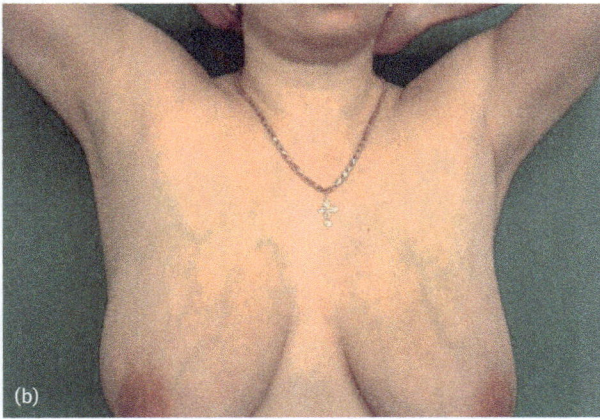

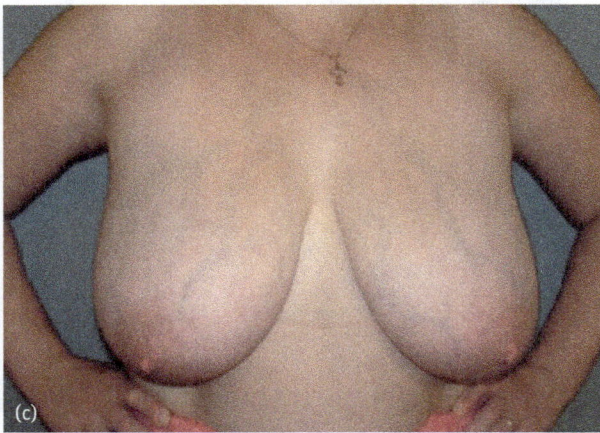

Abb. 6.10: 35-jährige Patientin mit aberrierendem axillären Drüsenkörper beidseits.
(a) Präoperativ mit abduzierten Armen; (b) Präoperativ mit angehobenen Armen; (c) 6 Monate nach Exstirpation mit beidseits reizlos abgeheilten Narben.

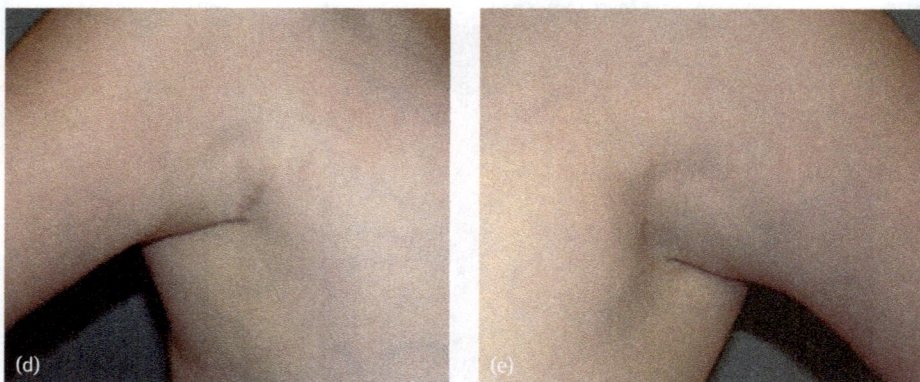

Abb. 6.10: (Fortsetzung) (d) Ansicht rechte Axilla; (e) Ansicht linke Axilla.

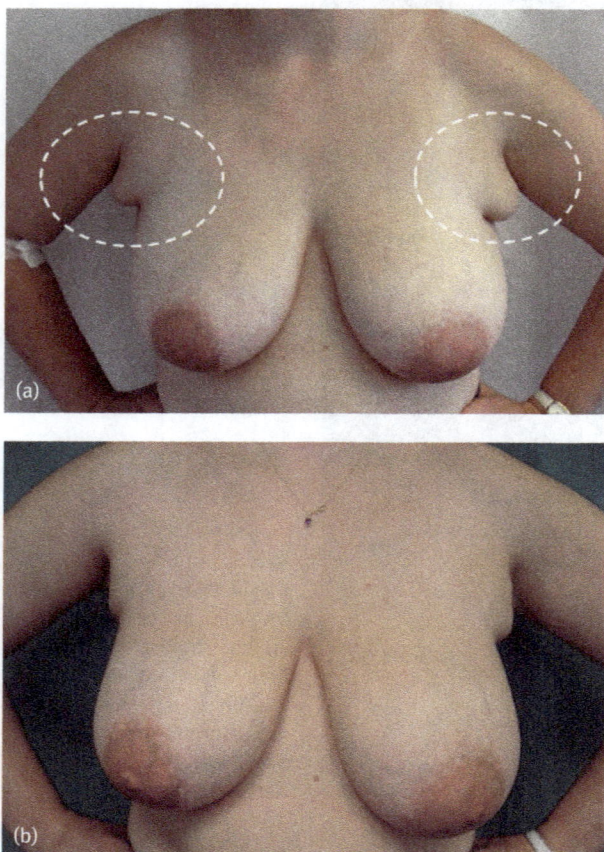

Abb. 6.11: 38-jährige Patientin mit aberrierendem axillären Drüsenkörper beidseits (a) präoperativ und (b) etwa 12 Monate nach Liposuktion und mit unbefriedigendem Ergebnis.

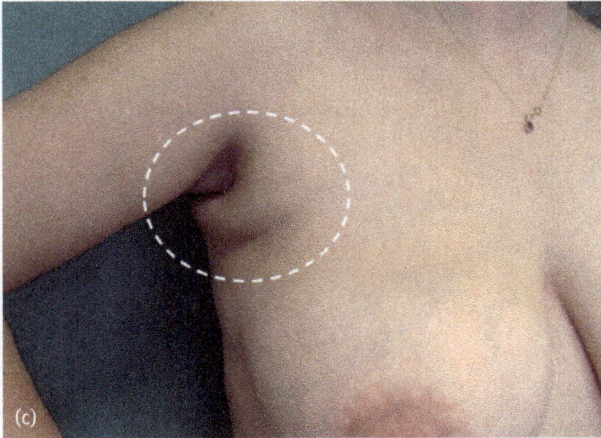

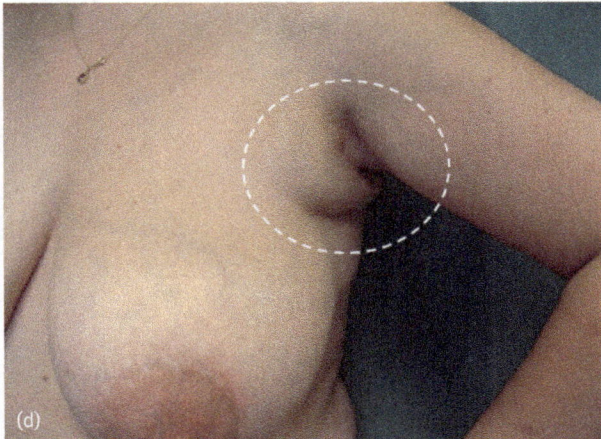

Abb. 6.11: (Fortsetzung)
(c) Ansicht rechte Axilla; (d) Ansicht linke Axilla. Eine alleinige Liposuktion zur Behandlung eines aberrierenden Drüsenkörpers ist nicht ausreichend, da die Hautsäcke verbleiben.

Literatur

[1] DeFilippis EM, Arleo EK. The ABCs of accessory breast tissue: basic information every radiologist should know. AJR Am J Roentgenol 2014; 202: 1157–62.

[2] Psychrembel. Klinisches Wörterbuch. Stichwort Milchleiste. Berlin: De Gruyter 2017.

[3] Gupta A, Metcalf C, Taylor D. Review of axillary lesions, emphasising some distinctive imaging and pathology findings. J Med Imaging Radiat Oncol 2017; 61: 571–81.

[4] Patel BK, Jafarian N, Abbott AM et al. Imaging findings and management of primary breast cancer in accessory axillary breast tissue. Clin Breast Cancer 2015; 15: e223–9.

[5] Kuritzky A, Walheim L, Khakpour N. Cancer identified in accessory breast tissue within the mid axilla. Breast J 2018; 24: 414–5.

[6] Lim HS, Kim SJ, Baek JM et al. Sonographic findings of accessory breast tissue in axilla and related diseases. J Ultrasound Med 2017; 36: 1469–78.

7 Gynäkomastie

7.1 Definition

Johannes Stubert

Die Vergrößerung des männlichen Brustdrüsenkörpers wird als Gynäkomastie bezeichnet. Die Abgrenzung gegenüber einem noch normal großen Drüsenkörper ist fließend. In einer israelischen Kohortenstudie wurden mittels computertomografischer Vermessung des Drüsenkörpers (maximaler mediolateraler Durchmesser auf Mamillenhöhe) folgende Perzentilgrenzen definiert [1]:
- 22 mm = 90. Perzentile,
- 28 mm = 95. Perzentile,
- 36 mm = 97,5. Perzentile.

Es gibt zahlreiche Möglichkeiten, die Ausprägung der Gynäkomastie zu klassifizieren [2]. Die wichtigsten Parameter betreffen die Aspekte Brustgröße, Hautüberschuss und Ptosis. Die *Klassifikation nach Simon* ist bis heute am weitesten verbreitet und für die Beurteilung in der klinischen Praxis gut geeignet (s. Tab. 7.1, s. Abb. 7.1a–l [3]).

Tab. 7.1: Klassifikation der Gynäkomastie nach Simon (modifiziert nach [3]).

Einteilung	Ausprägung
Grad I	Geringe Brustvergrößerung ohne Hautüberschuss
Grad IIa	Mäßige Brustvergrößerung ohne Hautüberschuss
Grad IIb	Mäßige Brustvergrößerung mit Hautüberschuss
Grad III	Ausgeprägte Brustvergrößerung mit Hautüberschuss entsprechend einer weiblichen ptotischen Brust

Von der Gynäkomastie ist die *Pseudogynäkomastie* bzw. *Lipomastie* abzugrenzen. Hierbei liegt eine Größenzunahme der Brust infolge einer zumeist alimentär bedingten Fettanreicherung vor. Es besteht häufig ein Zusammenhang mit Übergewicht und Adipositas, wobei Kombinationen mit einer Gynäkomastie möglich sind. Eine neuere Klassifikation der Ausdehnung dieser Veränderungen erlaubt die *zonale Einteilung nach Caridi* (s. Abb. 7.2) [4]:
- **Zone 0:** unmittelbar hinter dem Nipple-Areola-Komplex gelegene Region des Drüsenkörpers,
- **Zone 1:** Zone 0 elliptoid umgebend und ventral des M. pectoralis major gelegen,
- **Zone 2:** Region lateral von Zone 1 bis zum Rand des M. latissimus dorsi reichend,

https://doi.org/10.1515/9783110611106-007

- **Zone 3:** Region des axillären Ausläufers entlang des kraniolateralen Bereichs des M. pectoralis major,
- **Zone 4:** Region kaudal der unteren Umschlagsfalte.

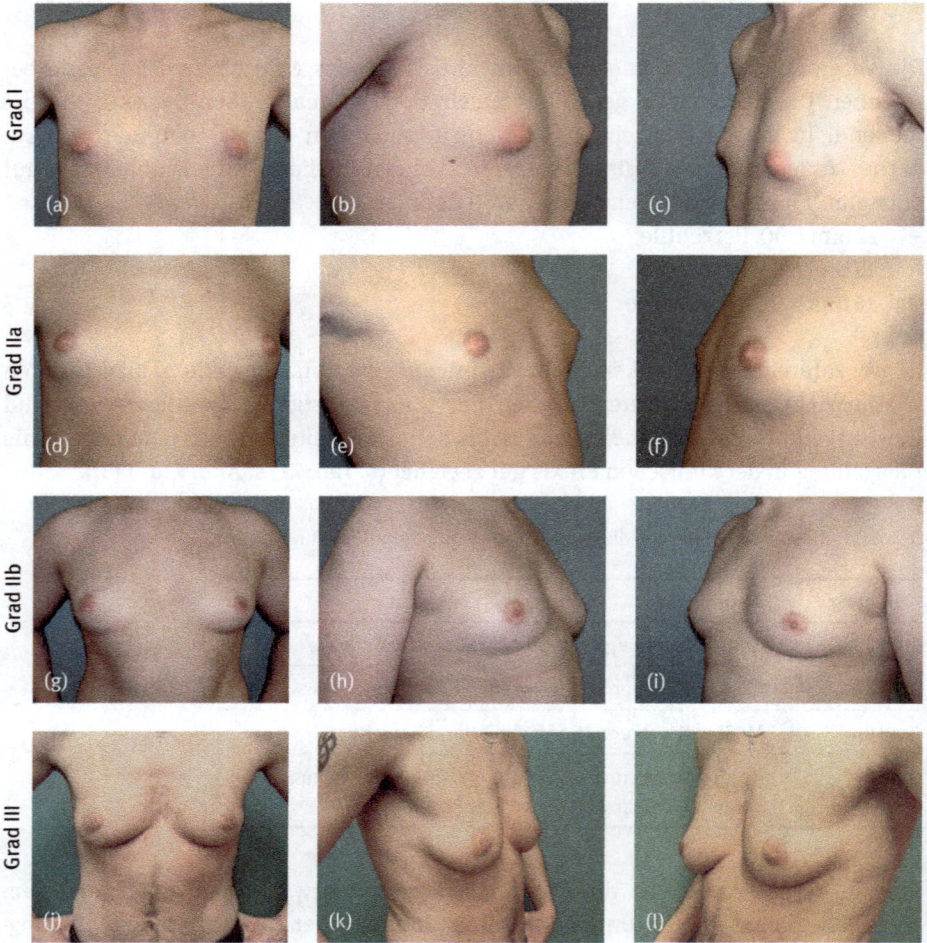

Abb. 7.1: Klassifikation der Gynäkomastie nach Simon (modifiziert nach [3]). (a, b, c) Grad I; (d, e, f) Grad IIa; (g, h, i) Grad IIb; (j, k, l) Grad III.

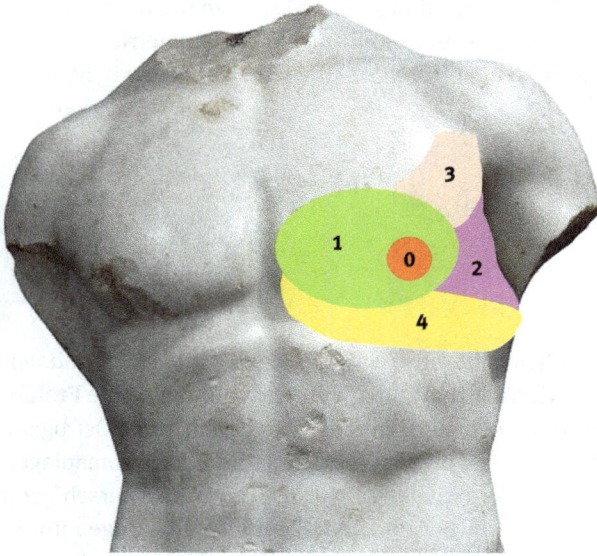

Abb. 7.2: Zonen-Klassifikation nach Caridi (modifiziert nach [4]). Die Klassifikation eignet sich zur Beschreibung der Pseudo- und gemischten Gynäkomastie.

7.2 Häufigkeit

Johannes Stubert

Die Gynäkomastie ist eine sehr häufig zu beobachtende Veränderung der männlichen Brust.

> Ein großer Teil der Fälle von Gynäkomastie ist als physiologische Variante zu betrachten.

Die Häufigkeit steigt mit zunehmendem Alter, wobei rund ein Drittel aller jungen und bis zu zwei Drittel aller älteren Männer betroffen sind [5],[6],[7],[8]. Die Prävalenz ist darüber hinaus bei Übergewicht und Fettleibigkeit erhöht. Ab einem Body-Mass-Index von 25 kg/m^2 lässt sich bei cirka 80 % der Männer eine Gynäkomastie nachweisen [7]. Die Mehrzahl der Gynäkomastien ist mild oder moderat ausgeprägt [9]. Eine ausgeprägte Vergrößerung liegt bei weniger als 10 % der betroffenen Männer vor.

Im Alter von 14 Jahren weisen rund zwei Drittel aller Jungen eine temporäre Vergrößerung des Drüsenkörpers auf [10].

> Die als Pubertätsgynäkomastie bezeichneten Veränderungen bilden sich in der Regel spontan zurück und sind in weniger als 10 % der Fälle nach 2 Jahren noch nachweisbar [10].

In etwas mehr als der Hälfte aller Gynäkomastien sind beide Seiten betroffen [11],[12]. Erfahrungsgemäß dominiert klinisch eine Seite aufgrund einer asymmetrischen Ausprägung. Medikamentös induzierte Gynäkomastien scheinen sich mit 60 % häufiger unilateral zu manifestieren [13].

7.3 Pathologie und Pathophysiologie

Johannes Stubert

Endokrine Veränderungen

Pathophysiologisch liegt der Gynäkomastie eine relative oder absolute *Östrogendominanz* im Verhältnis zur Androgenwirkung zugrunde. Während Androgene die Proliferation des mammären Drüsengewebes hemmen, wird das Wachstum durch Östrogene stimuliert. Eine *Androgendefizienz* kann Folge erniedrigter Androgenserumspiegel, aber auch einer verminderten Rezeptoraktivität sein [14]. Individuell verschieden lange CAG-Trinukleotid-Wiederholungen des Androgenrezeptorgens bedingen unterschiedlich hohe Rezeptoraktivitäten und können Ursache einer Gynäkomastie trotz unauffälliger Androgenspiegel sein [14]. Beim Klinefelter-Syndrom (Karyotyp 47, XXY) liegen sowohl ein primärer Hypogonadismus als auch eine unterschiedlich stark ausgeprägte Androgenrezeptordefizienz infolge eines CAG-Repeats vor.

Erhöhte Östrogenspiegel beispielsweise infolge einer *vermehrten Aromataseaktivität* können ebenfalls ursächlich für die Ausbildung einer Gynäkomastie sein. Aromatase wird vorrangig im Fettgewebe exprimiert. Dies erklärt die häufig zu beobachtende Koinzidenz von echter Gynäkomastie und Pseudogynäkomastie. Verstärkt wird der Östrogeneffekt sowohl durch die östrogeninduzierte Inhibition der LH-Sekretion mit nachfolgendem hypogonadotropen Hypogonadismus als auch durch die Stimulation der Synthese von *sex hormone binding globulin* (SHBG), was zusätzlich die Verfügbarkeit von biologisch aktivem freien Testosteron reduziert [14].

Ein Hyperöstrogenismus kann Folge sowohl östrogen- als auch androgenproduzierender *Tumore* sein. Letzteres erklärt sich aus der Aromatisierung schwach aktiver Androgene wie Dehydroepiandroseronsulfat oder Androstendion [14]. Humanes Choriongonadotropin (hCG) wirkt aufgrund struktureller Ähnlichkeit zu LH auf die Leydig-Zellen und stimuliert einerseits die testikuläre Aromatase-Aktivität, andererseits hemmt es den für die Androgensynthese wichtigen Schritt der 17α-Hydroxilierung [15]. In der Folge kommt es wiederum zu einer Östrogendominanz.

> Hormonproduzierende Tumoren, zumeist testikulärer Genese, sind seltene Ursachen einer Gynäkomastie [12].

Der gleiche Pathomechanismus liegt auch der Entstehung einer Gynäkomastie bei *Missbrauch anaboler Substanzen* zugrunde [14]. Neben der exogenen Zufuhr von Anabolika bei Kraftsportlern sind Drogenabusus (Marihuana, Opioide, Alkohol) und Medikamente die häufigsten ätiologisch abgrenzbaren Ursachen einer Gynäkomastie [9],[11],[12]. Eine Auswertung von 237 Fällen ergab, dass bei Männern unter 40 Jahren der Missbrauch anaboler Substanzen mit annähernd 20 % die häufigste Ursache darstellte [11]. Bei den älteren Männern hingegen lassen sich 19 % der Gynäkomastien auf medikamentöse Ursachen zurückführen. Häufigste Auslöser sind kardiovaskuläre Medikamente, Opiate, Statine, 5α-Reduktase-Hemmer, Protonenpumpeninhibitoren, Psychopharmaka, Immunsuppressiva sowie antiretrovirale Medikamente (s. Tab. 7.2) [9],[12].

Tab. 7.2: Häufige medikamentöse Auslöser einer Gynäkomastie mit Angabe der Häufigkeitsverteilung (n = 85, modifiziert nach [12]).

Medikamentengruppe	Substanz	Häufigkeit
Kardiovaskuläre Medikamente	**Gesamt**	**43,53 %**
	Spironolacton	22,35 %
	Digoxin	7,06 %
	Enalapril	5,88 %
	Amlodipin	4,71 %
	Verapamil	2,35 %
	ACE-Hemmer	1,18 %
5α-Reduktase-Hemmer	**Gesamt**	**9,41 %**
	Dutasterid	4,71 %
	Finasterid	4,71 %
Opiate	**Gesamt**	**20,00 %**
	Morphium	7,06 %
	Tramadol	5,88 %
	Buprenorphin	2,35 %
	Metadon	3,53 %
	Oxycodon	1,18 %

Tab. 7.2: (fortgesetzt) Häufige medikamentöse Auslöser einer Gynäkomastie mit Angabe der Häufigkeitsverteilung (n = 85, modifiziert nach
[12]).

Medikamentengruppe	Substanz	Häufigkeit
Neuroleptika	**Gesamt**	**4,71 %**
	Risperidon	2,35 %
	Chlorprotixen	2,35 %
Antidepressiva	**Gesamt**	**3,53 %**
	Nortriptilin	1,18 %
	Sertralin	1,18 %
	Olanzapin	1,18 %
Antiretrovirale Medikamente	**Gesamt**	**3,53 %**
Statine	**Gesamt**	**20,00 %**
Protonenpumpeninhibitoren	**Gesamt**	**8,24 %**
Immunsuppressiva	**Gesamt**	**4,71 %**
	Methotrexat	1,18 %
	Glucokortikoide	2,35 %
	Ciclosporin	1,18 %

Die Gynäkomastie im Zusammenhang mit einer *Hyperprolaktinämie* wird als Folge
einer prolaktininduzierten GnRH-Supression mit nachfolgendem hypogonadotropen
Hypogonadismus interpretiert. Eine direkte Prolaktinwirkung auf das Drüsengewebe
ist aber nicht auszuschließen [14],[16].

Die Pathogenese der als physiologisch zu betrachtenden Gynäkomastie während
der Pubertät und im Senium ist ebenso wie die Manifestation im Rahmen chronischer
Leber- und Nierenerkrankungen komplex, lässt sich aber in der Regel weniger auf
einzelne pathologische endokrine Parameter, sondern zumeist auf eine relative Verschiebung des Androgen-Östrogen-Verhältnisses zurückführen [14],[17],[18].

Die *Pubertätsgynäkomastie* bildet sich in der Regel ohne weitere therapeutische
Maßnahmen zurück. Trotzdem liegt bis zu einem Viertel der erwachsenen Patienten
mit Gynäkomastie eine persistierende Pubertätsgynäkomastie zugrunde [12].

Für die genannten hormonellen Veränderungen gibt es eine Vielzahl möglicher
ätiologischer Faktoren (s. Tab. 7.3). Ungeachtet dessen ist ein großer Teil der Gynäkomastien ätiologisch nicht sicher zuzuordnen [9],[11],[12].

In 45–65 % der Fälle liegt eine idiopathische Gynäkomastie vor.

Hereditäre endokrine Störungen der Androgen- oder Östrogenbiosynthese bzw. entsprechende Rezeptordefekte sind sehr seltene Ursachen einer Gynäkomastie [14].

Pathomorphologie und Histologie

Pathomorphologisch kommt es bei der Gynäkomastie zu einer Vergrößerung der retroareolär gelegenen Milchgänge durch Proliferation des epithelialen und mesenchymalen Gewebes [19]. Lobuläre Strukturen fehlen bei dem männlichen Brustdrüsengewebe und finden sich auch bei der Gynäkomastie nur selten [20]. Makroskopisch lässt sich die Gynäkomastie vom umliegenden Fettgewebe durch seine grau-weiße Färbung und die feste Konsistenz abgrenzen [21]. Der Hauptteil des Gewebes befindet sich unmittelbar retroareolär. Die mediale Begrenzung in Richtung Sternum ist zumeist semizirkulär geformt, der laterale, axillär ausgerichtete Ausläufer ist hingegen länglich-schmal konfiguriert [21]. Histologisch wird ein aktiver, proliferierender sog. florider Typ von einem fibrotischen Typ, der durch einen irreversiblen bindegewebigen Umbau des Drüsengewebes charakterisiert ist, unterschieden. Die proliferative Phase dauert in der Regel nicht länger als 6–12 Monate und wird zunehmend durch den fibrotischen Umbau nach 12–24 Monaten abgelöst. Ein zeitgleiches Auftreten beider Typen (intermediärer Typ) ist häufig [19].

Risiko eines Mammakarzinoms

Das Auftreten einer Gynäkomastie zeigt statistisch ein erhöhtes Risiko für die Manifestation eines Mammakarzinoms (Metaanalyse aus Kohorten- und Fall-Kontroll-Studien mit OR 9,78, p < 0,001), ohne dass ein direkter kausaler Zusammenhang zu der Veränderung per se hergestellt werden kann [22]. Wahrscheinlich ist eine gemeinsame Risikokonstellation maßgeblich für die beobachtete Assoziation.

Maligne Veränderungen im Zusammenhang mit einer Gynäkomastie sind sehr selten und betreffen weniger als 1 % der Patienten.

Die Prävalenz über alle Altersgruppen lag bei mehr als 5.000 untersuchten pathologischen Präparaten für invasive Karzinome bei 0,11 % und für duktale In-situ-Karzinome bei 0,18 % [19]. In der Altersgruppe ab 80 Jahren steigt die Prävalenz erwartungsgemäß auf über 4 % an. In einer retrospektiven Analyse an 557 männlichen Patienten, die eine Bildgebung wegen einer Brustveränderung erhielten, wurde in 5 Fällen (0,89 %) ein Malignom diagnostiziert [23]. Das Vorliegen eines Klinefelter-Syndroms ist mit einer gegenüber der männlichen Normalbevölkerung deutlichen

Risikoerhöhung für die Entwicklung eines männlichen Mammakarzinoms assoziiert (OR 24,73, p < 0,001) [22].

7.4 Diagnostik

Johannes Stubert

Folgende Leitsymptome führen in der Regel zu einer ärztlichen Vorstellung:
– sichtbare Vergrößerung einer oder beider Brüste,
– mammärer Tastbefund,
– Mastodynie.

Die Mastodynie ist häufig mit der Entwicklung einer Gynäkomastie assoziiert und wird von mehr als der Hälfte der Betroffenen angegeben [13]. Die Diagnostik basiert im Wesentlichen auf drei Aspekten:
1. Ausschluss eines Malignoms,
2. Verifizierung der vermuteten Gynäkomastie (s. Tab. 7.3),
3. Suche nach auslösenden Faktoren.

Tab. 7.3: Typische Ursachen einer Gynäkomastie.

Ursache	Erkrankung
Physiologisch	Neonatale Gynäkomastie
	Pubertätsgynäkomastie
	Altersgynäkomastie
Pathologisch	Ursachen eines primären Hypogonadismus (z. B. Klinefelter-Syndrom)
	Sekundärer Hypogonadismus (hypothalamisch-hypophysäre Störung)
	Hyperprolaktinämie
	Hungerstoffwechsel
	Tumoren – Keimzelltumoren des Hodens, extratestikuläre Keimzelltumoren – Andere Hodentumoren – Feminisierende Nebennierentumoren
	Hyperthyreose
	Hypothyreose
	Adipositas
	Chronische Nieren- und Lebererkrankungen, Dialyse
	Medikamenten- und drogeninduzierte Gynäkomastie

Anamnese

Eine eingehende Anamnese ist von besonderer Bedeutung und sollte entsprechend sorgfältig erfolgen. Dabei ist gezielt nach folgenden Aspekten zu fragen:
- Alter, Größe und Gewicht,
- Medikamenteneinnahme, Dauer und Dosis der Medikation, zeitlicher Zusammenhang mit den Veränderung,
- Dauer des Bestehens der Brustveränderung,
- bösartige Erkrankungen in der Familienanamnese insbesondere Mamma- und Ovarialkarzinome,
- gezielte Nachfrage nach Krafttraining, der Einnahme von Anabolika und Drogenabusus (Opiate, Marihuana, Alkohol),
- Vorliegen chronischer Erkrankungen (Leber-, Nieren-, Herzerkrankungen, HIV, psychische Störungen),
- Infertilität, Entwicklung sekundärer Geschlechtsmerkmale, Abnahme der Libido, erektile Dysfunktion (Hypogonadismus),
- Gewichtveränderungen, Änderungen der Ernährungsgewohnheiten.

Das Alter kann hinsichtlich der Ätiologie hilfreich sein. Junges Alter bei Erstvorstellung (wegen Gynäkomastie mit durchschnittlich 24 Jahren) in Verbindung mit eunuchoidem Körperwuchs und fehlender Libido müssen an das Vorliegen eines Klinefelter-Syndroms denken lassen. Es ist eine wichtige Differenzialdiagnose bei Vorliegen eines primären Hypogonadismus [11].

Klinische Untersuchung

Im Rahmen der klinischen Untersuchung ist der Befund inspektorisch und palpatorisch zu überprüfen. Die Ausprägung ist zu klassifizieren (z. B. nach Simon, s. Kap. 7.1). Eine Fotodokumentation ist sowohl für die Verlaufsbeurteilung als auch für eine Antragstellung im Fall einer geplanten operativen Therapie bei der zuständigen Krankenkasse von Nutzen. Bei der anschließenden Palpation ist besonders auf Resistenzen zu achten: Liegen diese unmittelbar retroareolär (typisch für eine Gynäkomastie) oder weiter peripher? Ist der Befund ein- oder beidseitig ausgebildet? Einseitigkeit und asymmetrische Lage sind als Hinweise auf ein tumoröses Geschehen zu bewerten (Lipom, Karzinom, Lymphom etc.). Es ist auf Lymphknotenvergrößerungen, Sekretion und Hautveränderungen zu achten. Bei der Pseudogynäkomastie fehlt trotz sichtbarer Brustvergrößerung die für die Gynäkomastie charakteristische retroareoläre Verdichtung des Drüsenkörpers.

Bildgebung

Die Prävalenz maligner Veränderungen liegt in der Gesamtheit männlicher Brustveränderungen bei unter 1 % [23]. Das American College of Radiology empfiehlt daher eine bildgebende Abklärung nur bei klinisch unklaren Befunden [24]. Nach Meinung

des Autors sollte aber die sonomorphologische Beurteilung der Brust und des Lymph-
abflussgebietes nicht zuletzt aus Gründen der Dokumentation in jedem Fall erfolgen.
Neben dem Tastbefund erlaubt die Sonografie zudem eine gute Beurteilung des Drüsenkörpers einschließlich der Bestimmung der Ausdehnung des Befundes. Es sollte
mindestens eine Drüsenkörpergröße von 2 cm vorliegen, um die Diagnose einer Gynäkomastie zu stellen (s. Kap. 7.1). Das Drüsengewebe lässt sich in der Regel gut vom
umgebenden Fettgewebe einer Pseudogynäkomastie abgrenzen. Drei grundlegende
sonomorphologische Muster der Gynäkomastie lassen sich unterscheiden [25]:
- Mit 66 % am häufigsten stellt sich eine diffuse Vergrößerung des Drüsenkörpers
  analog dem Bild einer jugendlichen weiblichen Brust dar [26].
- In 24 % findet sich ein retroareolär lokalisierter nodulärer und relativ gleichmäßig
  begrenzter echoarmer Befund.
- Eine eher unregelmäßige Begrenzung mit fingerförmigen oder tannenbaumarti-
  gen Ausläufern liegt hingegen in 9 % der Fälle vor.

Dieses Wuchsmuster wird am ehesten als suspekt eingestuft und sollte im Zweifelsfall eine großzügige Indikation zur stanzbioptischen Abklärung nach sich ziehen [26].
Im Farbdoppler kann der floride Typ eine deutliche Vaskularisation aufweisen. Eine
Einteilung der Befunde entsprechend den BI-RADS-Kriterien ist möglich. Die sonografische Detektionsrate für ein Mammakarzinom (n = 9/560) lag in einer Kohortenstudie bei 100 % bei einer Falsch-positiv-Rate von < 1 % [26]. Suspekte Befunde sind
selbstverständlich weiter abzuklären. Das Vorgehen erfolgt analog der Situation bei
Frauen. Eine ergänzende Mammografie oder digitale Tomosynthese kann hilfreich
sein und wird vom American College of Radiology bei unklaren Veränderungen ab
einem Alter von 25 Jahren empfohlen [24]. Die Mammografie der männlichen Brust
lässt sich in der Regel problemlos durchführen. Eine bioptische Abklärung ist zumeist
durch sonografische Stanzbiopsie möglich.

Endokrine Diagnostik
Bei Vorliegen einer echten Gynäkomastie ist in jedem Fall eine endokrine Diagnostik
indiziert [15]. Die Analyse sollte folgende Parameter umfassen:
- **Testosteron, LH, FSH, Prolaktin** – Diagnose eines Hypogonadismus, einer Hy-
  perprolaktinämie, Androgenresistenz,
- **TSH, fT4** – Diagnose einer Schilddrüsenfunktionsstörung,
- **Östradiol, hCG, Dehydroepiandrosteron** – Suche nach endokrin aktiven Tu-
  moren.

Außerdem sollte eine orientierende Leber- und Nierendiagnostik (Bestimmung der
Transaminasen, γ-GT, Bilirubin, Kreatinin) erfolgen.

Pathologische Östrogen- und hCG-Spiegel erfordern eine Tumorsuche.

Es ist in erster Linie nach Hoden- und Nebennierentumoren zu suchen. Da die Tumoren zumeist sehr schnell wachsen, muss ein anamnestisch kurzer und schwerwiegender Verlauf dringend an eine Tumorgenese denken lassen. Testikuläre Keimzelltumoren sind in 7 % der Fälle mit einer Gynäkomastie infolge hCG-Sekretion assoziiert. Extratestikuläre hCG-produzierende Tumoren der Niere, Lunge, des Magens oder auch ein hepatozelluläres Karzinom sind hingegen sehr selten Ursache. Insbesondere bei Patienten mit Klinefelter-Syndrom muss die plötzliche Ausbildung einer Gynäkomastie aber an das Vorliegen eines solchen extragonadalen hCG-produzierenden Tumors denken lassen [14],[15].

Tumorbedingte Östrogensynthese kann bei testikulären Leydig-, Sertoli- und Granulosazelltumoren auftreten. Selten ist auch eine Sekretion durch feminisierende Nebennierentumoren ursächlich. Auch vermehrt synthetisierte androgene Steroide können durch nachfolgende extraadrenale Aromatisierung zu einer Gynäkomastie führen. In diesen Fällen ist immer eine Hodensonografie zu veranlassen. Diese ermöglicht zum einen die Abgrenzung auch kleiner Tumoren, zum anderen den Nachweis einer Atrophie (primärer oder sekundärer Hypogonadismus). Je nach Befundsituation wird ergänzend eine extratestikuläre Tumorsuche mittels Computertomografie notwendig [15].

Medikamentenanamnese

Am häufigsten ist die Medikamentenanamnese ätiologisch wegweisend. Typische Auslöser einer Gynäkomastie sind Spironolacton, Digoxin, Opiate, Psychopharmaka wie insbesondere Neuroleptika, Protonenpumpeninhibitoren und antiretrovirale Präparate (s. Tab. 7.2). Die durch eine antiandrogene Therapie ausgelöste Gynäkomastie bei Prostatakarzinom ist zwar eine typische Nebenwirkung, führt aber nur selten zu einer Vorstellung der Patienten in einer Brustsprechstunde. Zahlreiche weitere Medikamente werden zumeist in Form von Fallberichten mit der Entwicklung einer Gynäkomastie in Verbindung gebracht, sodass im Einzelfall eine gezielte Recherche zielführend sein kann [13]. Trotzdem sollte die Interpretation immer zurückhaltend erfolgen, da die Prävalenz der Gynäkomastie gerade im höheren Alter unabhängig von der Medikamenteneinnahme sehr hoch ist. Ein unmittelbarer Zusammenhang mit dem Einnahmebeginn oder auch einer Dosissteigerung sind daher wichtige Hinweise für einen möglichen kausalen Zusammenhang.

Aufgrund der ätiologischen Komplexität der Gynäkomastie ist bei unklaren Befunden eine situationsabhängige interdisziplinäre Abklärung mit einem Endokrinologen, Urologen oder auch Pädiater notwendig (s. Abb. 7.3).

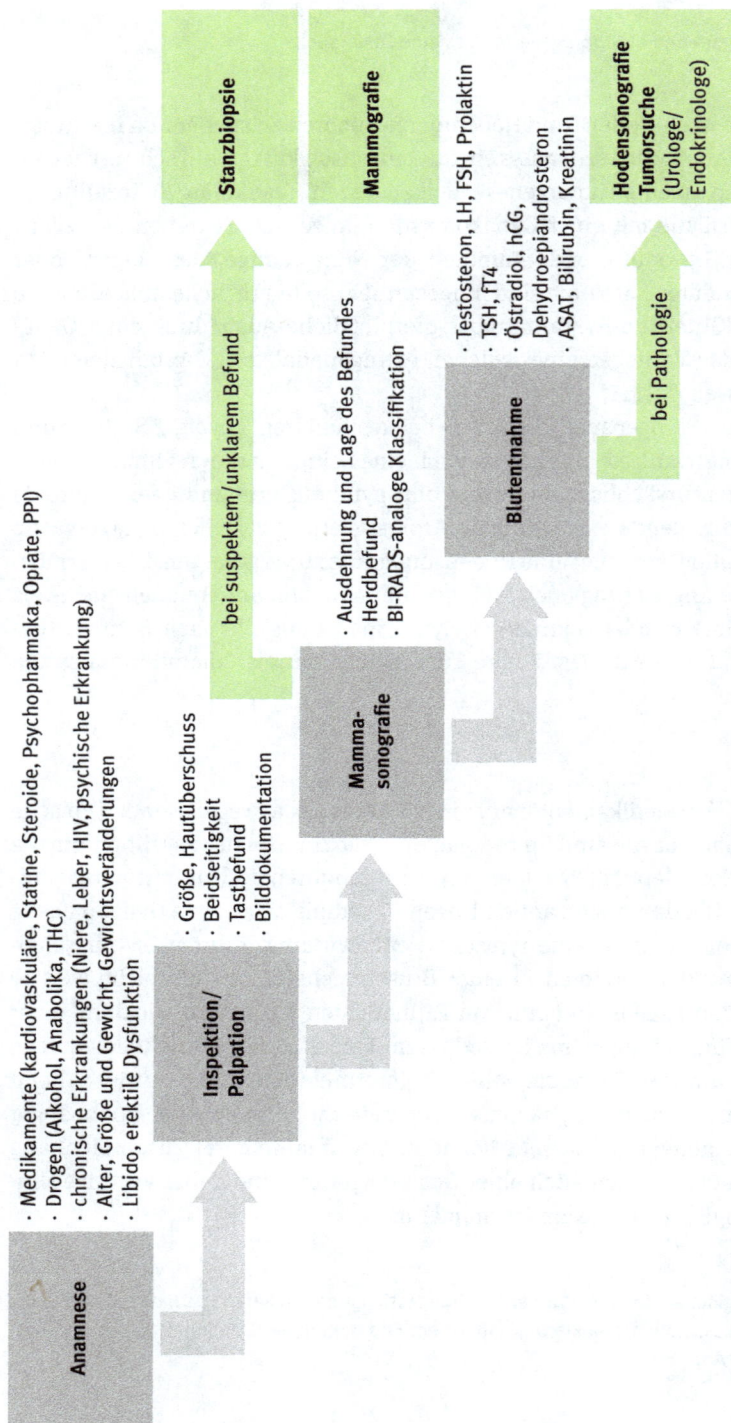

Anamnese
· Medikamente (kardiovaskuläre, Statine, Steroide, Psychopharmaka, Opiate, PPI)
· Drogen (Alkohol, Anabolika, THC)
· chronische Erkrankungen (Niere, Leber, HIV, psychische Erkrankung)
· Alter, Größe und Gewicht, Gewichtsveränderungen
· Libido, erektile Dysfunktion

Inspektion/ Palpation
· Größe, Hautüberschuss
· Beidseitigkeit
· Tastbefund
· Bilddokumentation

Mamma- sonografie
· Ausdehnung und Lage des Befundes
· Herdbefund
· BI-RADS-analoge Klassifikation

Stanzbiopsie
bei suspektem/unklarem Befund

Mammografie

Blutentnahme
· Testosteron, LH, FSH, Prolaktin
· TSH, fT4
· Östradiol, hCG, Dehydroepiandrosteron
· ASAT, Bilirubin, Kreatinin

Hodensonografie Tumorsuche (Urologe/ Endokrinologe)
bei Pathologie

Abb. 7.3: Algorithmus zur Abklärung einer Gynäkomastie. ASAT = Aspartat-Aminotransferase; FSH = Follikelstimulierendes Hormon; hCG = Humanes Chorion-gonadotropin; LH = Luteinisierendes Hormon; PPI = Protonenpumpenhemmer; THC = Δ9-Tetrahydrocannabinol; TSH = Thyroidea-stimulierendes Hormon.

7.5 Konservative Therapie

Johannes Stubert

Kann die Ursache einer Gynäkomastie aufgeklärt werden und besteht die Möglichkeit einer kausalen Therapie, so muss diese durch einen geeigneten Spezialisten erfolgen. Dies betrifft insbesondere die selten vorliegenden Tumorerkrankungen.

Die am häufigsten zu beobachtende idiopathische Gynäkomastie wird hingegen durch den Senologen diagnostiziert und auch therapiert.

7.5.1 Idiopathische Gynäkomastie

Erfahrungsgemäß sind gerade ältere Betroffene weniger aufgrund der ästhetischen Problematik, sondern aus Angst vor einer bösartigen Erkrankung beunruhigt. Insofern sind der Ausschluss eines Malignoms und die Beruhigung des Patienten hinsichtlich der Ungefährlichkeit der Brustveränderung die wichtigsten Maßnahmen. Die Patienten sind auf die Häufigkeit dieser Veränderungen in Abhängigkeit des Alters hinzuweisen.

> Die idiopathische Gynäkomastie bedarf in den meisten Fällen keiner weiteren Behandlung.

Dies gilt insbesondere bei leicht- und mittelgradigen Veränderungen (> 80 %) [9]. Eine begleitende Mastodynie zeigt eine hohe Spontanremissionsrate, sodass in der Regel ein abwartendes Vorgehen gerechtfertigt ist. Auch bei idiopathischer Gynäkomastie ist mindestens eine Verlaufskontrolle nach 3–6 Monaten anzuraten. Eine leichte bis mäßige Mastodynie kann symptomatisch mit lokal aufgetragenem Diclofenac-Gel transdermal behandelt werden.

> Eine ausgeprägte Mastodynie oder eine Größenprogredienz im Verlauf sind Indikationen für einen medikamentösen Therapieversuch.

Hinsichtlich der Effektivität ist *Tamoxifen* das Mittel der Wahl. Zur Reduktion der Nebenwirkungen ist möglichst niedrig zu dosieren (1–2-mal täglich 10 mg oral). Die Therapiedauer sollte wenigstens 3–6 Monate betragen. Bei Bedarf kann auch länger therapiert werden. Es handelt sich wie bei allen medikamentösen Therapieansätzen um einen Off-Label-Use und der Patient ist auf das erhöhte Risiko thromboembolischer Ereignisse, eine mögliche Abnahme der Libido, eine erektile Dysfunktion, Fatigue und das Auftreten klimakterischer Beschwerden hinzuweisen [27]. In Abhängigkeit der individuellen Risikosituation kann eine begleitende medikamentöse

Thromboseprophylaxe indiziert sein. Zusammenfassend ist jedoch festzustellen, dass Nebenwirkungen unter Tamoxifen relativ selten sind und weniger als 5 % der behandelten Männer eine Therapie aufgrund inakzeptabler Nebenwirkungen vorzeitig beenden [27].

Eine Mastodynie im Zusammenhang mit einer Gynäkomastie spricht häufig sehr gut auf Tamoxifen an [28]. Die medikamentöse Therapie ist bei kurzer Krankheitsanamnese mit einer Dauer von weniger als 6–12 Monaten besonders vielversprechend, da in der floriden Phase der Gynäkomastie eine vollständige Rückbildung der Veränderungen möglich ist. In bis zu 90 % wirkt eine Tamoxifentherapie symptomverbessernd und liegt damit in den meisten Analysen über der spontanen Remissionsrate [28],[29],[30],[31]. Andere medikamentöse Therapieansätze sind aufgrund schwerer Nebenwirkungen (Danazol), unzureichender Evidenz (Clomiphen) und fraglicher Wirkung (Aromatasehemmer) nicht oder nur als Mittel der zweiten Wahl zu empfehlen [32],[33]. Möglicherweise basiert die vergleichsweise gute Effektivität des Tamoxifens nicht nur auf seiner antiöstrogenen Wirkung, sondern auch auf der zu beobachtenden Reduktion wachstumsfördernder Faktoren (*insulin like growth factor*, *growth hormone*, Prolaktin) [34]. Auch Symptome einer Gynäkomastie infolge einer Leberzirrhose (Cave: Differenzialdiagnostisch an eine Gynäkomastie durch Spironolactoneinnahme denken!) können durch Tamoxifen verbessert werden. Vor dem Hintergrund eines hohen Operationsrisikos ist dieser Therapieversuch vergleichsweise risikoarm. Obwohl die sekundär fibrotisch umgebaute Gynäkomastie, die sich nach 12–24 Monaten zunehmend manifestiert, durch eine medikamentöse Therapie nicht mehr vollständig zurückgebildet werden kann, ist bei länger bestehender Gynäkomastie eine Symptomverbesserung (partielle Rückbildung, Kontrolle der Mastodynie) durch Tamoxifen möglich [28]. Eine Persistenz florider Anteile dürfte ursächlich für die beobachtete Effektivität von Tamoxifen auch bei länger bestehender Gynäkomastie sein.

Eine Übersicht der medikamentösen Therapieoptionen bei Vorliegen einer Gynäkomastie findet sich in Tab. 7.4.

Tab. 7.4: Medikamentöse Therapieoptionen bei Gynäkomastie.

Medikament	Wirkungen
Tamoxifen (10–40 mg/d), Raloxifen (60 mg/d)	SERM, direkt antiöstrogene Wirkung am Brustdrüsengewebe Keine Auswirkungen auf Testosteron-/Östrogenspiegel
Anastrozol (1 mg/d), Testolacton (450 mg/d)	Aromatasehemmer Reduktion der Östrogenspiegel
Danazol (2 x 200 mg/d)	Steroidales Testosteronderivat mit anabol-androgener Partialwirkung Hemmung der LH-Sekretion → Reduktion der testikulären Androgensynthese und Verminderung der Östrogensynthese
Clomiphen (50 mg/d)	Steigerung der LH-Sekretion durch Östrogenrezeptorblockade (SERM) → Steigerung der testikulären Androgensynthese
Bromocriptin (2,5–5 mg/d), Cabergolin (0,125–1 mg 1–2-mal wöchentlich)	Therapieversuch nur bei prolaktininduzierter Genese gerechtfertigt
Diclofenac-Gel bei Bedarf bis 3-mal täglich lokal	Analgetische Therapieoption bei vordergründig leicht- bis mittelgradiger Mastodynie

7.5.2 Persistierende Pubertätsgynäkomastie

Eine sichtbare Vergrößerung der Brust wird vor allem von jüngeren Männern häufig als ästhetisch störend empfunden und kann daher eine erhebliche psychische Belastung darstellen [35],[36]. Hierbei scheint sich die Selbstreflexion in den letzten Jahren verändert zu haben, da zunehmend auch diskrete und durchaus als physiologisch einzustufende Veränderungen als abnorm wahrgenommen werden. Die Pubertätsgynäkomastie bildet sich in bis zu 90 % der Fälle innerhalb von 3 Jahren spontan zurück. Je ausgeprägter die Veränderung ist, umso höher ist das Risiko einer Persistenz. Sie steigt bei schweren Verläufen auf 40 % [18]. Die Diagnostik und Betreuung erfolgen in der Regel über den pädiatrischen Endokrinologen. Eine medikamentöse Therapie mit Tamoxifen kann versucht werden und war in kleineren Analysen wirksam und sicher [18]. Eine operative Korrektur wird bei persistierenden Veränderungen mit Hautüberschuss, anhaltender Mastodynie und/oder signifikanter psychischer Belastung notwendig.

7.5.3 Medikamenten- und drogeninduzierte Gynäkomastie

Ist eine Gynäkomastie Folge einer Medikamenten- oder Drogeneinnahme, ist möglichst auf die Einnahme der auslösenden Substanz zu verzichten. Dies gilt uneingeschränkt für den Abusus von Drogen und Anabolika. Schwieriger ist die Situation bei medizinisch indizierten Medikamenten. Im Vorfeld ist zu klären, wie wahrscheinlich es tatsächlich ist, dass das betreffende Medikament auch Auslöser der Gynäkomastie ist. Eine Änderung der Therapie sollte immer durch den primär behandelnden Fachkollegen erfolgen. Ist ein Absetzen der Therapie nicht möglich, kann alternativ eine Dosisreduktion oder ein Präparatewechsel versucht werden. Im Einzelfall verbietet sich eine Therapieänderung. Dann bleiben bei Behandlungsnotwendigkeit der Gynäkomastie die Optionen einer Tamoxifengabe oder die operative Entfernung. Bei einer durch Neuroleptika induzierten hyperprolaktinämischen Gynäkomastie ist in der Regel ein Absetzen der Medikation nicht vertretbar. Wenn möglich, sollten atypische Neuroleptika anstelle von klassischen Präparaten verwendet werden, wobei Risperidon aufgrund der hohen Rate an Hyperprolaktinämien in 70–100 % möglichst zu vermeiden ist [37],[38]. Auf der Basis weniger Fallberichte hinsichtlich einer Normalisierung der Prolaktinspiegel kann im Einzelfall und nach Rücksprache mit dem behandelnden Psychiater eine Therapie mit Dopaminagonisten versucht werden. Anwendung finden Bromocriptin (2,5–5 mg, im Einzelfall bis 10 mg täglich) oder das nebenwirkungsärmere Cabergolin (1–2-mal wöchentlich 0,125–1 mg) [38]. Die Dosisfindung richtet sich nach den Prolaktinspiegeln, die anfänglich alle 2 Wochen kontrolliert werden sollten.

7.5.4 Maßnahmen bei antihormoneller Therapie bei Prostatakarzinompatienten

Rund 80 % der Patienten mit Prostatakarzinom, die eine antihormonelle Therapie (z. B. Bicalutamid) erhalten, entwickeln innerhalb von 6–9 Monaten eine Gynäkomastie bzw. Mastodynie [39]. Mittels präventiver Tamoxifengabe lassen sich 70 % dieser Gynäkomastien vermeiden. Ebenso kann eine bestehende Gynäkomastie mit Tamoxifen behandelt werden, allerdings fehlen Daten hinsichtlich der Einflussnahme auf den karzinomspezifischen Krankheitsverlauf [40]. Alternativ ist durch eine niedrig dosierte Bestrahlung der Brustdrüse (12–20 Gy in 2–5 Fraktionen) eine Primärprävention in vergleichbarer Effektivität zu Tamoxifen möglich. Das Risiko für ein sekundäres Mammakarzinom wird hierdurch nicht erhöht [41]. Therapeutisch ist die Bestrahlung nicht wirksam. Präventionsrefraktäre Fälle können eine Indikation zur operativen Behandlung darstellen.

7.6 Operative Therapie

Bernd Gerber

Neben der Ausschaltung der Ursachen für die Entstehung der Gynäkomastie ist die operative Entfernung des Drüsenkörpers die Standardtherapie. Da die Patienten bereits eine längere Zeit versucht haben, die Gynäkomastie zu „verdecken" bzw. zu „verstecken", ist der Drüsenkörper in der Regel fibrosiert und wird selbst nach Abstellen der eigentlichen Ursachen nicht wieder atrophieren. Nur bei jungen Männern in der Pubertät kann sich eine sog. Pubertätsgynäkomastie von allein zurückbilden.

> Vor Durchführung einer operativen Maßnahme sollte in jedem Fall die Kostenübernahme durch die jeweilige Krankenkasse eingeholt werden.

Bei typischer Klinik und unauffälligem Ultraschallbefund ist eine präoperative histologische Sicherung nicht angezeigt.

Die operative Therapie muss individuell angepasst werden. In der Literatur sind eine Vielzahl von Operationstechniken in der Behandlung der Gynäkomastie beschrieben worden. Eine pauschale Technik für „alle" Gynäkomastien gibt es nicht. Den Betroffenen geht es um die Wiederherstellung einer männlichen ventralen Thoraxwand mit möglichst wenigen Narben.

Dazu sind verschiedene Schnittführungen beschrieben worden:
- semizirkulärer Areolarandschnitt (Webster), s. Abb. 7.4a,
- periareolärer Zugang mit Hautstraffung (Huang, Benelli), s. Abb. 7.4b,
- invertiertes T entsprechend einer Schnittführung wie bei einer Reduktionsplastik, s. Abb. 7.4c.

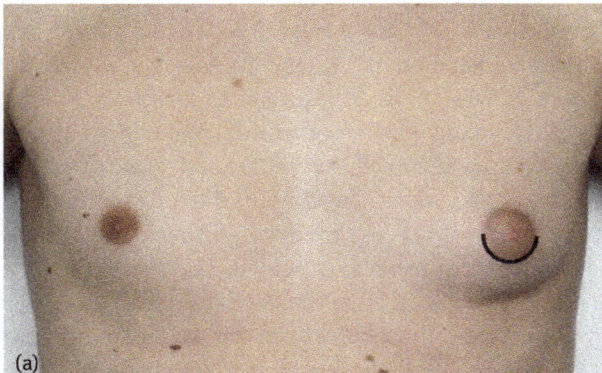

(a)

Abb. 7.4: Möglichkeiten der Schnittführung bei Gynäkomastie. (a) Semizirkulärer Areolarandschnitt (Webster).

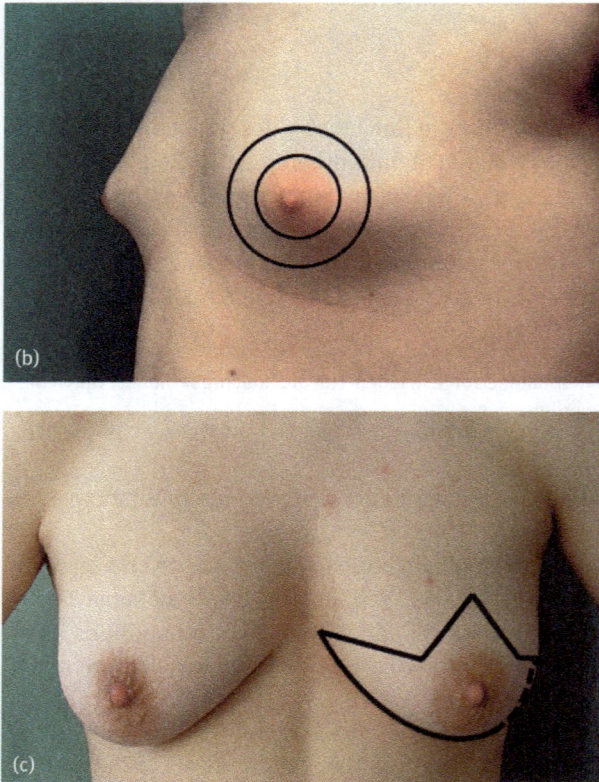

Abb. 7.4: (Fortsetzung)
(b) Periareolärer Zugang mit
Hautstraffung (Huang, Benelli);
(c) Invertiertes T entsprechend
einer Schnittführung wie bei
einer Reduktionsplastik.

7.6.1 Allgemeines

Allen Operationsverfahren gemeinsam ist die subkutane Mastektomie mit der vollständigen Entfernung des Drüsenkörpers. Bis auf wenige Ausnahmen führen die Autoren generell eine angleichende Liposuktion durch, um Stufenbildungen im Ansatz zu vermeiden (s. Abb. 7.5a–f, Abb. 7.6a–i). Die Präparation sollte direkt auf dem Drüsenkörper unter Erhaltung des subkutanen Fettgewebes erfolgen. In der eigenen Klinik erfolgt dies vorwiegend mittels bipolarer Schere. Hierbei hat der Operateur, im Gegensatz zu anderen Instrumenten, neben dem Koagulationseffekt das Gefühl für den Gewebswiderstand. Erfolgt die Exstirpation des Drüsenkörpers nicht vollständig oder zu nah an der Haut, so resultieren kosmetisch unschöne Ergebnisse (s. Abb. 7.7a–f). Ein zurückgelassener Drüsenkörper kann auch zu Rezidiven führen.

Die alleinige Liposuktion, gleich ob mit Ultraschallwasserstrahl oder Laser unterstützt, kann aus eigener Erfahrung nicht empfohlen werden, da dadurch der eigentliche Drüsenkörper nicht beseitigt werden kann. Unbestritten ist aber die ergänzende Liposuktion zur Angleichung von Stufen nach Resektion des Drüsenkörpers indiziert.

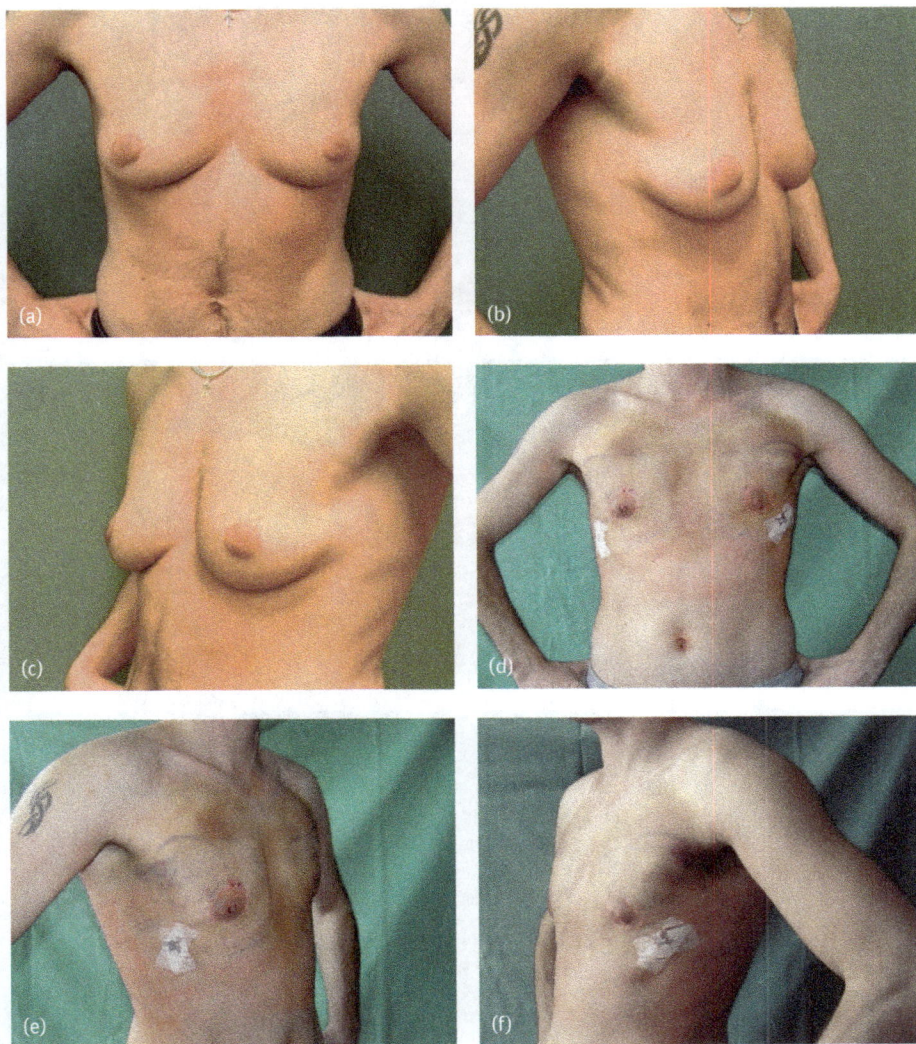

Abb. 7.5: (a) 31-jähriger Patient mit beidseitiger Gynäkomastie Grad III vor Operation; (b) Rechtslaterale Ansicht; (c) Linkslaterale Ansicht; (d) 6 Tage nach dem Eingriff: Subkutane Mastektomie (beidseits, 120 g) über periarolären Zugang und angleichende Liposuktion. Letztere ist an den flächenhaften „Hämatomen" erkennbar; (e) Rechtslaterale Ansicht; (f) Linkslaterale Ansicht.

Wesentlich ist hierbei die Verwendung von dünnen 3 mm-Liposuktion-Sonden, um Dellenbildungen zu vermeiden (s. Abb. 7.6f).

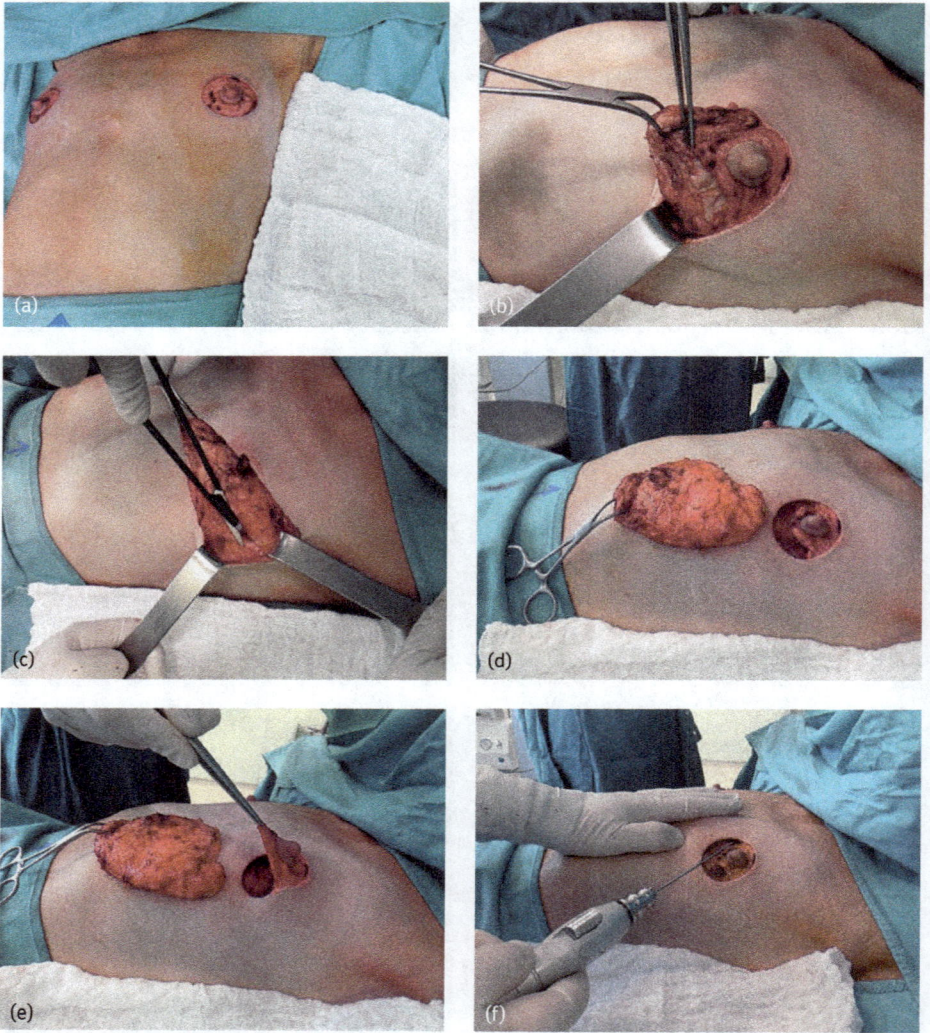

Abb. 7.6: Patient aus Abb. 7.5. OP-Schritte: (a) Periareoläre Deepithelialisierung; (b) Kaudale Durchtrennung des Koriums und Beginn der Präparation nach kaudal; (c) Präparation mittels bipolarer Schere auf dem Drüsenkörper unter Erhaltung des subkutanen Fettgewebes; (d) Vollständig exstirpierter Drüsenkörper (beidseits, 240 g) mit kranial gestieltem MAK; (e) MAK auf ausgedünntem Koriumpedikel; (f) Angleichende Liposuktion im Bereich des Drüsenkörperansatzes.

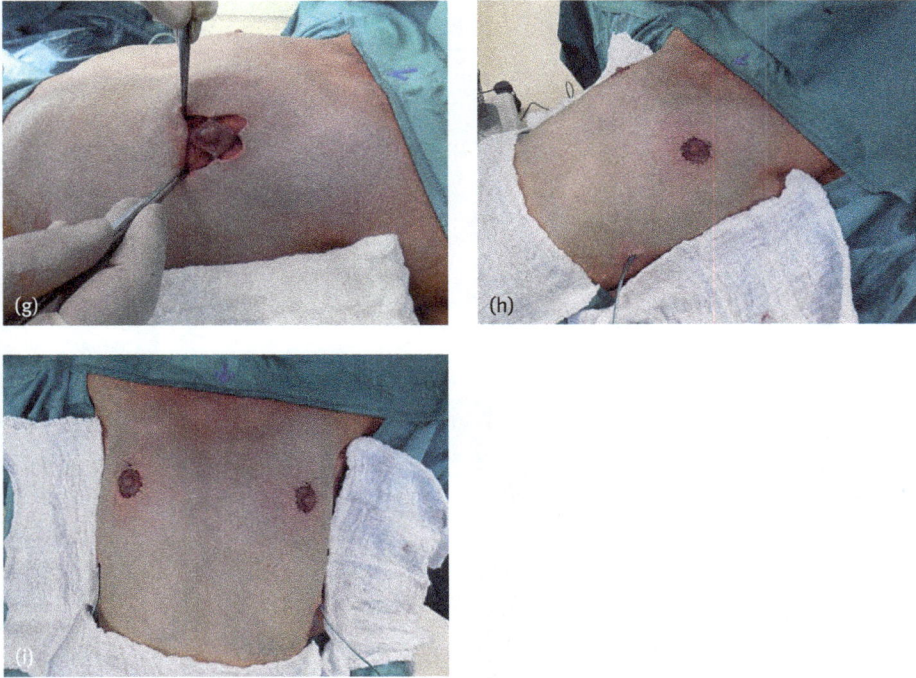

Abb. 7.6: (Fortsetzung) (g) MAK mit vier Intrakorialnähten fixiert; periareoläre Koriumanteile werden unter der Haut versenkt; (h) Verkleinerter MAK mit Plizziernaht und liegendem Redondrain; (i) Abschlussfoto. MAK = Mamillen-Areola-Komplex.

Die intraoperative Einlage einer Redondrainage ist obligat. Diese wird auch bei geringen Fördermengen erst nach 7–10 Tagen gezogen, um das Verkleben von subkutanem Fettgewebe und Pektoralisfaszie zu erleichtern. Wenn auch nicht zu beweisen, führt die Präparation mit dem Argon-Beamer häufiger zu einer größeren Drainfördermenge. Wesentlich erscheint auch der Erhalt der Pektoralisfaszie, d. h. der Drüsenkörper wird nicht wie bei einem Mammakarzinom unter Mitnahme der Pektoralisfaszie abpräpariert, sondern hier erfolgt die Präparation scharf am Drüsenkörper, sodass das subkutane Fettgewebe auf der Pektoralisfaszie zu liegen kommt. Noch im OP wird ein straff sitzender Kompressionsverband angelegt. Dieser wird am 1. postoperativen Tag durch einen Tricodur®-Klettverschluss für 4 Wochen ersetzt.

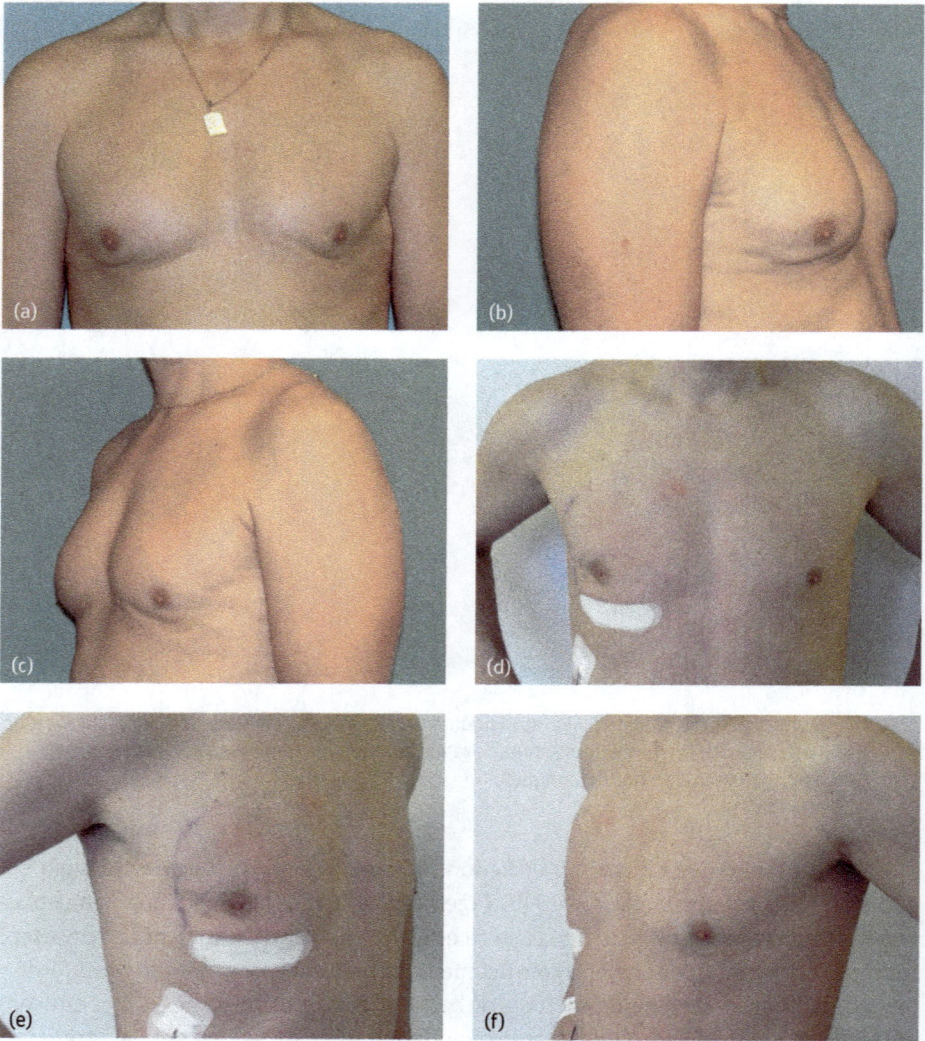

Abb. 7.7: 20-jähriger Pat mit beidseitiger Gynäkomastie. (a) Zustand nach „subkutaner Mastekto-mie" über Zugang von der Submammärfalte (auswärts operiert) mit unbefriedigendem Ergebnis; (b) Rechtslaterale Ansicht; (c) Linkslaterale Ansicht; (d) 1 Woche nach Korrekturoperation (Drüsen-körperexstirpation und Liposuktion); (e) Rechtslaterale Ansicht; (f) Linkslaterale Ansicht.

7.6.2 Semizirkulärer Areolarandschnitt

Hierbei sind die kaum sichtbaren Narben von Vorteil. Nachteilig wirken sich der begrenzte Zugang und die fehlende Hautresektion aus. Bei jungen und schlanken Männern ist die Haut ausreichend elastisch, um sich unter entsprechender Kompression der Thoraxwand wieder glatt anzulegen (s. Abb. 7.8a–e, Abb. 7.9a–d, Abb. 7.10a–f, Abb. 7.11a–f, Abb. 7.12a–f). Bei sehr kleiner Mamille und damit begrenztem Zugang kann der Schnitt auch nach lateral verlängert werden (s. Abb. 7.13a–f).

Bei größerem Hautüberschuss bzw. angleichender Liposuktion sollte bedacht werden, dass bei „jüngeren" Männern mit straffer Haut, diese sich eher kontrahiert als bei älteren oder adipösen Männern mit ptotischer Haut.

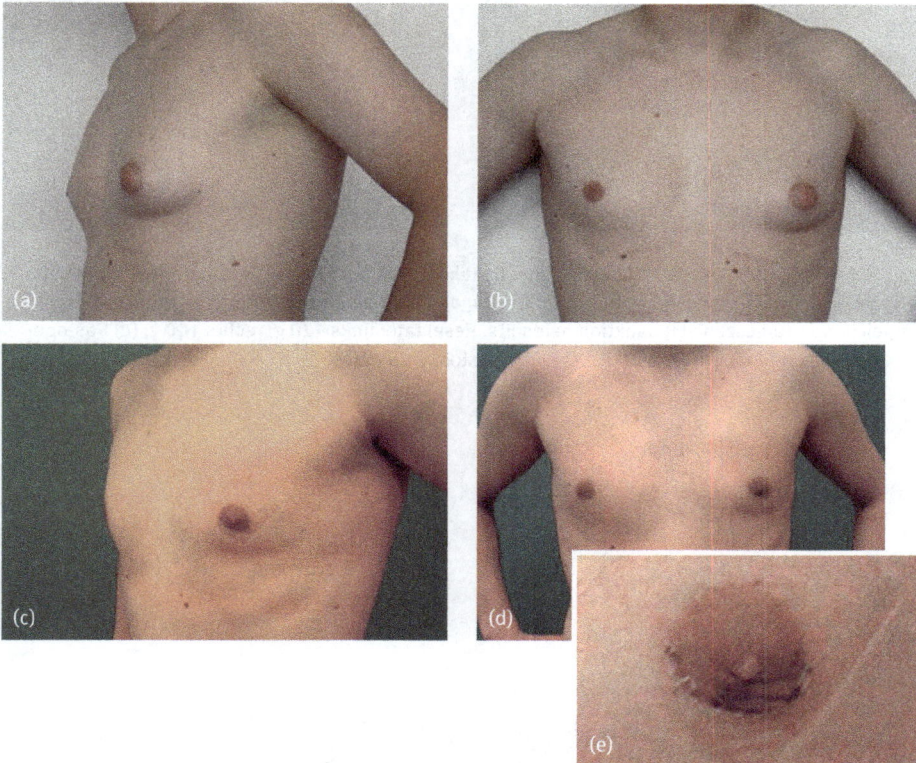

Abb. 7.8: (a) 20-jähriger Pat mit Gynäkomastie Grad IIa (links > rechts) vor der Operation; (b) Ventrale Ansicht; (c) 3 Wochen nach Operation: Zugang über einen semizirkulären Areolarandschnitt, Resektat links 90 g; (d) Ventrale Ansicht; (e) Vergrößerungsaufnahme.

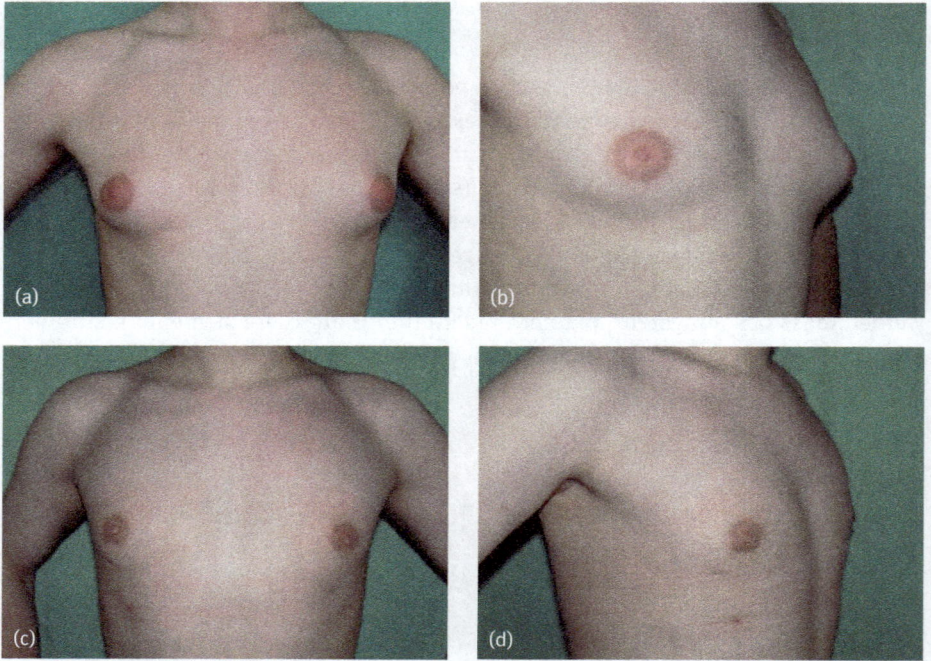

Abb. 7.9: (a) 19-jähriger Pat mit beidseitiger Gynäkomastie Grad IIa vor der Operation; (b) Rechtslaterale Ansicht; (c) 3 Wochen nach Operation: Zugang über einen semizirkulären Areolarandschnitt, angleichende Tumeszenz-Liposuktion beidseits. Resektate: links 120 g, rechts 100 g; (d) Postoperativ deutlich erkennbare Abdrücke des Kompressionsverbandes.

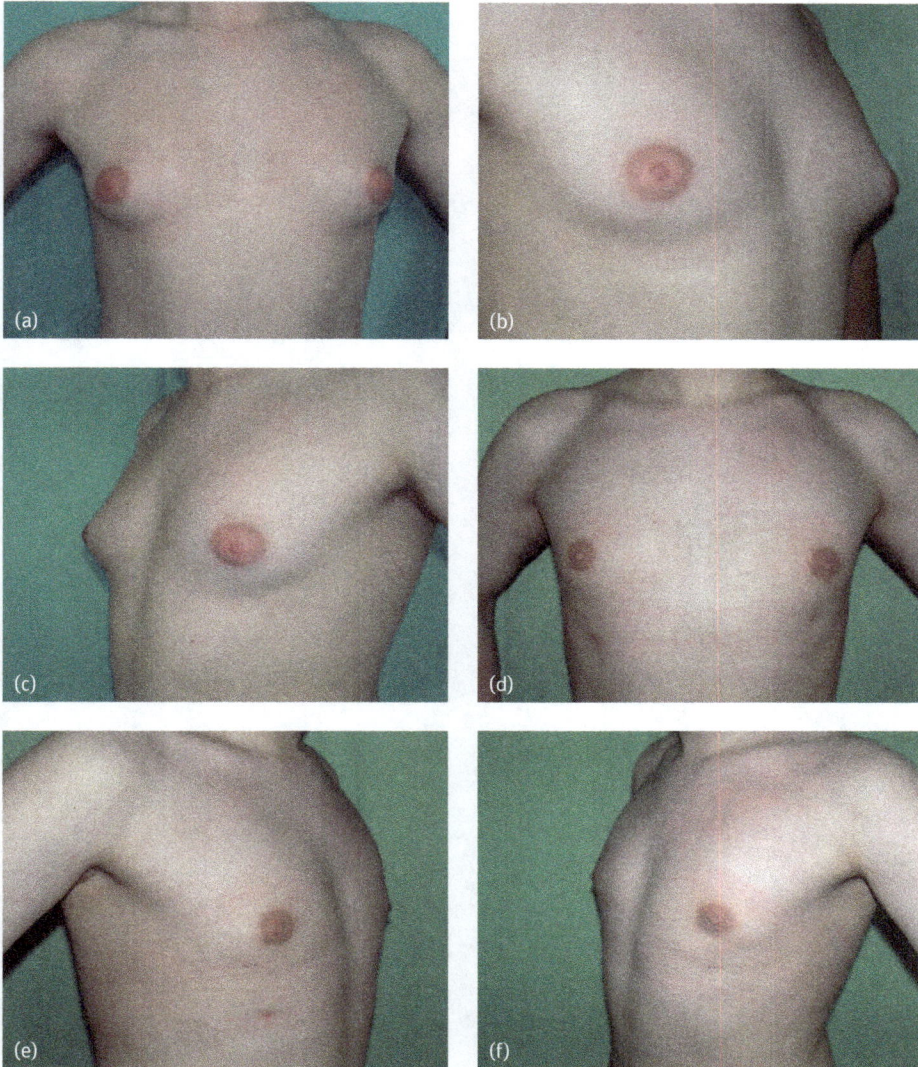

Abb. 7.10: (a) 17-jähriger Patient mit beidseitiger Gynäkomastie Grad IIb vor der Operation; (b) Rechtslaterale Ansicht; (c) Linkslaterale Ansicht; (d) 4 Wochen nach subkutaner Mastektomie beidseits über periarolären Zugang; (e) Rechtslaterale Ansicht; (f) Linkslaterale Ansicht.

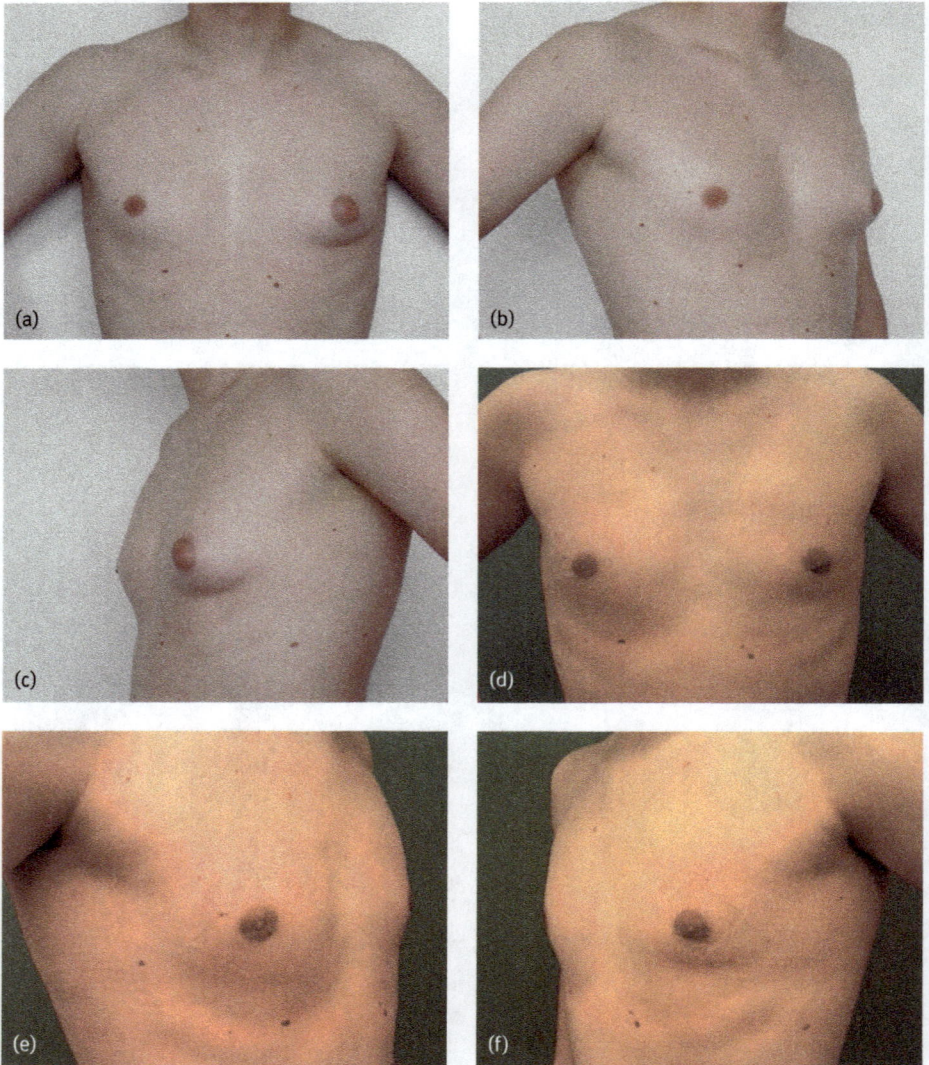

Abb. 7.11: (a) 25-jähriger Patient mit beidseitiger Gynäkomastie (links > rechts) vor der Operation; (b) Rechtslaterale Ansicht; (c) Linkslaterale Ansicht; (d) 4 Monate nach subkutaner Mastektomie beidseits (rechts 30 g, links 65 g) über periarolären Zugang; (e) Rechtslaterale Ansicht; (f) Links-laterale Ansicht.

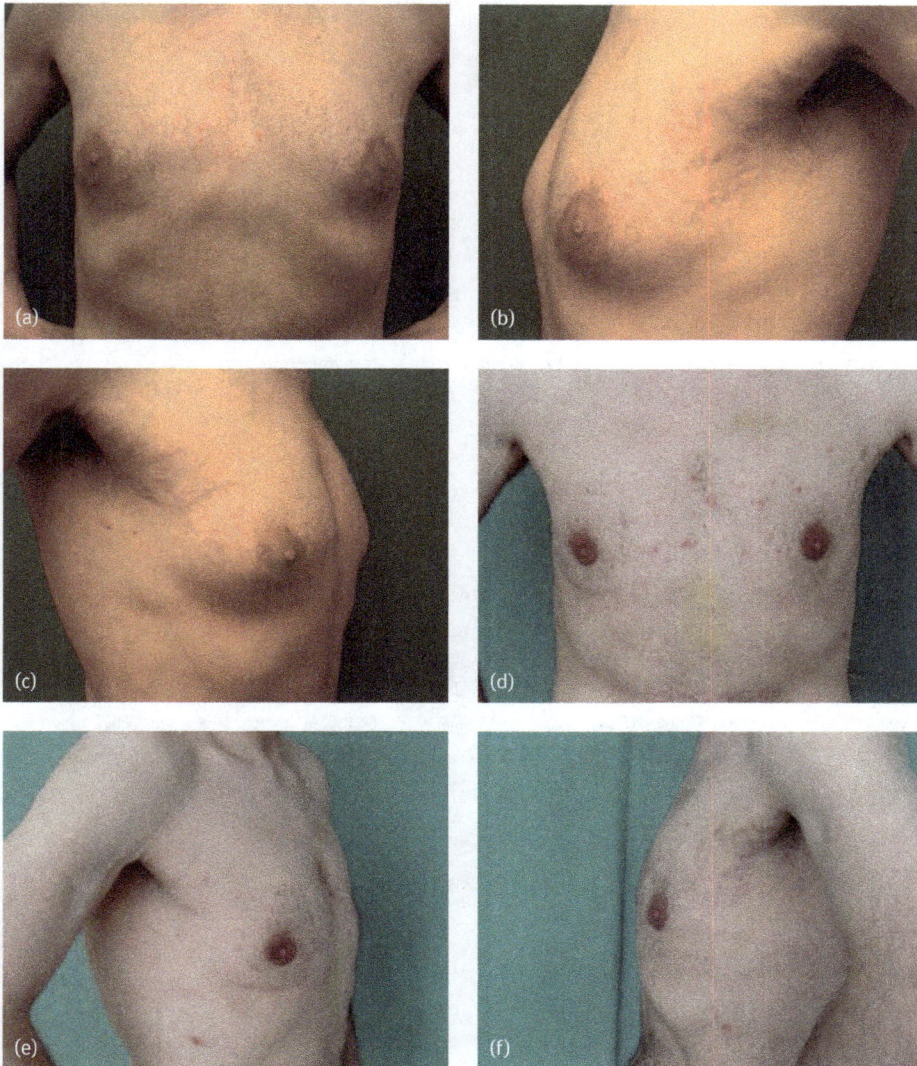

Abb. 7.12: (a) 33-jähriger Patient mit beidseitiger Gynäkomastie Grad I vor der Operation; (b) Links-laterale Ansicht; (c) Rechtslaterale Ansicht; (d) 4 Wochen nach subkutaner Mastektomie (beidseits 50 g) über periarolären Zugang; (e) Rechtslaterale Ansicht; (f) Linkslaterale Ansicht.

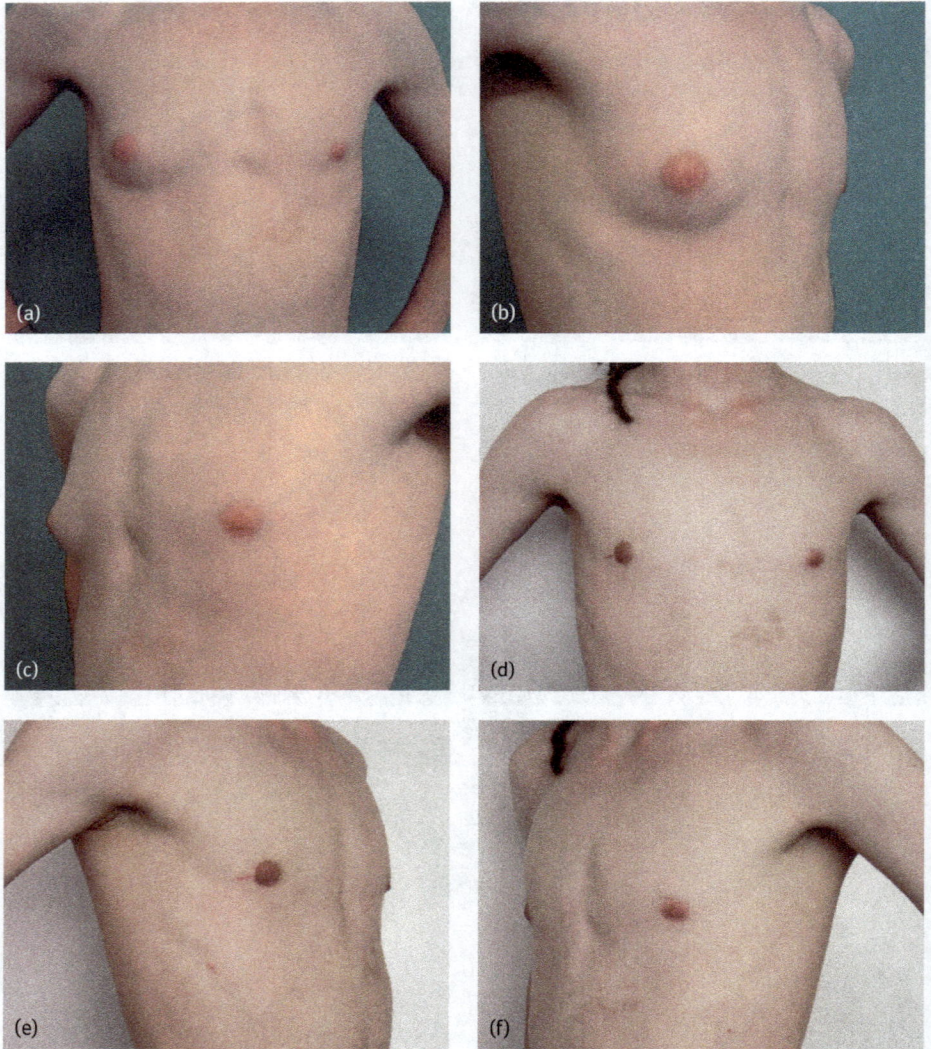

Abb. 7.13: (a) 23-jähriger Patient mit Gynäkomastie rechts Grad IIb vor der Operation; (b) Rechtslaterale Ansicht; (c) Linkslaterale Ansicht; (d) 6 Wochen nach subkutaner Mastektomie über periarolären Zugang und laterale Schnitterweiterung. Resektat: 85 g; (e) Rechtslaterale Ansicht; (f) Linkslaterale Ansicht.

7.6.3 Periareoläre Straffung im Sinne einer Mastopexie

Bei der periareolären Straffung im Sinne einer Mastopexie wird ein größerer Hautmantel um die zu verkleinernde Mamille deepithelialisiert und nach Durchtrennung des Koriums der Drüsenkörper entfernt. Bei sehr schlanken Patienten sollte die Mamille auf einem Koriumpedikel belassen werden. Ist ausreichend subkutanes Fettgewebe vorhanden, so kann das Korium zirkulär durchtrennt und die Haut mittels Schere direkt unter dem Korium abgelöst werden. Danach kann das deepithelialisierte Korium um die Mamille leichter unter die periphere Haut geschoben werden (s. Abb. 7.14a–e). Entsprechend der neu zu positionierenden Mamille kann die periareoläre Hautresektion in alle Richtungen exzentrisch ausgedehnt werden, sodass die Mamille neu positioniert werden kann. Zur Vereinigung des größeren Hautaußenrings mit der wesentlich kleineren Mamille muss die Außenhaut mit der zirkulären Naht plissiert werden. Bei größerem Außendurchmesser kann eine Purse-String-Naht (= Tabaksbeutelnaht) mit nicht resorbierbarem 4 x 0-Prolene-Faden die Spannung von

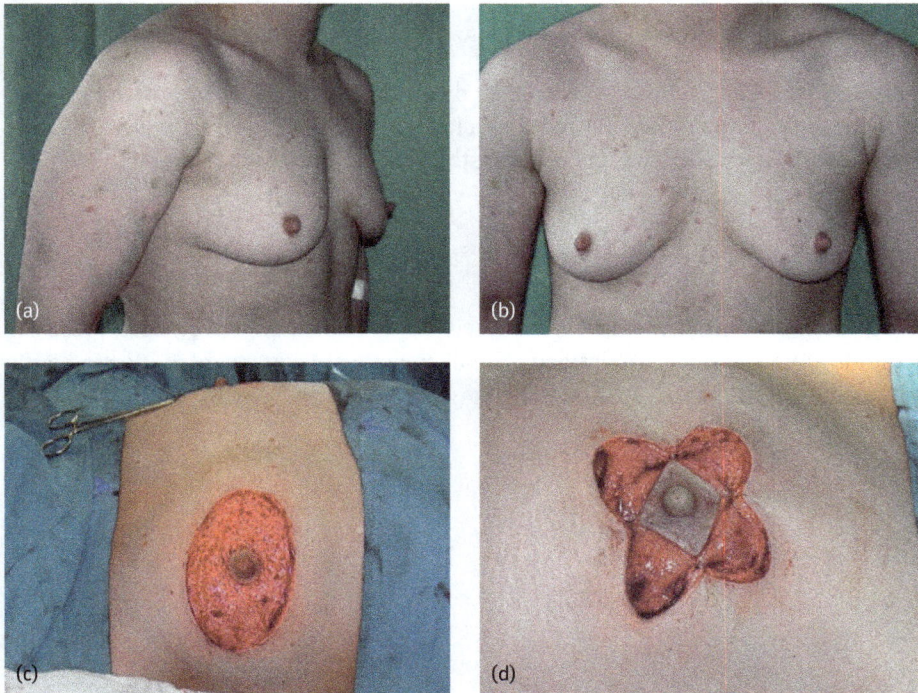

Abb. 7.14: (a) 23-jähriger Pat mit beidseitiger Gynäkomastie Grad III vor der Operation; (b) Ventrale Ansicht; (c) Intraoperative Ansicht nach periareolärer Deepithelialisierung des überschüssigen Hautanteils; (d) Intraoperative Ansicht nach Drüsenkörperresektion. Adaptation des umgebenden Hautmantels mit vier Einzelknopfnähten. Die Unterschiede in der Hautlänge müssen durch Plissierung der fortlaufenden Intrakutannaht ausgeglichen werden.

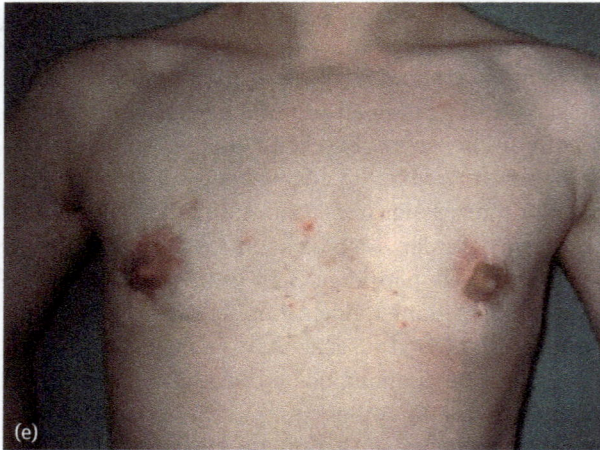

Abb. 7.14: (Fortsetzung) (e) 1 Jahr nach subkutaner Mastektomie beidseits über periarolären Zugang mit kranialer Stielung der Mamillen. Die Vorstellung nach einem Jahr erfolgte mit der Fragestellung einer Narbenkorrektur, die aber von der Krankenkasse abgelehnt wurde.

der plissierten Naht nehmen. Dadurch ist die Wundheilung spannungsfreier und die Narben sind weniger sichtbar. Nach einem Jahr kann dieser nicht resorbierbare Faden ggf. durch eine Stichinzision in Lokalanästhesie durchtrennt werden.

7.6.4 Invertiertes T entsprechend einer Schnittführung wie bei Reduktionsplastik

In der eigenen Klinik wird diese Technik seit Jahren nicht mehr angewandt. Diese OP-Technik sollte nur noch bei extremer Gynäkomastie erwogen werden, da sie häufig mit unschöner Narbenbildung einhergeht (s. Abb. 7.15a–c).

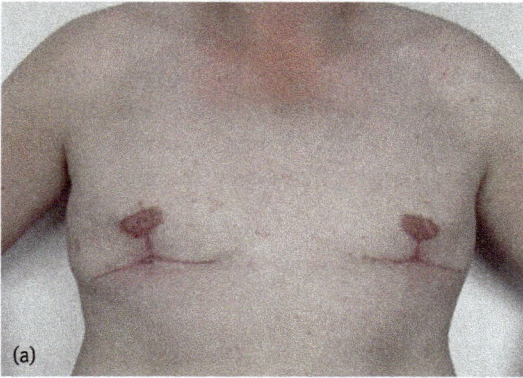

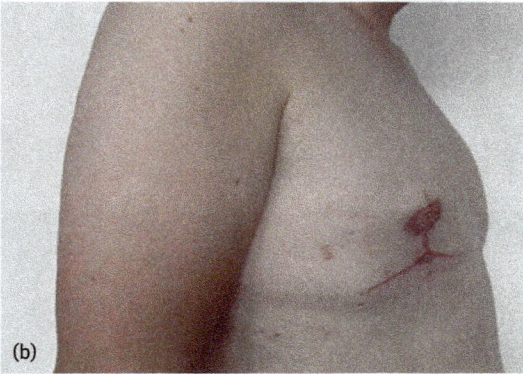

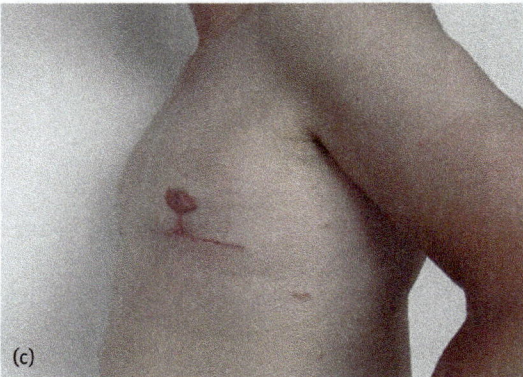

Abb. 7.15: (a) 27-jähriger Pat mit auswärts operierter Gynäkomastie mittels beidseitiger invertierter T-förmiger Schnittführung. Wunsch nach Korrektur; (b) Rechtslaterale Ansicht; (c) Linkslaterale Ansicht.

7.6.5 Komplikationen

Komplikationen nach operativer Therapie einer Gynäkomastie sind insgesamt selten. Am häufigsten sind unmittelbar postoperativ auftretende Hämatome und längerfristig Serome (s. Abb. 7.16a-e). Letztere lassen sich bei konsequenter Drainierung und Kompression unter 10 % reduzieren. Andere Komplikationen sind in Analogie zu

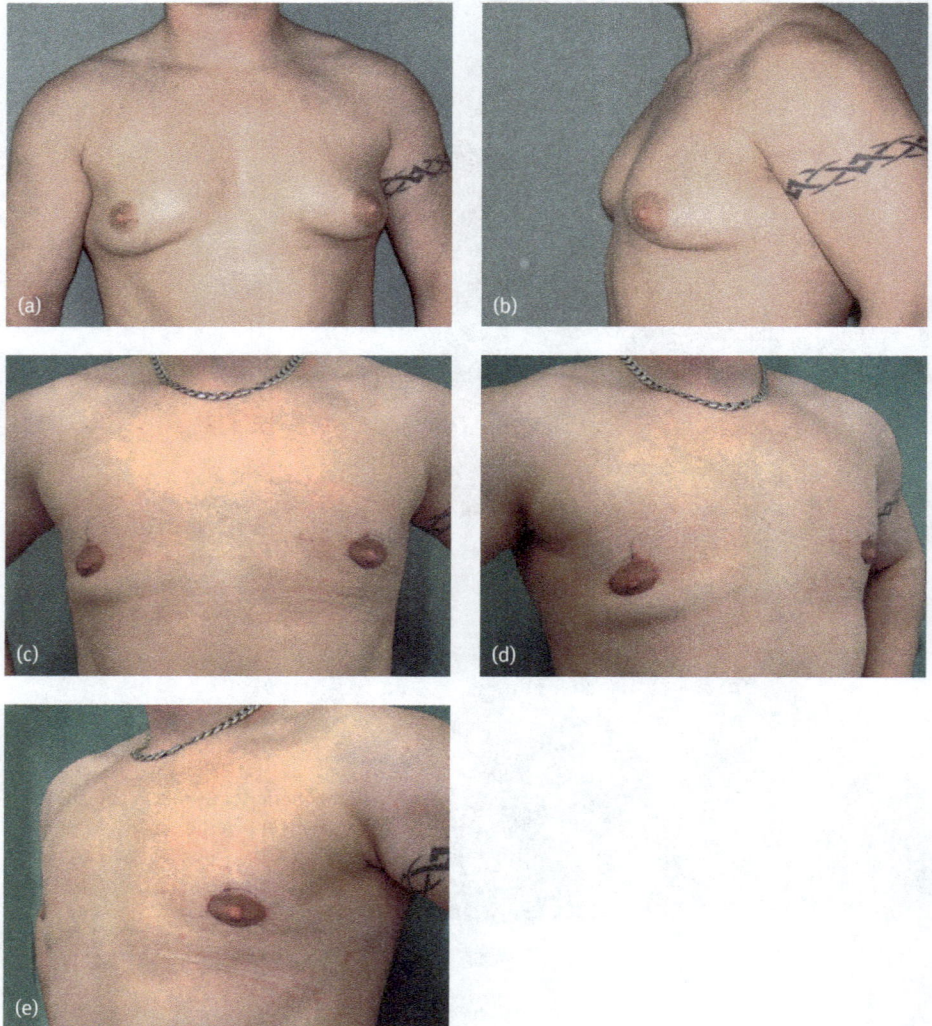

Abb. 7.16: (a) 30-jähriger Patient mit beidseitiger Gynäkomastie vor der Operation; (b) Linkslaterale Ansicht; (c) 4 Wochen nach subkutaner Mastektomie beidseits über periarolären Zugang und Serom rechts kaudal trotz Kompression; (d) Rechtslaterale Ansicht; (e) Linkslaterale Ansicht.

einer Reduktionsplastik bzw. einer Lifting-OP Gefühlsstörungen bis hin zur Nekrose der Mamille, Hautnekrosen, Stufenbildung und Asymmetrie.

Literatur

[1] Klang E, Kanana N, Grossman A et al. Quantitative CT assessment of gynecomastia in the general population and in dialysis, cirrhotic, and obese patients. Acad Radiol 2018; 25(5): 626–35.

[2] Waltho D, Hatchell A, Thoma A. Gynecomastia classification for surgical management: a systematic review and novel classification system. Plast Reconstr Surg 2017; 139(3): 638e–48e.

[3] Simon BE, Hoffman S, Kahn S. Classification and surgical correction of gynecomastia. Plast Reconstr Surg 1973; 51(1): 48–52.

[4] Caridi RC. Defining the aesthetic units of the male chest and how they relate to gynecomastia based on 635 patients. Plast Reconstr Surg 2018; 142(4): 904–7.

[5] Nuttall FQ. Gynecomastia as a physical finding in normal men. J Clin Endocrinol Metab 1979; 48(2): 338–40.

[6] Georgiadis E, Papandreou L, Evangelopoulou C et al. Incidence of gynaecomastia in 954 young males and its relationship to somatometric parameters. Ann Hum Biol 1994; 21(6): 579–87.

[7] Niewoehner CB, Nuttal FQ. Gynecomastia in a hospitalized male population. Am J Med 1984; 77(4): 633–8.

[8] Williams MJ. Gynecomastia. Its incidence, recognition and host characterization in 447 autopsy cases. Am J Med 1963; 34: 103–12.

[9] Hanavadi S, Banerjee D, Monypenny IJ, Mansel RE. The role of tamoxifen in the management of gynaecomastia. Breast 2006; 15(2): 276–80.

[10] Nydick M, Bustos J, Dale JH, Jr., Rawson RW. Gynecomastia in adolescent boys. Jama 1961; 178: 449–54.

[11] Costanzo PR, Pacenza NA, Aszpis SM et al. Clinical and etiological aspects of gynecomastia in adult males: a multicenter study. BioMed Res Int 2018; 2018:8364824.

[12] Mieritz MG, Christiansen P, Jensen MB et al. Gynaecomastia in 786 adult men: clinical and biochemical findings. Eur J Endocrinol 2017; 176(5): 555–66.

[13] Nuttall FQ, Warrier RS, Gannon MC. Gynecomastia and drugs: a critical evaluation of the literature. Eur J Clinic Pharmacol 2015; 71(5): 569–78.

[14] Narula HS, Carlson HE. Gynaecomastia – pathophysiology, diagnosis and treatment. Nat Rev Endocrinol 2014; 10(11): 684–98.

[15] Ali SN, Jayasena CN, Sam AH. Which patients with gynaecomastia require more detailed investigation? Clin Endocrinol (Oxf) 2018; 88(3): 360–3.

[16] Sansone A, Romanelli F, Sansone M et al. Gynecomastia and hormones. Endocrine 2017; 55(1): 37–44.

[17] Karagiannis A, Harsoulis F. Gonadal dysfunction in systemic diseases. Eur J Endocrinol 2005; 152(4): 501–13.

[18] Soliman AT, De Sanctis V, Yassin M. Management of adolescent gynecomastia: an update. Acta Biomed 2017; 88(2): 204–13.

[19] Lapid O, Jolink F, Meijer SL. Pathological findings in gynecomastia: analysis of 5113 breasts. Ann Plast Surg 2015; 74(2): 163–6.

[20] Klöppel G, Kreipe HH, Remmele W, Dietel M. Pathologie: Mamma, Weibliches Genitale, Schwangerschaft und Kindererkrankungen. 3. Aufl. Berlin, Heidelberg: Springer 2013.

[21] Blau M, Hazani R, Hekmat D. Anatomy of the gynecomastia tissue and its clinical significance. Plast Reconstr Surg Glob Open 2016; 4(8): e854.

[22] Brinton LA, Cook MB, McCormack V et al. Anthropometric and hormonal risk factors for male breast cancer: male breast cancer pooling project results. J Natl Cancer Inst 2014; 106(3): djt465.

[23] Lapid O, Siebenga P, Zonderland HM. Overuse of imaging the male breast-findings in 557 patients. Breast J 2015; 21(3): 219–23.

[24] Expert Panel on Breast Imaging: Niell BL, Lourenco AP, Moy L et al. ACR Appropriateness Criteria® Evaluation of the Symptomatic Male Breast. J Am Coll Radiol 2018; 15(11S): S313–S20.

[25] Chesebro AL, Rives AF, Shaffer K. Male breast disease: what the radiologist needs to know. Curr Probl Diagn Radiol 2018; pii: S0363-0188(18)30061-6.

[26] Rong X, Zhu Q, Jia W et al. Ultrasonographic assessment of male breast diseases. Breast J 2018; 24(4): 599–605.

[27] Wibowo E, Pollock PA, Hollis N, Wassersug RJ. Tamoxifen in men: a review of adverse events. Andrology 2016; 4(5): 776–88.

[28] Mannu GS, Sudul M, Bettencourt-Silva JH et al. Role of tamoxifen in idiopathic gynecomastia: A 10-year prospective cohort study. Breast J 2018; 24(6): 1043–5.

[29] Ting AC, Chow LW, Leung YF. Comparison of tamoxifen with danazol in the management of idiopathic gynecomastia. Am Surg 2000; 66(1): 38–40.

[30] McDermott MT, Hofeldt FD, Kidd GS. Tamoxifen therapy for painful idiopathic gynecomastia. South Med J 1990; 83(11): 1283–5.

[31] Alagaratnam TT. Idiopathic gynecomastia treated with tamoxifen: a preliminary report. Clin Ther 1987; 9(5): 483–7.

[32] Plourde PV, Reiter EO, Jou HC et al. Safety and efficacy of anastrozole for the treatment of pubertal gynecomastia: a randomized, double-blind, placebo-controlled trial. J Clin Endocrin Metab 2004; 89(9): 4428–33.

[33] Tan RB, Guay AT, Hellstrom WJ. Clinical use of aromatase inhibitors in adult males. Sex Med Rev 2014; 2(2): 79–90.

[34] Bedognetti D, Rubagotti A, Zoppoli G, Boccardo F. Gynaecomastia: the anastrozole paradox. J Pediatr Endocrinol Metab 2010; 23(1–2): 205–6.

[35] Rew L, Young C, Harrison T, Caridi R. A systematic review of literature on psychosocial aspects of gynecomastia in adolescents and young men. J Adolesc 2015; 43: 206–12.

[36] Kipling M, Ralph JE, Callanan K. Psychological impact of male breast disorders: literature review and survey results. Breast Care (Basel) 2014; 9(1): 29–33.

[37] de Araujo AA, Ribeiro SB, Dos Santos AC et al. Quality of life and hormonal, biochemical, and anthropometric profile between olanzapine and risperidone users. Psychiatr Q 2016; 87(2): 293–304.

[38] Tewksbury A, Olander A. Management of antipsychotic-induced hyperprolactinemia. Ment Health Clin 2016; 6(4): 185–90.

[39] Michalopoulos NV, Keshtgar MR. Images in clinical medicine. Gynecomastia induced by prostate-cancer treatment. N Engl J Med 2012; 367(15): 1449.

[40] Serretta V, Altieri V, Morgia G et al. A randomized trial comparing tamoxifen therapy vs. tamoxifen prophylaxis in bicalutamide-induced gynecomastia. Clin Genitourin Cancer 2012; 10(3): 174–9.

[41] Aksnessaether BY, Solberg A, Klepp OH et al. Does prophylactic radiation therapy to avoid gynecomastia in patients with prostate cancer increase the risk of breast cancer? Int J Radiat Oncol Biol Phys 2018; 101(1): 211–6.

Stichwortverzeichnis